«Der Spiegel sagte, ich sei fett. Die Waage sagte: Bitte nicht in Gruppen aufsteigen! Mein Umfeld sagte schon lange nichts mehr. Die ungeschönte Wahrheit: Ich war Mitte 20, sah unmöglich aus und fühlte mich schrecklich. Ich konnte vor Rückenschmerzen kaum laufen und war so beweglich wie eine Wanderdüne. Im Krankenhaus sagte man mir, mein Gewicht läge bei weit über 340 Kilogramm. DreihundertWAS? Das konnte einfach nicht sein. Ich kaufte mir also Waagen. Zwei. Denn eine allein, selbst wenn sie bis 250 Kilo ging, zeigte mein Gewicht nicht an. Einen Heulkrampf später stellte ich mich darauf, einen Fuß auf jeder Waage. Es reichte nicht. Also begann ich, Kleinigkeiten zu verändern. Gute acht Monate später gab es endlich eine Zahl. Und was für eine: 315 Kilogramm! Seit diesem Tag habe ich über 160 Kilo abgenommen und bin noch lange nicht am Ziel – und erst recht nicht am Ende. Es geht eben doch! Und das will ich zeigen: ohne Operationen, ohne zu hungern, ohne dauerhaften Verzicht, ohne Pillen, dafür aber mit Sport, Ernährung, Wissen, Aufklärung, viel, viel Ehrlichkeit und vor allem einem Augenzwinkern. Ich bin die Fettlöserin. Und wenn ich es kann, dann kann es jeder.»

Nicole Jäger lebt in Hamburg. Sie studierte Sprachwissenschaften und Gebärdensprache und schloss eine Ausbildung zur Heilpraktikerin ab. Heute arbeitet sie als Ernährungsberaterin und Personal Coach.

NICOLE JÄGER
Die Fettlöserin

Eine Anatomie des Abnehmens

Rowohlt Taschenbuch Verlag

5. Auflage Februar 2016

Originalausgabe
Veröffentlicht im Rowohlt Taschenbuch Verlag,
Reinbek bei Hamburg, Januar 2016
Copyright © 2016 by Rowohlt Verlag GmbH,
Reinbek bei Hamburg
Umschlaggestaltung ZERO Werbeagentur, München
Umschlagabbildung Fine Art Photography, Julia Löwe
Satz aus der Thesis Antiqua PostScript, InDesign
Gesamtherstellung CPI books GmbH, Leck, Germany
ISBN 978 3 499 63116 0

Dieses Buch ist für ...

... MQ, weil mich deine Beharrlichkeit, immer wieder
aufzustehen oder zu landen, egal wie tief du fällst oder
wie hoch du fliegst, inspiriert.
... Stan, 'cause you are my biggest fan.

Inhalt

Vorwort

Oh. Ein Buch übers Abnehmen. Wie originell! Endlich wieder einmal jemand, der dir erklären will, was du dieses Mal nicht essen darfst. Toll. Darauf hat die Welt ja geradezu gewartet. Stellst du dann zu deinen anderen 40 Büchern übers Abnehmen, ja? Irgendwo zwischen Steinzeitdiät, «Fette Frau jammert übers Dicksein, die gemeine Gesellschaft und die schlimme Kindheit» und «Schlank über Nacht in 30 Tagen». Nur warum die Olle auf dem Cover selbst fett ist, das muss dir mal jemand kurz erklären.

Ja, also das ist so. Die Dicke da auf dem Cover, das bin ich. Sehr erfreut, dich kennenzulernen. Wobei du vermutlich eher mich kennenlernen wirst auf den nächsten Seiten. Man sieht es vielleicht nicht sofort, aber ich habe ein paar Kilo zu viel auf den Hüften. Ganz marginal. Knappe 170 Kilo wiege ich nur noch. Ein Witz im Vergleich zu den 340 Kilo, die ich mal gewogen habe. Dies ist übrigens kein Abnehmratgeber. Sorry. Dies ist auch kein Buch über den neuesten heißesten Scheiß in Sachen Diäten oder die Schablone für deinen nächsten Ernährungsplan, und ich verspreche dir, du findest hier drin nicht ein einziges Rezept. Es ist noch viel schlimmer als das. Dies ist ein Buch über das Abnehmen, genauer gesagt über meinen Weg abzunehmen und über die ungeschönte Wahrheit in Sachen Übergewicht. Dies ist ein Buch über Dinge, die das Fettsein echt lästig machen, und darüber, wie unfassbar ätzend Abnehmen sein kann. Dies ist ein Buch über mein Leben, und es wird ganz schön eklig und traurig und dramatisch, und ich hoffe, dass du laut lachen wirst. Dies ist ein Fick-dich-Diät-Buch und ein Suhle-dich-in-all-den-Vorurteilen-über-dicke-

Menschen-Buch. Dies ist ein Wohlfühl- und ein Auf-Zehen-ge-
treten-fühlen-Buch. Dies ist ein ehrliches Buch übers Abnehmen
ganz ohne Diäten. Dies ist mein Buch, und ich möchte dich mit-
nehmen auf die ganz schön fettige Reise durch 170 Kilo Gewichts-
verlustwahnsinn. Wenn du danach aus Versehen einige Kilo abnimmst, na ja, dann ist das auch okay. Das ist übrigens mein Job.
Mein Name ist Nicole Jäger, und ich bin Abnehmcoach. Sieht man
gleich, oder?

Dies ist mein Buch, und es ist für dich. Diesem Buch ist es übrigens egal, was du wiegst.

Dieses Buch ist für dicke Menschen. Dieses Buch ist für schlanke Menschen. Dieses Buch ist für Menschen, die fette Menschen
hassen, und es ist für all jene, die sich selbst hassen. Dies ist ein
Buch für In-die-Tasche-Lügner und für Satthaber und Nie-satt-
Werder. Dies ist ein Buch für Menschen, die sich lieben oder es
lernen müssen, die fließend ironisch sprechen, gerne lachen, und
für jene, die sich nur zu gern angegriffen fühlen. Dies ist ein Buch
über Hoffnung und Erfolg, Niederlage und Arschhochkriegen. Dieses Buch ist für Frauen. Dieses Buch ist für Männer. Dieses Buch
ist für alle, die mich lieben, und für alle, die mich schon immer so
richtig scheiße fanden.

Dies ist ein Buch für all jene, die schon einmal scheiterten, und
die, die es noch ganz dringend vorhaben. Dieses Buch ist für all
jene, die nicht aufgeben wollen. Dieses Buch ist für jeden, nur für
einen nicht: Wenn du das hier in der Hand hast, weil du glaubst,
ich verschwende meine und deine Zeit damit, dir vorzulügen, dass
es den einen geheimnisvollen Tipp oder eine tricky Zauberformel
gibt, um Gewicht zu verlieren, dann ist es nichts für dich.

Dies ist ein Buch, das dir vielleicht hilft abzunehmen, vielleicht
auch nicht. Ich schicke 170 Kilo Gewichtsverlust ins Rennen, du
solltest es also vielleicht darauf ankommen lassen.

Vermutlich fragst du dich gerade, warum nun ausgerechnet

die Fette vom Cover dir erklären will, wie das denn so ist mit dem Abnehmen, dem Übergewicht und dem ganzen Drumherum. Nun ja, auf den Punkt gebracht würde ich sagen: Weil ich es kann.

Was bisher geschah

Ich habe keine Ahnung, wie alt ich war, als ein Kinderarzt erstmals diagnostizierte, dass ich dringend eine Kur machen müsste. Andernfalls würde ich schon bald auseinandergehen wie ein Hefekloß. Aus heutiger Sicht war ich ein wenig propper; damals, ich bin Baujahr 82, war es eine Zumutung, ein dickes Kind zu haben.

Diese Ratschläge hörten meine Eltern immer öfter, und irgendwann war es dann so weit: Ich wurde mit 5 Jahren zur Kur geschickt, sechs Wochen lang, irgendwo in Deutschland. Die erste von insgesamt fünf Kuren dieser Art und Länge, bevor ich volljährig wurde. Für meine Eltern muss es fürchterlich gewesen sein, wer lässt schon gern ein 5-jähriges Kind allein. Wenn aber ein Arzt sagt, dass es so sein müsse, dann wurde das so gemacht. Immerhin hatte er einen schicken weißen Kittel an, der nach Kompetenz roch. Ich war eines von insgesamt zwei dicken Kindern in der Kinder-Kurklinik; alle anderen Patienten waren zwar im gleichen Alter, aber schlank bis hager. Man trennte die schlanken Kinder von uns dicken, räumlich wie in der Behandlung durch die Betreuer. Kann ja am Ende keiner wissen, ob Fett nicht doch ansteckend ist.

Die schlanken Kinder bekamen Schokolade zum Nachtisch. Ich bekam eine halbe Kiwi. Mit uns wurde täglich geschimpft und darauf hingewiesen, wie dick und unnütz und faul wir wären, wohingegen wir uns einmal ein Beispiel an den besseren Kindern nehmen sollten. Die, die vorn saßen und umarmt wurden.

Wir zwei Dicken saßen also an einem separaten Tisch, ganz hinten links, teilten uns ganz feudal unsere Kiwi und dienten den Betreuerinnen, die dafür abgestellt waren, sich um uns zu kümmern, gerne als schlechtes Beispiel: «Wenn ihr also nicht so enden wollt wie Nicole und Mädchen XY, dann sagt euren Eltern, dass ...», und so weiter.

Ich erinnere mich an Betten, an deren Seiten nachts Gitter befestigt wurden, damit man nicht herausfiel. Und ganz nebenbei hielt diese Maßnahme die Örtlichkeiten so schön sauber, weil niemand nachts auf Klo gehen konnte. Praktisch!

Ich erinnere mich daran, dass ich mittags durch den Speisesaal schlich und den schlanken Kindern die Schokolade klaute. Nicht viel, immer nur von jedem so ein kleines bisschen, sodass es nicht auffiel.

Sollte unter euch also jemand sein, der schmerzlich ein Stück Schokolade vermisst – das habe ich.

Ich erinnere mich an den Nachtwächter, der aus meiner Perspektive groß wie ein Baum war und wahrscheinlich wegen seiner Kernkompetenzen «schlechte Laune» und «macht Kindern Angst» eingestellt worden war. Mr. Kinderschreck flanierte nachts über den großen Stationsflur, und wenn man nicht schlief oder «lieb» war, musste man bei ihm im Zimmer auf der Pritsche unter einer kratzigen grauen Decke schlafen. So was kennt man heute nur aus alten Knastfilmen. Unter «nicht lieb sein» fiel auch, nachts aufs Klo zu müssen, zu weinen, weil man Heimweh hatte, was bei Kindern ab und an vorkommen soll. Nicht lieb war auch ich, als Eiter und Blut aus meinen beiden Ohren lief. Die Mittelohrentzündung wurde mit den Worten «Stell dich nicht so an, sonst geben deine Eltern dich ins Heim!» behandelt, und jeder Morgen begann damit, dass das Kissen an meinem Kopf klebte. Das war aber nicht so schlimm, denn nach einigen Tagen konnte ich solche Sätze schlichtweg nicht mehr hören. Auch den Kinderschreck nicht, was mir eine weitere Nacht auf der Pritsche einbrachte. Seither gehe ich Nachtwächtern aus dem Weg. Nach Hause wurden aber nur schöne Dinge geschrieben. Kunststück, ich war 5 und musste von den Betreuern schreiben lassen. Ich habe euch lieb, alles ist gut, das Essen ist lecker, die Sonne scheint auch, und wenn ich wieder zu Hause bin, bin ich auch ganz still und nicht mehr so dick. Versprochen.

Bis auf die saftige Ohrenentzündung, an der ich beinahe ertaubte, Angst vor dem Alleinsein und einen großen Hunger auf Schokoweihnachtsmänner brachte mir diese erste sogenannte Kur rein gar nichts.

Zurück in der Heimat zu sein hieß auch, zurück im alten Trott zu sein.

Ich wuchs heran, wie man nun einmal so wächst. Bei mir insgesamt 177 Zentimeter in die Höhe und 2 Meter in die Breite.

Lacht da gerade jemand?

Das stimmt!

Am Ende der Reise hin zu meinem Gewichtshöhepunkt war ich wirklich weitaus breiter, als ich hoch war. Nun, zumindest war mein Umfang mit einem normalen Maßband nicht mehr zu ermitteln.

Während ich mich fröhlich in alle Himmelsrichtungen entwickelte, lernte ich so einiges über das Leben, über Ernährung aber etwas ganz Spezielles, und zwar: Egal was es ist, es ist stets zu viel.

Gemein, ich habe doch immer so gern gegessen.

Unheimlich gern!

Und irgendwann dann gern heimlich.

Mit 10 Jahren ging es dann in die zweite Kur. Dieses Kind wollte aber auch einfach nicht dünner werden!

Nach der Kur schleppte man mich zu einer Psychotherapeutin, die sich auf dicke Kinder spezialisiert hatte.

Was für ein Ereignis! Vor der guten Frau hatte ich solche Angst, dass ich nicht mehr schlafen konnte und in den Sitzungen außer Schuld, daran erinnere ich mich noch sehr genau, nicht viel empfand. Schuld und Angst sind Gefühle, die sich übrigens wunderbar wegessen lassen. So wie sich Probleme auch wegtrinken oder Einsamkeit wegvögeln lassen kann.

Nicht.

Kur Nummer 3 stand an, und kurz vor meinem 14. Geburtstag auch die Nummer 4.

Als ich alt genug war, um mich nicht mehr in Betten einsperren zu lassen, und zu schwer, um auf einer Pritsche in der Besenkammer schlafen zu müssen, war es ab und an sogar ganz witzig. Man muss sich um nichts kümmern, alle betüdeln einen, man bekommt Mahlzeiten vorgesetzt und braucht sie nur zu essen – und essen konnte ich schon immer hervorragend –, ging zwischenzeitlich zum Sport, alle sahen gleichermaßen scheiße aus, und abends giggelte man mit Taschenlampen unter den Bettdecken und schwärmte für Jungs.

Ich auch!

Was war ich schlimm verliebt in einen Jungen namens Martin! Martin war groß, blond, ein wenig übergewichtig, schön, und als ich ihn einige Jahre später durch Zufall wiedertraf, da war von dem Mädchen, dass sich in ihn verliebt hatte, genauso wenig übrig wie von dem Martin, den ich so angehimmelt hatte. Eine der ersten wirklich großen Enttäuschungen meines Lebens.

Aber hey, Martin, du warst mein Erster.

Also, mein erster Tanzpartner.

Jugenddisko, im Keller des Kurheims; ich trug eine lila Leggins, schimmernd und eng, einen grünen Haarreifen auf straßenköterfarbenem, dünnem Haar, und sah aus, als hätte mich ein betrunkener Stylist im Schlaf überfallen. Ich fand mich unwiderstehlich schön.

Martin schlief dann übrigens auf der gleichen Kur noch mit dem Mädchen, das ich am wenigsten leiden konnte, nur um, wie er sagte, mir zu zeigen, wie gern er mich hat und dass er damit die Trauer zum Ausdruck bringen wollte, dass wir nicht zueinanderfanden.

Martin, schönen verschissenen Dank auch!

Ich hoffe, du hast deine Strategie über die Jahre noch einmal ein winziges bisschen überarbeitet. Idiot.

Nun möchte man aus diesen Zeilen schließen, dass ich dickes Kind meine Zeit damit verbrachte, möglichst viel zu essen und mich möglichst wenig zu bewegen, traurig zu gucken und mich ansonsten hänseln zu lassen. Zu meiner Ehrenrettung darf ich sagen, dass das so nicht ganz stimmte. Ich fing sehr früh an, Sport zu treiben, und hatte selbst im Abiturzeugnis trotz des zum damaligen Zeitpunkt schon abstrus hohen Gewichts eine 2 in Sport.

Ich liebte Sport und tat lange Zeit nichts anderes. Ich war in einem Verein angemeldet und nahm von «Sportübernachtungspartys» bis hin zu allerhand Wettkämpfen als Jugendliche an allem teil, was mir vor die Sportschuhe fiel. Noch heute bekomme ich beim typischen Geruch von Turnhallen ein Kribbeln im Bauch.

Meine Hauptdisziplin war der Gerätesport und das Bodenturnen, und wenn ich mir nicht gerade die Schienbeine am Stufenbarren aufschlug, spielte ich zum Ausgleich Squash, ging schwimmen, fuhr mit dem Rad oder brach mir den Arm beim Inlineskaten. Leider den linken, weswegen ich am nächsten Tag doch die Klausur mitschreiben musste. Kurzum, ich war viel draußen und noch mehr beim Sport, weswegen ich leider mit dem Vorurteil vom verfressenen Couchpotato-Kind aufräumen muss.

Meine große Leidenschaft war jedoch das Trampolinspringen, was ich sogar ziemlich gut konnte. Bis auf dieses eine Mal, als ich aus Gründen, die mir im Nachhinein nicht mehr klar sind, in der Luft die Orientierung verlor und statt wie geplant mit dem Rücken auf der Sprungfläche mit meiner Hüfte auf dem Trampolingestell aufschlug und nach einer kurzen, sicher sehr galanten Drehung auf dem Hallenboden aufkam. Dadurch wurde mein Sturz dann erst einmal gebremst.

Ich weiß nicht, ob jedem meiner Leser Trampoline in der Größe bekannt sind, aber sicher kennt noch jeder diese kleinen, viereckigen, die es im Sportunterricht gab. In der Mitte ein ehemals weißes, jetzt durch Hunderte Turnschuhe ergrautes Sprungtuch, umrandet von einer dünnen, meist blauen oder auch orangefarbenen Matte, die eigentlich nur dafür Sorge tragen soll, dass man dem Metallgestell, das das Sprungtuch hält, nicht ins Gehege kommt.

Turniertrampoline sehen in etwa genauso aus, sind nur weitaus größer und höher, und man kann auch höher springen. Sieht toll aus, tut dann aber scheiße weh, wenn man so wie ich danebenspringt.

Beim Kampf Hüfte gegen Eisengestell gewinnt übrigens im Regelfall die Eisenstange.

So auch bei mir.

Mit einem hässlichen Geräusch und einem satten «Flatsch» endete mein Sportlerdasein auf der dezent kühlen Metallplatte eines OP-Tisches.

Meine Hüfte war hin, und das auf beiden Seiten.

Es folgten viele hässliche Monate, in denen mehrere Schläuche aus meinen Beinen hingen, ich in Bettpfannen pullern musste und vieles dank der Medikamente nur recht vernebelt wahrnahm. Die Operation selbst dauerte weit über 12 Stunden, und ich wäre beinahe verblutet, was gar nicht so schlimm war, ich bekam davon ja nichts mit. Allerdings ist es ziemlich kalt, wenn man aufwacht und der ein oder andere Liter Blut im Körper fehlt.

Krankenhäuser sind irgendwie auch ein wenig wie Kurheime, nur weißer. Aber die Nachtschwestern sind oft ähnlich gut gelaunt, und niemand läuft herum, weil alle eingegipst oder frisch aufgeschnitten oder anderweitig immobil sind, aber ansonsten war es manchmal sogar fast lustig.

Nur dieses elendige Krankenhausessen ...
Aber das ist ein anderes Thema.

Ich lag einige Wochen faul auf meinem Rücken und zählte die Löcher in den Rigipsplatten an der Decke über meinem Bett – es sind übrigens 441 – und harrte der Dinge, die da kommen mögen.

Und es kam einiges. Zunächst ein Rollstuhl, der mich in den folgenden Monaten von A nach B brachte, da ich weder laufen durfte noch konnte, und er brachte seinen Freund mit, das große schwarze Loch, in das ich mich irgendwann legte, um dort in aller Seelenruhe in meinem Leid zu baden und die Welt, den Sport, Gott und die Telekom dafür zu hassen, dass alle so gemein zu mir waren.

Tatsächlich war dies der Anfang meiner abstrusen Übergewichtskarriere.

Wohlgemerkt: Nicht der Grund.

Das hier ist kein Buch, in dem sich eine fette Frau seitenweise darüber auslässt, wie gemein das Leben zu ihr war und deswegen alles ganz schlimm und außerdem und überhaupt buhuhu.

Nein, das alles ist keine Ausrede dafür, dass ich mich auf weit über 300 Kilo gefressen habe. Besser gesagt: Es ist heute keine Ausrede mehr.

Ich wurde nach zwei Monaten mit einer miesen Prognose, mit langen Narben an den Beinen und einigen Titanschrauben in den Hüften entlassen. Und mit einem Abschiedsgruß: Mein behandelnder Arzt verkündete mir, ich könne das mit dem Sport vergessen und solle mich lieber mit dem Gedanken anfreunden, mein Leben sitzend zu verbringen, da das mit dem Laufen ja so eine Sache sei.

Wenn das nicht genau die Sätze sind, die man mit 14 hören will, dann weiß ich auch nicht!

Bei allem Selbstmitleid steckte in mir allem Anschein nach

auch eine Art trotziger Kampfgeist, und so fand ich mit Hilfe mehrerer Krankengymnasten und einem Stufenbarren Schritt für Schritt auf meine Beine zurück. Lautstark fluchend und obszönst motzend übrigens.

Es dauerte etwa zwei Jahre, bis ich freihändig zumindest gut stehen konnte; zur Belohnung gab es einen weiteren Krankenhausaufenthalt, in dem das Alteisen in meinen Beinen wieder entfernt wurde.

Ein mächtiger Spaß, das alles.

Heute laufe ich wieder auf beiden Beinen, und das freihändig. Mehr oder weniger gut. Eher weniger gut, da ich aus der Zeit nicht ganz unbeschadet hervorging. Hinzu kommt, dass eine kaputte Hüfte nicht so super gern abstrus hohes Übergewicht trägt. Eine gesunde übrigens auch nicht. Komisch.

Aber ich gehe und stehe, und das war noch nie so viel wert wie heute.

Ich bin diesen Weg zurück auf die eigenen Beine zweimal in voller Länge gegangen, einmal nach meinem Unfall und ein weiteres Mal, als es darum ging, nach dem Höhepunkt meiner Gewichtslaufbahn wieder in Bewegung zu kommen. Beim ersten Mal war es Pech, beim zweiten Mal Idiotie.

Übergewichtig war ich also schon immer, und ebenso lange war mein Gewicht allem Anschein nach ein Problem. Früher mehr das Problem anderer, später dann nur noch mein eigenes und das aller Sitzmöbel um mich herum. Sorry, Sofa, das war nicht persönlich gemeint.

So richtig bergab – oder bergauf, je nachdem ob man meine Gesundheit oder die Waage fragt – ging es dann irgendwann nach dem Abi. Bis dahin war ich ein übergewichtiges Kind, eine übergewichtige Jugendliche und eine recht dicke Abiturientin.

Ich ging zur Schule wie jeder andere auch, war geschlagene 14 Tage lang Punk, bis ich fand, dass mir das alles nicht steht, und wurde erst Gothic, dann Metalmädchen. Letzteres bin ich bis zum heutigen Tage geblieben. Meine Jugend war schrecklich langweilig bis normal, aber ich fand sie zwischenzeitlich super. Ich feierte viel, meine Eltern waren anstrengend, wie sie es in der Pubertät immer werden, ließen mich aber fast jedes Wochenende meine Freunde einladen, welche dann auch schon mal meiner Mams in die Halbschuhe kotzten, weil sie den Weg ins Bad nicht mehr schafften. Ich ließ mich tätowieren und piercen, woraufhin mich meine Mutter am liebsten enterbt oder mindestens mal enthauptet hätte, und meine absolute Rebellion bestand darin, mir die Haare pink zu färben. Ich war schon ein echter Draufgänger. Ich räumte nie auf, ließ immer das Licht an, womit ich noch heute meinen Papa zur Weißglut bringen kann, und heizte bei offenem Fenster. Wooohooo! Rock 'n' Roll!

Ich kam zu spät nach Hause, räumte nie den Geschirrspüler aus, und es brauchte ewig, bis ich begriff, dass aus mir wohl kein Rockmusiker mehr wird. Ich rauchte nicht, hatte nur wenig komischen Umgang und nahm keine Drogen, aber das musste ich auch nicht, denn ich aß oder hungerte ja. Stets im Wechsel und beides oft so lange, bis es weh tat, da bleibt nicht viel Zeit fürs Kiffen.

Fragte man meine Eltern, klänge deren Zusammenfassung dieser Zeit vermutlich eher nach «Und dann haben wir das Mädchen vom Drogenstrich holen müssen», und eines Tages klingelte tatsächlich das Telefon, und meine Oma brüllte mich an, man könne ein Mädchen zwar aus der Gosse, die Gosse aber nicht aus dem Mädchen holen und ich würde als Nichtskönnerin auf der Straße enden, so, wie ich mit meinem Leben umging, man sähe ja, ich bekäme mein Gewicht doch schon nicht auf die Reihe, kein Wunder, dass aus mir nichts würde.

Der telefonische Wutausbruch bezog sich lediglich darauf, dass ich mich dazu entschieden hatte, nun doch kein Graphikstudium an der Privatuni zu absolvieren, weil ich schlicht und ergreifend vollkommen untalentiert war und darüber hinaus viel zu ängstlich für eine Karriere als Straßennutte oder Junkie, weswegen auch die Gosse nicht in Frage kam.

Und ich war zu dick.

Und das war immer ein Thema.

Ich war von meinen 33 Lebensjahren etwa 27 Jahre lang auf Diät, und was das angeht, habe ich keinen Bereich ausgelassen. Ich aß nur Kohlsuppe und Ananas, ich aß nur Eier oder nur Kartoffeln, nur noch Knäckebrot und Gemüsebrühe, nur Fleisch oder nur noch Shakes. Oder gar nichts mehr. Ich wurde zu Ärzten geschleppt, die mir mit dem baldigen Tode drohten, und ich schluckte, anstatt zu essen, kleine Kapseln mit Schwämmen drin, die einen vollen Magen simulieren sollten. Oh ja, das ist genauso eklig, wie es klingt!

Ich stolperte von einer Ernährungsweise in die nächste, stets dem neuesten Trend, der nächsten Meinung, dem guten Ratschlag des einen oder der absolut bombensicheren Methode des anderen folgend. Alles an mir und meinem Leben war gähnend normal.

Nur mein Gewicht nicht.

Und mein Essverhalten erst recht nicht.

Ich lernte über die Jahre, dass ich es falsch machte. Dass ich falsch aß, zu viel aß, vor dem Fernseher aß oder nicht von blauen Tellern oder zu spät oder zu früh oder zu rechteckig oder zu wenig Sport machte oder, oder, oder...

Ich lernte, dass mein Essen nicht richtig war, dass ich nicht richtig war. Was allerdings «richtig sein» bedeutete, erzählte man mir nicht. Oder ich habe es beim Kauen überhört.

Ich zog mit 18 zu Hause aus und dann gefühlte tausendmal um, und irgendwann verließ ich meine Hamburger Wohnung so gut wie gar nicht mehr. Nachbarn und Freunde gingen für mich einkaufen, der örtliche Lebensmitteldealer lieferte meine Drogen in Form von Tiefkühlpizza, und ich wuchs von einer Kleidergröße in die nächsthöhere, bis ich irgendwann die Größe 72 überschritt und nur noch im Zeltfachhandel etwas zum Anziehen hätte finden können.

Nicht, dass mich das zum Nachdenken gebracht hätte – denn schuld waren stets die anderen. Ich war eventuell ein bisschen zu dick, aber solange der Schal noch passte, musste ich doch nicht abnehmen. Und schließlich hatte ich ja auch ein starkes Selbstbewusstsein, da war das bisschen Übergewicht schon okay.

Das sagte ich voller Überzeugung und war am gleichen Abend wieder auf Diät.

Solange jemand zuschaute, aß ich nicht. Nur heimlich, wenn ich alleine war oder mich alleine fühlte (und Letzteres tat ich sehr häufig), stopfte ich alles in mich hinein, was nicht alleine wieder aus meinem Mund herauskrabbeln konnte, kotzte mir die Seele aus dem Leib, nur um kein schlechtes Gewissen mehr zu haben, und ließ irgendwann auch das, denn Lebensmittel sind teuer, und Erbrechen ist nicht gut für die Zähne. Eine wirklich wichtige Erkenntnis, wenn der Körper am Limit läuft: Hauptsache, die Zähnchen nehmen keinen Schaden.

Ich war 26. Mein Rücken litt so sehr unter meinem Gewicht, dass ich nur am Stock gehen konnte, meine Haare fielen aus, weil mein Körper aufgrund des vielen Fettes ein Hormonproblem entwickelte. Ich konnte nicht mehr im Stehen duschen, musste mich überall, an jeder Wand, bei jedem Schritt festhalten, um überhaupt ins Bad und aufs Klo zu gelangen. Langsam. Sehr langsam. Ich konnte das Wasser oft nicht halten, weil mein Gewicht so auf die Blase drückte. Ich konnte nicht mehr im Liegen schlafen, weil ich sonst an meinem eigenen Gewicht erstickt wäre, und ich sah die Welt nur noch aus meinem Wohnzimmerfenster oder wenn ich in meinem mit

Holzbohlen verstärkten Bett lag und in den Park hinausschaute. Die Welt kam entweder zu Besuch, oder sie fand schlicht nicht statt.

Eines Morgens dann riss mein Körper mich aus dem Schlaf. Draußen schien die Sonne und drinnen, in meinem 65-Quadratmeter-Universum, ging die Welt unter. Ich bekam kaum Luft, mein Herz schlug so heftig und so schnell, dass ich es fast hochgewürgt hätte, mir war schwindelig, schlecht und kalt, ich hatte Todesangst und war allein.

Ich war Mitte 20, wog 340 Kilogramm und hatte einen Herzinfarkt.

Und hier beginnt meine Geschichte.

Der Morgen: Tod durch Dummheit

Ich würde sterben.

Das war keine vage Vermutung, sondern absolute Gewissheit. Ich würde hier und jetzt, in meinem hässlichen Bigshirt und ohne Unterwäsche auf meinem Bett sitzend, sterben. Hat Mama nicht gesagt, ich solle immer einen sauberen Schlüpper tragen, man wisse ja nie, wann man vielleicht mal ins Krankenhaus müsse? Ja, toll, nun hatte ich den Salat. Ob ich es wohl noch zum Schrank schaffen würde? Aber dann würde man mich auf dem Boden finden, mit einem Slip am Fuß, oder in den Kleiderschrank gekippt, mit dem nacktem Hintern nach oben gereckt und dem Gesicht in den Socken.

Es würde schnell gehen, bis die Lichter aus waren, aber es würde ein wenig dauern, bis man mich findet. Mindestens bis zum Abend, und ich würde daliegen wie ein Berg Pudding, während die Polizei erst den Krankenwagen, dann die Feuerwehr und den Leichenbestatter rufen würde, um mich aus dem Haus zu bekommen.

Ich wohnte damals im 7. Stock mit zwei Fahrstühlen. Beide viel zu klein, um dort liegend hineinzupassen, und bei einem überschritt ich allein schon die Maximallast, was ich aber erst Jahre später feststellte. Vermutlich hätten sie ein Tragetuch genommen, weil ich für eine Liege viel zu breit und schwer war; der Bestatter wäre längst schon wieder auf dem Weg nach unten, denn ich hätte nie und nimmer auf die Bahre gepasst. Und selbst wenn, wie hätten sie mich aus der Wohnung bekommen sollen? Vielleicht hätte man ein wenig amüsiert darüber diskutiert, ob sie mich durch das

Treppenhaus hinuntertragen können, nur um dann festzustellen, dass sie mich nicht durch den engen Flur bekommen. Ein Funkspruch, vielleicht zwei, dann hätten sie eine Leiter geordert. So eine schöne Drehleiter, die auf einem vollkommen unauffälligen Feuerwehrwagen montiert ist. Sie hätten aufs Bett steigen und das Schlafzimmerfenster heraushebeln müssen, weil der Mittelsteg im Weg wäre, und dann hätten sie mich in diesem Bergetuch aus dem Fenster gehoben, und dann genau so, wie man Schwerlasten hinablässt, wäre ich schwankend gen Boden abgesenkt worden. In der Zwischenzeit wäre die Presse eingetroffen, und auch wenn sich die Jungs in Rot sicher bemüht hätten, meine Privatsphäre zu schützen, wäre ich zur Schlagzeile im Regionalteil der Tageszeitung geworden. «Hamburger Schwergewicht passt nicht in den eigenen Sarg.» Oder so ähnlich. Die Dame aus dem Nebenhaus hätte es «schon immer gewusst» und sich halb hämisch, halb erstaunt das Maul darüber zerrissen. Und eine ganze Weile hätte ich die Gespräche meiner Nachbarn dominiert.

Einer meiner engsten Vertrauten sagt gern in solchen Momenten, dass ein Mann, der 1000 Brücken baut und nur eine Ziege fickt, nicht länger der Brückenbauer, sondern der Ziegenficker ist. Das Zitat stammt, etwas abgewandelt, aus einem wirklich schlechten Film, aber der Inhalt stimmt leider.

Ich sitze also auf meinem Bett und bin eigentlich ganz plietsch, gut erzogen und höflich, und man sagt mir nach, ich sei weder auf den Kopf noch auf den Mund gefallen. Ich bin empathisch und sympathisch und manchmal ein wenig nervig, aber all das ist vollkommen egal, denn ab jetzt bin ich nur noch der metaphorische Ziegenficker, der von der Feuerwehr durchs Fenster gehoben werden musste, weil er gestorben ist an...

Ja, an was eigentlich?

An meinem Übergewicht.

Tod durch Fett. Tod durch Arsch-nicht-Hochgekriegt. Tod durch «Ich habe zu lange gewartet».

Tod durch Dummheit!

Das alles ging mir durch den Kopf.

Ich sterbe, weil ich es so weit habe kommen lassen. Ich, mein Ego, meine Überheblichkeit, weil es so schlimm ja noch nicht sein konnte. Ich würde es doch nie so weit kommen lassen. Ich doch nicht! Ich bekomme das doch hin, habe ich das nicht immer behauptet? Gerade gestern erst noch. Ich wollte es doch der Welt zeigen! Sobald die Schmerzen weniger würden, würde ich die Weltherrschaft an mich reißen und abnehmen, gesund werden und Dinge tun, die ich tun will. Ich wollte doch nicht in Schönheit sterben, sondern irgendwann im Wald von einem Klavier erschlagen werden, weil ich das Drama so liebe! Ich habe doch noch so viel auf meiner Geile-Dinge-To-do-Liste stehen und noch so wenige Haken daran!

Es ist am Ende des Tages egal, wie groß die Pläne sind, wie schön das Gesicht und wie frei die Gedanken, wenn der Körper an ein Sofa gefesselt ist. Deiner Gesundheit ist es egal, wie toll, warmherzig, intelligent und großzügig du bist, denn auch mit einem guten Ruf kannst du viel zu früh ins Gras beißen, wenn du es nur dolle genug provozierst.

Dieser Moment, dieser vermeintlich letzte Moment, hat nur in Filmen etwas Verklärt-Romantisches. Mein vermeintlich letzter Moment war erbärmlich.

Ich hatte es versaut.

Ich habe viele Chancen gehabt, so viele helfende Hände weggestoßen.

Ich war die Meisterin der Ausreden und des Selbstbetrugs, und der Preis dafür, der jetzt gefordert wurde, war hoch.

«Ich hab's versaut, tatsächlich versaut» waren auch meine ersten ehrlichen Worte seit Jahren zu diesem Thema und vielleicht sogar die ersten wirklich ehrlichen Worte, die ich jemals an mich richtete. Natürlich hatte ich immer wieder kritisch in den Spiegel geschaut, und natürlich war mir klar gewesen, dass ich immer dicker, kranker und hässlicher wurde, und ich überhörte auch nicht die Mahnungen und das Getuschel der Menschen um mich herum, ich bin weder taub noch dämlich. Aber ich bin gut darin wegzusehen, wenn es um meine eigenen Probleme geht, und ich kann Dinge gut schönreden und die Spiegelung in Schaufenstern meiden.

Doch dieser eine Moment traf mich wie ein Kinnhaken. Unerwartet und heftig, und ich kann noch heute spüren, wo er landete. Ganz tief in mir, auf Höhe meines Solarplexus, und dort hinterließ er einen tiefen Eindruck. Ich hatte bis dahin so viel von mir gehalten, und nun fragte ich mich zum ersten Mal, warum eigentlich? Natürlich kann man auch als fetter Mensch ein großartiger Geist sein, aber was bringt es, wenn man sich selbst nicht zumindest so weit in den Griff bekommt, dass man nicht an seinem eigenen Fett erstickt, Himmelherrgott noch einmal?

Ich saß breitbeinig auf dem Bett. Nicht weil das so sexy gewesen wäre, sondern weil es nicht anders ging. Meine Oberschenkel waren derart massig, dass ich, selbst wenn sie aneinanderlagen, wie eine dieser Puppen aus meinen Kindertagen saß, halb aufrecht, meinen Oberkörper auf meine Arme hinter dem Körper gestützt. Nach vorn ging es nicht, wirkten meine Arme doch eh viel zu kurz für die Massen meines Rumpfes; außerdem war noch ein riesiger Bauch im Weg, der halb auf meinen Oberschenkeln und halb auf der Matratze lag. Dies war die einzige Position, in der ich meine Füße ab und an mal sehen konnte, und dass ich Knie hatte, wusste ich nur, weil sie schmerzten. Mein Doppelkinn hatte schon vor einigen Monaten wiederum ein eigenes Kinn bekommen, und meine Arme glichen den Oberschenkeln anderer Leute. Dennoch wirkte mein Oberkörper immer noch am schlanksten, was ich auch auf den wenigen Fotos aus dieser Zeit zu betonen versuchte. Warum eigentlich? Absurd!

Mir war nie so sehr bewusst geworden, wie fürchterlich ich aussah, wie in diesem Moment. Wie unattraktiv, ungepflegt und ungesund. Meine Haut war blass und teigig, meine Haare dünn, ich hatte Wasser in den Knöcheln und Beinen, was zur schlechten Wundheilung beitrug.

Ich wollte das nicht. Ich hatte das nie gewollt. Mein Selbstbild war ein ganz anderes, und der Spiegel der Realität haute mir in diesem Moment mal gepflegt auf die Fresse.

«Halte durch! Bitte halte durch!» Ich flüsterte und versuchte, den Panikkloß im Hals herunterzuschlucken.

«Ich weiß, ich bin ein Riesenarschloch, aber bitte gib mich nicht auf! Ich mache es wieder gut. Ich verspreche dir, ich kann vielleicht nichts, und ganz sicher habe ich den Bogen überspannt, aber bitte verlass mich nicht. Ich mache es irgendwie wieder gut. Keine Ahnung, wie, aber ich werde mir die größte Mühe geben! Nicht sterben, bitte nicht sterben. Nicht so und nicht hier und nicht jetzt. Ich mache uns wieder heile, wenn du nur durchhältst. Versprochen!»

Thomas D. richtete einst in einem meiner Lieblingslieder sein Gebet an den Planeten, ich richtete meines an mein eigenes Herz und an meinen Körper.

Ich kann noch heute nicht darüber schreiben oder sprechen, ohne jedes Mal wie ein kleines Mädchen zu heulen anzufangen oder zumindest einen riesigen Kloß im Hals zu haben. Nicht weil ich mich selbst bemitleide, sondern weil es mich so traurig und wütend macht, dass ich es überhaupt so weit habe kommen lassen, dass ich jede Warnung in den Wind schoss und glaubte, es besser zu wissen. Ich habe so viel Zeit und Leben damit verschwendet herumzusitzen, nicht metaphorisch, sondern buchstäblich, und Himmel, es war mir damals und ist mir auch heute noch unfassbar unangenehm. Ich schäme mich, und ich spreche nicht darüber, weil es so witzig, sondern die eklige Wahrheit ist und weil diese Wahrheit ausgesprochen werden muss, um zu verstehen und endlich mit dem Selbstbetrug aufzuhören.

Ich kann ihn noch ganz genau spüren, diesen Moment des Absturzes und der Selbsterkenntnis. Ich spüre noch immer den Schmerz, die Angst und die Scham, den Abscheu vor mir selbst und auch die Hoffnungslosigkeit, und ich glaube nicht, dass ich das jemals ablegen werde. Letztlich ist es auch gut so, da es mich aufrecht hält und vorantreibt. Aber wenn wirklich jeder Mensch seinen ganz eigenen wunden Punkt hat, dann ist das hier ganz sicher meiner.

Ich starb nicht.

Mein Herz entschloss sich, nach einiger Zeit seinen Rhythmus wiederzufinden, und auch sonst normalisierte sich alles. Dass es kein Herzinfarkt, sondern eine Störung meiner Schilddrüse war, die zu gelegentlichem Herzstolpern führt, und sich der Rest wohl auf eine daraus entstandene Panikattacke zurückführen lässt, war mir damals nicht klar. Heute bin ich nicht unglücklich darüber, dass es zu diesem Moment kam; ich bin mir sehr sicher, dass du sonst nicht diese Zeilen vor Augen hättest und ich Kompost wäre.

Nicht tot zu sein ist übrigens ausgesprochen hilfreich, wenn man sich vornimmt, doch noch irgendwie den dicken Hintern hochzubekommen, um etwas zu verändern.

Meine erste Überlegung widmete sich der «Was nun»-Frage, und ich beschloss, todesmutig, wie ich nun einmal bin, für den Anfang erst einmal eine Bestandsaufnahme zu machen. Getreu dem Motto: Du musst deinen Feind kennen. Und angetrieben durch diese Mischung aus Panik und Tatendrang, beschloss ich, mich nach Jahren mal wieder auf die Waage zu stellen.

Als ich mich das letzte Mal gewogen hatte, waren 147 Kilogramm angezeigt worden. Frauen in den besten Jahren entscheiden bisweilen, offiziell nicht mehr älter zu werden, und so hielt ich es auch mit meinem Gewicht. Egal wer fragte, egal wie viel Zeit verging, und egal was es die Wochen zuvor zu essen gegeben hatte: Ich wog immer 147 Kilogramm. Mit Kleidergröße 58 wie mit Kleidergröße Ü72. Hundertsiebenundvierzig. Punkt.

Die Zahl klingt gut und ist für die meisten Menschen bereits jenseits von Gut und Böse, sodass niemals jemand auf die Idee kam, mich zu fragen, ob ich mich da vielleicht ein klein wenig verschätzt haben könnte. So um, na, sagen wir, knappe 100 bis 200 Kilo?!

Also, jetzt, hier! Tatendrang! Auf 3 ... 2 ...

Ich musste wissen, wie viel ich wiege.

Hinter der Küchentür stand sie, mein mit einem Digitaldisplay versehenes Feindbild. Ich hasste es schon als Jugendliche, auf die Waage zu steigen; ganz besonders schlimm war es beim Arzt, der noch eine dieser alten Waagen hatte, bei der man die Gewichte von Hand verschieben musste. Darauf stand ich dann in meinem unvorteilhaften Schlüpfer in freundlich verwaschenem Weiß, weil es in meiner Größe nichts anderes gab, zog den Bauch ein und betete, dass dieser Moment enden möge. Der Arzt nahm mit einem Naserümpfen zur Kenntnis, dass ich zu schwer sei. Nicht, dass man das auch ohne Waage hätte herausfinden können.

Das letzte Mal auf der Waage war also wirklich lange her, und allein der Gedanke daran, gleich zu erfahren, wie schlimm es wirklich aussah, drehte mir den Magen um. Ich stellte die Waage auf den Küchenboden und tippte mit den Zehen auf die Trittfläche. Kurzes Warten, bis sie sich eingeschaltet hatte.

Durchatmen.

Flaues Gefühl im Magen ignorieren.

Ausatmen.

Jetzt nur nicht kneifen.

Einatmen.

Wird schon.

Ausatmen.

Mich mit der Hand am Küchentresen festhalten, erst den rechten Fuß auf die Waage, ausatmen, dann den linken Fuß.

Einatmen. Wie schlimm kann es schon kommen?! Solange es keine 200 Kilo sind, kriege ich das schon irgendwie hin.

Ich atmete ein letztes Mal aus und ließ den Tresen los.

Es gibt Sätze, die sollte man nicht einmal denken, denn immer wenn man meint, es würde schon nicht so schlimm werden, kommt es gerne erst mal ganz dicke.

Ab auf die Kartoffelwaage

Die Waage war kaputt.

Zumindest redete ich mir das ein, als sie plötzlich nur «Error» anzeigte. Kein Grund zur Panik, sie hatte ja lange herumgestanden, ich versuchte es einfach noch einmal. Wieder: Error.

Also stimmte wohl irgendwas nicht mit dem Gerät. Gut, sie ging auch nur bis 160 Kilo, und es konnte schon sein, dass ich ein wenig mehr wog, aber wahrscheinlich war sie einfach kaputt.

Ich besorgte mir noch am gleichen Tag eine neue Waage. Um genau zu sein, ließ ich sie besorgen, ich selbst kam ja kaum noch aus der Bude, und wenn, dann wäre ich ganz sicher nicht in einen Laden gegangen, um eine Waage zu kaufen. Es gibt ein paar Dinge, die macht eine fette Frau nicht. Oder nicht mehr. Waagen im Einzelhandel kaufen, Kniebeugen, Langstreckenläufe oder Pommes im Stehen an einem Stand essen, ohne dabei ein schlechtes Gewissen zu haben.

Die neue Waage ging bis 180 Kilo und war eine Art Leihgabe, kaum benutzt, und sie funktionierte super, wie mir versichert wurde. Also stellte ich mich, noch immer sehr aufgeregt, ein weiteres Mal auf die hübsche Gewichtsmesserin und war gewappnet. Komme, was wolle, nun würde ich der Wahrheit in ihr hässliches Auge blicken! Und gleich danach könnte mich niemand mehr aufhalten, in spätestens einem Jahr würde ich schlank sein!

Error.

Gingen Waagen jetzt schon durch meine bloße Anwesenheit kaputt?

Nun hätte ich eigentlich langsam auf die Idee kommen können, dass ich schlicht zu schwer für eine normale Waage war – aber mir das einzugestehen war weitaus schwieriger, als erst einmal alles Mögliche zur Kontrolle zu wiegen. Seither weiß ich, dass eine Pfanne genau so viel wiegt wie drei Handtücher, eine Eieruhr, eine Hand voll Kaffeefilter und eine Packung Mozzarella zusammen. Man lernt ja nie aus.

Es nützte nichts. Entweder musste ich das Urteil der Waage persönlich nehmen – sie lachte mich aus! –, oder aber, und das war die wahrscheinlichere Variante, sie konnte aufgrund ihrer Einstellungen nicht anders. Es war zwecklos. Ich war offenbar doch schwerer als 180 Kilo, und auch wenn mir das tief in der schmerzenden Magengegend absolut klar war, warf es mich um.

Ich schleppte mich zurück ins Schlafzimmer und setzte mich auf meine knarzende Bettkante.

Ich hatte ein Problem.

Handelsübliche Personenwaagen wiegen tatsächlich nur bis 180 Kilo. Wenn man etwas mehr Geld ausgeben möchte, dann bekommt man eine, die bis 200 oder gar 250 Kilo anzeigt, aber dann ist Schluss. Ein Bekannter von mir, der in der Küche eines Krankenhauses arbeitete, berichtete mir einst laut lachend, dass sie einen Patienten auf der Kartoffelwaage gewogen hatten und dass Patienten, die selbst dafür zu schwer waren, auf einer Lkw-Waage ihr Gewicht bestimmen lassen mussten. Man setzt sich als fetter Mensch allerhand Unannehmlichkeiten aus in seinem Leben, aber die Vorstellung, jemanden zu bitten, mich auf einen Schrottplatz zu fahren, damit ich mich dort wiegen kann, sorgte dafür, dass sich mein Ego mit lautem Zetern und Kopfschütteln einen Strick knüpfte und schon einmal den Stuhl in die Zimmermitte rückte. Mit anderen Worten: unvorstellbar und hochnotpeinlich.

Ich habe heute ein Rückgrat aus Stahlbeton, aber auch heute würde ich diesen Weg nur unter Waffengewalt gehen.

Eine Bestellung im Internet, drei Tage und einen klingelnden Boten später war eine weitere, identische Waage bei mir eingetroffen. Ich nahm mir vor, mich auf zwei Waagen zu stellen. Irgendwas musste dabei ja herauskommen.

Tatsächlich stellte sich das Unterfangen als etwas komplizierter heraus, als ich gedacht hatte, zumal ich zum damaligen Zeitpunkt nicht länger als 10 Sekunden stehen konnte, ohne dass mein Rücken mich umbrachte. Ich hatte Angst vor dem Ergebnis und hoffte, das Wiegen würde irgendetwas ergeben, was ich in den Griff bekommen könnte. Irgendetwas, aber sicher nicht die über 300 Kilogramm, die das Display anzeigte.

Seither weiß ich, was es bedeutet, wenn einem vor Schreck die Luft wegbleibt. Dass ist nicht einfach nur eine Metapher. Meine Lunge sah diese Zahl allem Anschein nach auch, packte ihren Koffer, faltete sich zusammen und hinterließ mir einen Zettel auf dem Küchentisch, auf dem stand: Den Scheiß hier machst du mal schön alleine, ich bin weg, deine Lunge.

Das konnte schlicht nicht sein! Niemand wiegt über 300 Kilo! Und ich erst recht nicht. Können Menschen überhaupt so schwer werden?

Ich setzte mich auf den Küchenstuhl und rief einen Freund an, den ich noch aus Schulzeiten kenne. Physiker, Mathematiker und Pragmatiker. Er sollte mir erzählen, dass es da irgendwelche ominösen mathematischen Probleme gibt, weswegen ein Gewicht nicht korrekt auf zwei Waagen angezeigt werden könne, oder dass da irgendwas mit Reibung oder Licht oder einer Formel wäre, weswegen das so leider alles nicht ginge und das Ergebnis demnach zwangsläufig falsch wäre oder man pauschal immer 100 Kilo abziehen müsse. Natürlich fragte ich nicht für mich, sondern weil mich das, wie ich ihm versicherte, schon immer interessiert hatte und ich da eben im Fernsehen «so eine Doku» gesehen hatte und sich mir nun diese vollkommen alltägliche Frage stellte.

Seine Antwort war so simpel wie niederschmetternd. «Wenn beide Waagen intakt sind, werden die Ergebnisse auf nicht geeichten Waagen vielleicht minimal um ein paar 100 Gramm schwanken, aber generell ist es absolut kein Problem, und das Ergebnis ist auf zwei Waagen ebenso genau wie auf einer. Man sollte nur in der Lage sein, zwei Zahlen zu addieren.»

Das war genau das, was ich nicht hören wollte.

Ich bedankte mich, legte auf und fragte mich, was ich jetzt tun sollte.

Zweifelsohne wog ich doch ein bisschen mehr als 147 Kilo. Es waren um die 341,2 Kilo. Ich korrigierte zu meinen Gunsten auf 340, aber das machte den sprichwörtlichen Kohl auch nicht weniger fett.

Über 340 Kilo. Eine Zahl, so unvorstellbar wie Einhörner.

Fuck!

Was hat dich bloß so ruiniert?

Wenn uns im Leben etwas passiert, das wir als ungerechtfertigt, gemein oder schlicht schlimm empfinden, dann liegt es in unserer Natur, den Übeltäter fassen zu wollen, ihn zur Rede zu stellen, notfalls zu bestrafen und dafür im Austausch etwas zu bekommen, das wir Gerechtigkeit, Gewissheit oder zumindest Genugtuung nennen können. Kurzum, wenn dir jemand eine Tüte mit brennender Hundescheiße vor die Haustür stellt, willst du wissen, wer das war und wohin du die Rechnung für die Reinigung deiner Schuhe schicken kannst.

Meine Tüte voll brennender Scheiße wog 340 kg. Und wer hatte schuld?

Richtig! Der Hund!

Und der Tütenhersteller!

Und die Jungs aus der Steinzeit, die das mit dem Feuer entdeckt haben.

So zumindest war meine Argumentationskette zu diesem Zeitpunkt.

Dass ich derart schwer geworden war, hatte selbstverständlich erst einmal nichts mit mir zu tun. Wie gesagt, ich war die Königin des Selbstbeschisses und konnte glorreiche und zu Tränen rührende Geschichten darüber erzählen, wie fürchterlich es ist, wenn man als Kind schon Diäten machen muss, wie fies Ärzte zu mir waren und dass sie nie sehen wollten, dass nicht mein Gewicht schuld ist an meinen Schmerzen, sondern irgendeine, vielleicht noch nicht so bekannte Krankheit. Ich wollte nicht hören, dass ich abnehmen müsse, um meine Schmerzen zu lindern, ich war auch nicht zu dick für Autos, die Autoindustrie beschäftigte nur schlicht verdammte Gurt-Faschisten, und dass es überhaupt Drehkreuze gibt, war reine Schikane fetten Menschen gegenüber. Natürlich hätte ich zum Sport gehen können, aber wie denn, ich war ja erst zu arm und später zu dick für ein Auto, das mich dort hätte hinfahren können, und wer macht schon zu Hause oder draußen Sport? Außerdem muss man sich für Sport bewegen, und das nervt doch! Natürlich hätte ich mich auch besser ernähren können, aber ich aß doch sowieso schon kaum was, und die paar Mal, wenn es vielleicht ein bisschen zu viel gab, mein Gott, daran kann es doch nicht liegen! Außerdem war es gar nicht so einfach, sich gut zu ernähren, schließlich war Obst doch so teuer. Viel schlimmer aber war, dass ich doch so krank war. Ich habe es arg mit der Schilddrüse, Hashimoto-Thyreoiditis, eine Stoffwechselerkrankung, und habe ich nicht bei Dr. Google gelesen, das könne Gewichtszunahmen begünstigen? Ja bitte! Und dann habe ich noch PCOS, das Polyzystische Ovar-Syndrom. Noch eine Stoffwechselkrankheit! Aha! Und ich habe Rücken, schlimm Rücken, und Hüfte habe ich auch, und irgendwas ist doch mit meinem Magen nicht in Ordnung, und außerdem war ich schon als Baby immer krank, und bei mir in der Familie sind ja alle etwas dicker, und wenn ich nur Essen ansehe, nehme ich schon zu und ...

Na, hörst du dich gerade schon selber reden?

Gruselig, hm?

Alles, was dort steht, stimmt. Ja, man könnte das tatsächlich als Begründung gelten lassen und nun eine Runde durch das eigene Jammertal spazieren, weil buhuhu, keiner hat mich lieb! Aber wie war das doch gleich noch einmal mit den Gründen, die keine Hindernisse darstellen, und mit dem Klischee, das immer nur die anderen bedienen, während man selbst ja DIE Ausnahme ist? Andere mögen das als Ausrede nehmen, aber bei mir ist das wirklich so! Echt jetzt!

Is' klar!

Nehmen wir doch mal das Genöle dieser fetten Frau und ersetzen «Übergewicht» durch «Omas vor den Bus schubsen»: Also das war so: Ich hatte es nicht immer leicht, und ich habe es mit der Schilddrüse, ich kann einfach nicht anders, die Hormone sind schuld! Wenn der Bus kommt und Oma Erna steht da, dann muss ich einfach zutreten. Klar könnte ich was anderes machen, aber ich bin nun einmal so, und schuld ist eigentlich der Busfahrer, der nicht schnell genug bremste, und der Erbauer der Bushaltestelle, was baut er die auch so nah an die Straße! Und dürfen alte Menschen überhaupt alleine Bus fahren?

Ja, das Leben fickt einen manchmal, und das so richtig unangenehm. Und natürlich war die Kindheit und Jugend nicht nur rosig, sondern auch hart. Herrje, ich war ein dickes Kind und eine dicke Jugendliche und zudem das erstgeborene Kind in der Familie. Hand hoch, wer von euch großen und kleinen Schwestern und Brüdern hatte es retrospektiv betrachtet immer leicht? Wer hat keine Eltern gehabt, die manchmal überfordert waren? Wer ist nicht erwachsen geworden und kann nun klugscheißen, wie er es besser gemacht hätte? Hinterher. Dieser ominöse Zeitpunkt, zu dem wir immer alle klüger sind als die, die vor uns kamen. Kunststück. Wir wachsen heran in einem Zustand der absoluten Abhängigkeit und werden geprägt von unterschiedlichsten Erfahrungen und Gefühlen, und ja, auch Enttäuschungen kleinerer wie desaströser Art gehören dazu. Wir lernen etwas über Ernährung und Essen, oder wir lernen es eben nicht. Und dann werden wir erwachsen und sind vielleicht etwas neben der Spur. Und nun?

Ich möchte mit keiner Silbe bestreiten, dass Scheiße passiert und dass einem der Start in das eigene Leben so richtig schön vergeigt werden kann, aber ich glaube schlicht nicht daran, dass die Kekse meiner Jugend für den Rest meines Lebens für den Umfang meines Hinterns verantwortlich gemacht werden können. Sicher gibt die Vergangenheit Erklärungen, aber irgendwann kommt dieser eine eklige Moment, in dem man Verantwortung übernehmen muss.

Wenn es um meine Geschichte geht, werde ich spätestens im dritten Satz gefragt, wie – «Oh mein Gott, nimm das jetzt nicht persönlich aber...» – es so weit habe kommen können. Ich hasse diese Frage. Erstens: Wenn es nicht persönlich gemeint ist, warum stellt man mir dann solche Fragen? Und zweitens: Warum fragen wir das nicht einmal auf eine ehrliche Weise. «Nicole, ganz im Ernst jetzt, 340 Kilo, das ist so abstrus, dass ich mir das nicht einmal im Ansatz vorstellen kann! Was zur Hölle muss man verbocken, damit es so weit kommen kann? Merkt man das nicht irgendwann vorher? Kranker Scheiß, erzähl mal!»

Das wäre mir tausendmal lieber als dieser halb angeekelte, halb mitleidige Gesichtsausdruck, während man versucht, möglichst vorsichtig zu sein, obwohl man vor Neugierde und Anklage fast platzt. Habt doch mal Eier in der Hose!

Nicole, was hat dich bloß so ruiniert?!

Das kann ich euch sagen: Das war ich selbst.

Zugegeben, mich nervt diese Frage, aber nicht weil sie gestellt wird, sondern weil sie so ätzend naheliegend ist. Niemand wird über Nacht über 300 Kilo schwer, ich muss es lange vorher bemerkt haben, und natürlich habe ich das auch, ich habe es schlicht ignoriert, weggeredet, und mir war jede Ausflucht lieber, als meinen eigenen Hintern zum Sport zu bemühen. Ausreden zu haben ist leichter, als Initiative zu zeigen. Das sieht man in allen Bereichen. Menschen beschweren sich stets über alles um sich herum. Über die bösen Politiker, die anderen gemeinen Menschen oder die grausame Massentierhaltung, und während sie dann ein Kilo Putenbrust für 3 Euro 99 in ihren Einkaufswagen legen, weil das so schön billig ist, entgegnen sie auf die Frage, warum sie sich nicht engagieren, das wäre nun auch zu viel des Guten, sie hätten dafür keine Zeit und außerdem müssten sie ja auch arbeiten und warum kümmerst du dich eigentlich nicht um deinen eigenen Scheiß? Wo wir schon dabei sind, ich kenne jemanden, der hat einen tollen Abnehmtipp ...

Die Probleme der anderen sind stets immer besser zu lösen als die eigenen. Ich habe selbst sehr lange gebraucht, um diese Frage für mich überhaupt beantworten zu können; wer behauptet schon gern von sich, ein schlimmer Versager gewesen zu sein, oder erzählt freudig, welche dunklen Seiten seine Persönlichkeit hat.

Auf den Punkt gebracht, muss ich sagen, dass ich schlicht den Moment versäumte, an dem ich endlich Verantwortung für mein Leben hätte übernehmen sollen. Tag für Tag. Bis es schwerer und schwerer wurde, den Rückweg anzutreten und ich irgendwann von «Das schaffe ich schon irgendwann noch» zu «Das ist zu viel für mich» kippte.

Verantwortung lässt sich hervorragend abschieben auf Ärzte, Krankheiten und Co. Ein Sündenbock hilft, nicht auf den eigenen Mist schauen zu müssen. Ich war nicht faul oder zu dumm, um zu verstehen, was mit mir passierte, ich war schlicht zu bequem und zu ängstlich, um für mich selbst einzustehen. Einen ganzen Sack voll Gebrechen trug ich wie ein Schild vor mir her, wohl wissend, dass ich als Fette niemals damit durchkomme, aber als Kranke zumindest Aufmerksamkeit durch Mitleid bekam. Seien wir ehrlich: Wer kennt sie nicht, die Dicken, die ihr Gewicht gleich im zweiten Satz damit rechtfertigen, dass sie es mit den Drüsen oder mit den Genen haben.

Dabei hat Übergewicht, gerade wenn es lange anhält und hoch ist, nur sehr, sehr selten einen wirklichen körperlichen Ursprung. Viel eher liegt die Problematik auf psychischer Ebene, und das ist das Problem – denn wer kann mit seinen eigenen Macken und Flausen schon gut umgehen?

Ich behauptete immer, Mitleid zu hassen; in Wirklichkeit suchte ich aber genau das, um mich dann als starke Kämpferpersönlichkeit präsentieren zu können, die trotz aller Begleitumstände irgendwie ihr Leben meistert. Seht sie an, das arme Kind, trotz allem so tapfer.

Ich habe schon früh gelernt: Wenn ich Leistung bringe, bekomme ich Anerkennung, wenn ich krank bin, bekomme ich Mitgefühl. Ersteres ist ein geileres Gefühl, Letzteres ist einfacher zu bekommen. Und ich konnte mich obendrein selbst noch gut darstellen. Gott, ich konnte gar nicht genug davon bekommen. Ich hatte mein Leben lang das Gefühl, nicht zu genügen, nie genug Leistung zu bringen und mir stets Liebe und Anerkennung erarbeiten oder erkämpfen zu müssen, was fürchterlich anstrengend, frustrierend und ein Fass ohne Boden ist. Krank zu sein und dadurch eine andere Form der Aufmerksamkeit und Zuwendung zu erfahren war viel einfacher. Einmal am Tag über die Schilddrüsenproblematik klagen oder auf Geschehnisse in der Vergangenheit zu verweisen ist eben so viel einfacher, als 'ne Stunde zum Sport zu gehen. Jeder lacht über Fette, aber niemand über Kranke.

Ich war kein Hypochonder. Krank war ich wirklich immer, aber ich war auch ein Jammerlappen und eine Lügnerin, was im Nachhinein am schwersten einzugestehen ist. Ich habe mich selbst belogen und dadurch am Ende auch alle anderen. Indem ich mir einredete, die Verantwortung und vielleicht sogar Schuld würden nicht bei mir, sondern bei zig anderen Faktoren liegen, habe ich mich selbst um Jahre meines Lebens betrogen. Ich habe weggeschaut, weggehört, und vor allem habe ich alles weggegessen und mir dabei sehr erfolgreich eingeredet, dass ich nichts anders machen kann. Und während ich auf meine XXL-Familienpizza heulte und die Welt nicht mehr verstand, wurde ich immer dicker. Aus dick wurde krank und später lebensgefährlich fett, und ich schwadronierte noch immer vor mich hin, wie wenig ich dafür könne.

Aber bringen wir die Fakten doch mal auf den Tisch:
Natürlich war ich an meiner Situation schuld. Nicht irgendeine Krankheit, nicht meine Umgebung, nicht die Ärzte, nicht meine Eltern. Ganz sicher trugen sie dazu bei, dass ich überhaupt übergewichtig wurde, aber zwischen ein paar Kilo zu viel und einem lebensbedrohlich hohen Übergewicht liegen ein paar Kontinente. Klar kann ich vieles auf Vergangenes schieben, auf die Fehlfunktionen mancher Körperdrüsen und auf die psychischen Defizite, die mein Handeln begünstigen, aber seien wir doch mal ehrlich, das ist Bullshit. Hormone, die DNS oder eine noch so löchrige Psyche machen niemanden dick. Ich habe mich kaum bewegt, Unmengen gegessen, mich ständig von einer Diät in die nächste geworfen, eine krasser als die andere, zwischendrin gefressen oder gehungert und mich schlussendlich selbst irgendwann aufgegeben, weil auch das einfacher war, als Verantwortung zu tragen und ernsthaft zu kämpfen. Dass Diäten nicht funktionieren können, war mir damals nicht bewusst, aber es ging mir auch nie darum, etwas zu lernen. Ich wollte abnehmen, und das wollte ich schnell, sehr schnell, und wenn das nicht funktionierte, aß ich eben weiter. Ich wollte nicht gesund sein, ich wollte eine Legitimation zu fressen. 10 Kilo runterhungern, 14 draufessen. 5 Kilo runterhungern, 11 Kilo anessen und jede Zunahme mit Ausflüchten erklären.

Ich war ein Feigling, eine schlimme Heuchlerin. Und ich war schon immer gut darin zu essen. So richtig gut! Und essen ist auch so einfach, und es stellt keine dummen Fragen. Alkohol sei keine Lösung, sagt man Menschen, die Probleme wegtrinken, und meint, damit irgendwas bewegt zu haben. Stimmt, Alkohol ist keine Lösung, Buttermilch aber auch nicht, und Alkohol macht für kurze Zeit ein gutes Gefühl im Kopf. Im Übrigen ist Alkohol keine Lösung, sondern ein Destillat – aber da niemand Klugscheißer leiden kann, lassen wir das an dieser Stelle.

Essen ist ebenfalls keine Lösung, und es verursacht ein Problem, das man dann wieder für ein paar Momente wegessen kann. Eine tolle Abwärtsspirale, in die ich mich da geworfen hatte. Essen war für mich die Antwort auf alles, auf jedes Gefühl, jedes Ereignis, jede Tageszeit.

In meiner Jugend kompensierte ich durch Sport: Fühlte ich mich einsam, ging ich zum Sport, hatte ich Angst, ging ich zum Sport, war ich verliebt und «er» antwortete mir nicht, ging ich zum Sport, und antwortete er, dann ging ich erst recht. Fühlte ich mich unvollkommen, ging ich zum Sport, und wollte ich flüchten, ging ich ebenfalls zum Sport. Ich wollte hören, dass ich gut sei, also ging ich zum Sport, prellte mir bei Turnieren beide Fußgelenke und sprang dennoch hoch und weit. Sport sorgte dafür, dass ich mich fühlen und sehen und anerkennen konnte, und er gab mir meine Daseinsberechtigung.

An die Stelle des Sports rutschte nach und nach das Essen, und zu einem sichtbaren Problem wurde es erst, nachdem ich nicht mehr zum Sport gehen konnte. Ich aß meine Gefühle weg, ich aß all die vielen Narben weg, ich aß die Einsamkeit und das Gefühl, unnütz zu sein, weg. Ich aß, bis es sich besser anfühlte, dann aß ich, bis es weh tat und mir schlecht war. Ich weiß nicht, ob man sich bewusstlos essen kann, aber glaube mir, ich habe es mehrmals versucht. Zu essen war mein Sport, meine Umarmung, meine Liebe, mein Sex, meine Antwort aufs Armaufschneiden, mein Mich-schön-Fühlen, mein Trampolin, mein Wunsch nach allem, was mir fehlte. Essen war mein Blick aus dem Fenster, und Essen ging mir nicht auf den Sack. Dabei musste es nicht gut sein, es musste vor allem viel sein. Ich wollte haben wie ein Kind im Bonbonladen, und konnte irgend-

43

wann nicht mehr aufhören. Ich bestellte mir abends zwei Pizzen und zwei bis drei Burger dazu, vielleicht noch einen Auflauf – mit der Ausrede, ich könne den Rest ja dann morgen essen. Den Rest! Ich bestellte für eine 6-köpfige-Familie und redete von Resten.

Am nächsten Morgen war nie ein Rest übrig, aber Kartons voller Krümel, für die ich mich schämte. Wenn der Pizzabote das Essen brachte, tat ich, als wäre noch jemand da und rief in die leere Küche: «Holst du schon mal das Besteck?» Das ist so traurig wie unterhaltsam und zeigt, wie erfinderisch ich werden konnte, wenn es darum ging, meine Probleme nach außen gut und unterhaltsam zu überspielen. Man kann Lebensmittel im Gegensatz zu Wodkaflaschen oder Koks aber schlecht im Spülkasten verstecken.

Ich verhielt mich wie ein verdammter Junkie, und das habe ich, wie alle süchtigen, bequemen oder ignoranten Menschen, nicht hören wollen. Vermutlich bin ich sogar ein Junkie. Ich bin abhängig. Abhängig von Gefühlen und Emotionen, und ich habe entweder nie gelernt, damit umzugehen, oder bin reichlich verkorkst. Muskelkater oder Magenkrämpfe. Beides war mir stets recht. Essen füllte buchstäblich eine Leere in mir, nicht nur den Magen, und das Sprichwort, etwas in sich hineinzufressen, kommt nicht von ungefähr.

Die Antwort auf die Frage, wie es so weit hat kommen können, lautet also: Weil ich es so weit habe kommen lassen. Ich, nicht meine Vergangenheit und auch nicht mein Körper. Niemand wird derart fett, weil er oder sie irgendeine Krankheit hat. Dazu gehört so viel mehr, und da Jammern keine Kalorien verbraucht, hatte ich irgendwann einen mächtigen, brennenden Haufen in einer Tüte vor meiner Tür stehen, den ich selbst angehäuft und angezündet hatte, um dann verwundert auszurufen: «Ach du liebes bisschen, das brennt ja tatsächlich!», während mir vor Schreck fast der Butterkringel aus dem Mundwinkel gefallen wäre.

Ich weiß sehr genau um die Unmengen an Faktoren, die zu Übergewicht führen. Ich weiß um viele Mechanismen des eigenen Gehirns und der Psyche. Ich weiß, was Zucker und Fett mit dem Körper und dem Kopf machen und dass es so schwer ist zu widerstehen. Ich weiß, dass wir einen Rattenschwanz an Problemen mit uns herumschleppen, die allesamt Übergewicht begünstigen. Ich weiß, dass wir Lipödeme und Lymphödeme haben, eine Fettverteilungsschwäche und Wassereinlagerungen, die dafür sorgen, dass wir vielleicht niemals in Kleidergröße 32 passen werden, und ich weiß, dass das Essverhalten in der Kindheit es dir später leicht- oder schwerer macht, abzunehmen oder dein Gewicht zu halten. Ich weiß das alles, weil ich den ganzen Dreck selber durchgemacht habe. Ich kenne die Steine, die im Weg liegen, alle beim Namen, und ich weiß, wie hart der Rückweg ist, wenn man sich einmal alles verbaut hat. Ja, die Psyche spielt eine große Rolle, und natürlich muss ein Problem erst einmal als solches erkannt werden. Und vielleicht hast du ja gar keines. Dann, du glückliches Menschenkind, bleibe bitte genau so, wie du bist, und vor allem gesund, und achte darauf, dass du dir diesen aktuellen Zustand bewahren kannst. Niemand muss schlank sein, und schon gar nicht, um glücklich oder gesund zu sein, aber wenn der Körper leidet, man kurzatmig und unzufrieden ist oder sich nicht mehr ohne Umstände Socken anziehen kann, wenn man ständig auf Diät ist und dennoch dicker wird und glaubt, nicht zu wissen, warum das so ist, wenn der Blutdruck zu hoch ist, die Knöchel bei Wärme zu Ballons werden, der Rücken schmerzt, wenn man leidet, sobald man in den Spiegel oder auf andere blickt und alles nach und nach schwerer wird, wenn das Thema Körper und Gewicht ständig präsent, demütigend, anstrengend und schmerzhaft ist, dann Himmelherrgott noch eins hast du ein verdammtes Problem. Und dann kannst du etwas tun. Niemand muss ungesund leben und sich mit dem eigenen Unwohlsein abfinden. Wenn du nicht alleine laufen kannst, dann besorge dir eine Gehhilfe, einen Rollstuhl, eine Horde von Menschen, die dich auf einer Sänfte tragen, oder binde dir einen Drachen um die Hüften, der mit den Flügeln schlägt, und füttere ihn als Belohnung mit einem Burgfräulein, aber suche dir etwas, das dir hilft. Ein Problem zu haben, womit auch immer, weswegen auch immer, ist niemals eine Schande! Es bedeutet aber auch nicht, dass man dagegen nichts unternehmen kann, und ja, wer übergewichtig und damit unglücklich ist, der hat ein Problem. Und solange nachts nicht der Kühlschrank kommt und dich mit einem Trichter zwangsfüttert, trägst du verdammt noch einmal die Verantwortung für dein Leben und bist in der Lage, etwas zu unternehmen. Wenn nicht allein, dann mit Unterstützung. Unabhängig davon, wie die Begleitumstände aussehen. Es ist meine Aufgabe, mich um mich zu kümmern, anstatt darauf zu warten, dass es jemand anderes für mich tut.

Und genau diesen Punkt habe ich viel zu lange erst nicht gesehen, dann ignoriert.

Also, Nicole, was hat dich bloß so ruiniert?
Das war ich selbst.
Verdammt.

Entscheidungen – schnitz dich schlank!

Ich musste also abnehmen. So weit kein Geheimnis, aber wie genau sollte das denn bitte aussehen? Plan A: Den ultimativen Weg finden, um möglichst bis gestern alles abgenommen zu haben, und falls das nicht klappt, Plan B: Menschen mit Enten bewerfen.

Ich glaube, ich kann mit Fug und Recht sagen, dass ich verzweifelt war. Ich stand schon oft in meinem Leben auf irgendeiner Waage, verfluchte jedes einzelne Kilo zu viel und versuchte auszurechnen, wie lange es wohl dauern würde, bis ich abgenommen hätte. Aber wie zur Hölle nimmt man denn bitte schön das Durchschnittsgewicht von drei erwachsenen Männern ab? Noch dazu in meiner körperlichen Verfassung – denn abgesehen davon, dass die meisten Menschen es nicht schaffen, dauerhaft 5 bis 10 Kilo in ihrem ganzen Leben abzunehmen, schien Gewichtsverlust ja nun augenscheinlich nicht gerade zu meinen größten Stärken zu gehören. Meine erste Reaktion, wie so oft in meinem Leben: Tabula rasa. Ich nahm mir vor, nie wieder etwas zu essen. Nie wieder! So lange, bis es mir bessergingе. Gute Idee! Gleich nach Vögeln für die Unschuld und Rumballern gegen Amokläufe sicherlich eine der besten.

Dieses «Nie wieder» endete sieben Stunden später auf meinem Sofa: mit verheulten Augen, schlimmem Hunger, einem Apfel und meinem Laptop auf dem Bauch auf der Suche nach … puh, nun ja, Menschen, die dicker waren als ich, in der Hoffnung, jemanden zu finden, an den ich mich wenden könnte.

Klingt gar nicht mal so schwierig, ist es aber.

Befragte ich das Google-Orakel nach Menschen mit starkem

Übergewicht und deren Leben und Tipps, sagte Google mir, ich habe zwei Möglichkeiten: Entweder nähme ich nun endlich die 3 Kilo bis zur Bikinifigur mit diesen Frauenzeitschriften-Diättipps ab, oder ich müsste ins Guinness-Buch der Rekorde als die Frau, die hilfsbereite Menschen wieder ins Meer ziehen wollten.

Mein letztes bisschen Hoffnung erstarb, als ich einen Artikel über die angeblich schwerste Frau der Welt las. Sie wog nur eine Handvoll Kilos mehr als ich. Bitte was?! Demnach wäre ich dann wohl die zweitschwerste Frau der Welt? Oh nein, bitte nicht!

Getoppt wurde diese Story durch den Bericht über einen weitaus schwereren Mann, der irgendwo im Nirgendwo tagein, tagaus in seinem Haus lebte, das er nicht mehr verlassen konnte, weil er weder durch die Tür noch durch ein Fenster passte. Fassen wir zusammen: Es gab eine Dicke in den USA, Mr. «Mein Haus wurde um mich herumgebaut» und mich. Ich hatte mich ja schon oft in schlechter Gesellschaft befunden, aber das schlug dem Fass doch den Boden aus.

Ich brauchte Hilfe, und zwar dringend. Und ich suchte sie, wie ich es von zu Hause kannte, beim Hausarzt meines Vertrauens.

Gut, Vertrauen wäre zu viel des Guten, denn eigentlich konnten Frau Dr. und ich uns vom ersten Moment an nicht ausstehen. Ich habe im Verlauf meiner Abnehmkarriere später viele sehr positive Erfahrungen mit ganz wunderbaren Ärzten gemacht; diese Dame gehörte jedoch nicht dazu.

Was Ärzte angeht, bin ich ein gebranntes Kind. Als dickes Ei, das ich bin, musste ich mir schon so allerhand anhören und gefallen lassen von Göttern in Weiß, die ihre Kompetenzen ein ums andere Mal mit viel Enthusiasmus überschritten, nur um mich wissenzulassen, dass ich in ihren Augen Abschaum war, wenn überhaupt, und dass sie mich, ich zitiere, «eigentlich lieber notschlachten als behandeln würden». Dieser Satz war der Grund, warum ich für sehr lange Zeit keine Arztpraxis mehr betrat.

Nun aber, mit gnadenlosem Optimismus und als drittdickste Frau der Welt, nahm ich mir mit flauem Gefühl im Magen vor, den Schritt zu wagen. Und so schleppte ich mich, auf meinen schwarzen Gehstock mit silbernem Drachenkopf-Knauf gestützt, zu meiner nahegelegenen Hausärztin. Der Weg zur Praxis war ausgesprochen beschwerlich, und es dauerte fast eine halbe Stunde, bis ich bei ihr angekommen und völlig außer Atem am Empfangstresen stand. Ich muss an dieser Stelle erwähnen, dass die Ärztin im gleichen Haus praktizierte, nur auf der Vorderseite, nicht einmal 100 Meter entfernt. Für mich die reinste Tortur und eine halbe Tagesreise.

Begrüßt wurde ich mit einem sehr herzlichen «Oh Gott, ich habe Sie schon einmal gesehen, Sie sind die Dicke aus dem Haus, was wollen Sie denn hier?». Mann, ich wäre so gerne wieder gegangen. Das Problem: Ich konnte mich nicht mal eben echauffiert auf dem Absatz umdrehen und davonstöckeln, sondern stützte mich mit hochrotem Kopf schwer atmend und schwitzend auf den Tresen. Wenn man keinen guten Abgang hinlegen kann, dann bleibt nur eines: Haltung bewahren. Also biss ich die Zähne zusammen und hoffte, dass das alte Kämpferherz noch irgendwo in mir unter Fett und Kekskrümeln leise an meiner Seite war. Es war nicht einfach, die mir entgegenschlagende Abneigung zu schlucken, aber ich war wirklich verzweifelt und hatte diesen, so albern es auch klingen mag, für mich enorm langen Weg auf mich genommen, um endlich etwas zu unternehmen. Ich konnte schlicht keinen Rückzieher machen; selbst wenn ich gewollt hätte, ließ mein Körper das gar nicht zu.

Haltung bewahren. Atmen. Nicht patzig werden und nicht tot umkippen. Wenn einem die Scheiße bis zum Hals steht, dann bloß nicht den Kopf hängenlassen. Also nickte ich, lächelte, weil ich gut erzogen bin, und fragte, ob sie einen Stuhl für mich hätten, da ich mir sicher sei, hier sonst gleich zusammenzubrechen, und ich davon ausging, dass die Sprechstundenhilfe mich im Leben nicht wieder vom Boden hochbekäme. Ich würde mich nach einiger Zeit sicher festtreten und ein schönes Muster im Teppich hinterlassen, bis dahin wäre es aber vielleicht etwas lästig beim Staubsaugen und nur mäßig dekorativ. Und weil ein Lächeln noch immer die beste Art ist, jemandem die Zähne zu zeigen, lächelte ich weiter, während unter mir meine Knie- und Fußgelenke um Hilfe schrien. Man geleitete mich daraufhin in den winzigsten Untersuchungsraum, den ich in meinem Leben gesehen habe. Ich muss ausgesehen haben, als hätte ich den Raum morgens aus meinem Kleiderschrank geholt und kurzerhand angezogen. Ich konnte mich gerade so auf die Liege legen, ohne die Deko von der Wand zu reißen, begleitet von der Bitte, ich möge, wenn es geht, die Liege doch bitte nicht kaputt machen, jemand wie ich sei sicher nicht versichert und dann müsse man mich verklagen, was vermutlich unschön wäre, wie solle ich denn in einen Gerichtssaal kommen.

So mies diese Frau auch war – damit hatte Fr. Dr. vollkommen recht, und krankenversichert war ich zu diesem Zeitpunkt tatsächlich erst wieder seit kurzem, und auch das nur weil sich jemand für mich darum gekümmert und mich schlicht dazu gezwungen hatte.

Mit dem steigenden Übergewicht war ich auch immer tiefer in die soziale Isolation gerutscht; ich verließ kaum noch das Haus, holte die Post und die Lebensmittel, die der Supermarkt geliefert hatte, nur noch nachts. Bestellte ich Essen, so platzierte ich einen Stuhl in der Nähe der Tür und wartete dort auf das Klingeln, da mir längst jede Bewegung zu mühsam und schmerzhaft geworden war, und außerdem war es mir unangenehm, durchgeschwitzt und abgekämpft die Tür zu öffnen. Mit jedem Kilo wich ein Stück meines Selbstvertrauens, und irgendwann traute ich mir nichts mehr zu, hatte Angst, ans Telefon zu gehen aus Sorge vor schlechten

Nachrichten, fühlte mich bei allem ertappt, sah Freunde nur noch, wenn sie zu mir kamen, und hielt auch das möglichst rar. Es war mir peinlich. Ich war mir peinlich. Eines Tages kam ein Wechsel des Krankenkassenstatus (ich flog aus der Familienversicherung, weil ich älter als 25 war), und ich verlor, weil ich es nicht schaffte, eine Briefmarke zu besorgen, geschweige denn zur Post zu gehen, meine Krankenversicherung. Von da an war ich fett, krank und nicht versichert, saß in meiner Wohnung und hoffte, dass niemand klingelte. Aus meiner Angst vor dem Alleinsein wurde nach und nach Einsamkeit, und wenn ich zurückschaue, ist dieser Aspekt sicherlich derjenige, der mich am schwersten belastete. Von meinem Hintern mal abgesehen.

In einem Anfall gnadenloser Selbstoffenbarung schilderte ich der Ärztin, dass mir klar sei, dass ich sicher nicht ihre Lieblingspatientin werden würde, ich aber Hilfe beim Abnehmen bräuchte und nicht wisse, wo ich sonst hätte hingehen sollen. Zumal sie ja sehe, dass ich ohnehin kaum gehen könne; ob sie mir wohl helfen würde?

Konnte sie nicht. Vielleicht wollte sie auch nicht, ich möchte mich da nicht festlegen. Stattdessen drückte sie auf meinem Bauch herum, sagte: «Das ist ja alles Fett hier», und: «Lange machen Sie es aber nicht mehr, was?», und erklärte mir dann, wie das denn so gehen würde mit dem Abnehmen. Dass ich doch bitte aufhören solle, den ganzen Tag nur zu fressen und mehr Wasser, dafür weniger Cola trinken müsse und es mal mit Sport probieren solle, anstatt den ganzen Tag auf meinem Hartz-IV-Hintern zu sitzen und tafelweise Schokolade in mich hineinzustopfen.

Ich fühlte mich ertappt und vorgeführt, hatte aber zu meiner Verteidigung bis auf das übliche «Ja, aber...» nichts vorzubringen. Und weil ich nicht in Tränen ausbrechen wollte, schwieg ich.

Nach mehrmaligen Bitten erklärte sie sich recht widerwillig

bereit, mir Blut abzunehmen, um wenigstens meine Blutwerte zu überprüfen. Dann schickte sie mich weg.

Einige Tage später lagen die Ergebnisse vor, und zum großen Unmut von Frau Dr. und zu meiner großen Verwunderung waren sie im Gegensatz zu mir in einem absolut guten Zustand. Auf meine Frage, was ich nun tun solle, ob sie helfen oder mich überweisen könne, riet sie mir nur, endlich mein Leben auf die Reihe zu bekommen und mehr Äpfel statt Sahnetorte zu essen, dann würde sich das Problem schon von allein regeln und ich müsste nicht mehr anständigen Menschen der Gesellschaft ihre wertvolle Zeit stehlen. Dann wünschte sie mir ein schönes Leben, von dem sie sich sicher war, dass es kurz sein würde, und legte auf.

Ich hatte ein halbes Leben lang gebraucht, um den Mut aufzubringen, mir Hilfe zu suchen, und bekam erst einmal einen Tritt vors Schienbein. Jahre später erfuhr ich, dass die Dame selbst so ihre Probleme hatte und gerade von ihrem Mann für etwas Jüngeres und ausgerechnet Molliges verlassen wurde. Aber dennoch muss ich leider sagen: Wenn es jemals einen Menschen gab, dem ich gerne einen Tunnel ins Gesicht gekaut hätte, dann dieser Frau. Es war das letzte Mal, dass ich es zuließ, dass ein Arzt oder sonst irgendjemand so mit mir sprechen durfte, aber vielleicht war diese Erfahrung, so schmerzhaft sie auch war, gar nicht so schlecht. Denn nebst Angst gibt es noch einen zweiten, recht gut funktionierenden Motivator: Wut.

Ich saß mit dem Hörer in der Hand auf meinem Sofa und zwang mich, nicht loszuheulen. Nicht aus Wut, nicht aus Scham und schon gar nicht aus Hilflosigkeit. Ich gönnte es ihr schlicht nicht; und hätte ich nicht eine Hasskappe mit Glöckchen, so groß wie Wassermelonen, aufgehabt, hätte sie vermutlich recht behalten.

Statt zu heulen, nahm ich mir vor, es diesem Stück zu zeigen und es notfalls auch irgendwie alleine zu schaffen. Ich bemühte

Google und fand das am nächsten gelegene Adipositaszentrum, eine in einem Krankenhaus geparkte Beratungs- und Behandlungsstätte für fette Menschen wie mich, die verzweifelt genug sind, nun doch ins Krankenhaus zu gehen. Ein paar Anrufe später hatte ich einen Termin. In fast 6 Monaten.

Ich höre heute vielerorts, dass man schnell Termine bekäme, aber als ich mich zum ersten Mal damit beschäftigte, waren Adipositaszentren noch sehr rar und bei weitem nicht an jeder Straßenecke zu finden so wie heute.

Adipositas, altes Haus und treuer Gefährte! Du und ich, wir sind echt schon zu lange ein Paar, und wie jedes anständige Paar können wir uns eigentlich nicht leiden. Abgeleitet aus dem lateinischen Wort adeps, «das Fett», heißt Adipositas nichts anderes als «die Fettsucht». Hängt an diesem hübschen Wort noch der Zusatz «per magna» vom lateinischen «permagnus», was «sehr groß» heißt, haben wir es mit der sogenannten morbiden Adipositas, der krankhaften Fettsucht, zu tun, der Königsklasse des Übergewichts. Von Adipositas per magna, wobei der Zusatz heute meistens sogar weggelassen wird und es Adipositas III. Grades heißt, spricht man immer dann, wenn eine bestimmte Schallgrenze beim Gewicht überschritten wurde, um genauer zu sein, ein BMI (Body Mass Index) von über 40, und ich habe dieses Wort bereits in meiner Jugend fürchten gelernt, denn es erwarteten mich stets Konsequenzen. Ich wurde weggeschickt oder musste Diät halten, bekam Therapiemaßnahmen verordnet oder nur noch Shakes statt Essen und zu Hause zum Abendbrot zusätzlich eine extra Portion Ärger, bis es mir den Magen so sehr zuschnürte, dass ich tagelang nichts mehr herunterschlucken konnte. Fettsucht. Klingt irgendwie eklig und fühlt sich auch genauso an, und auch wenn das Wort absolut richtig und angebracht ist, so hinterlässt es noch heute einen bitteren Nachgeschmack und macht mich für Sekundenbruchteile jedes Mal wieder so klein mit Hut, am Abendbrottisch, mit Kloß im Hals und Magenschmerzen, auf meinen Fingernägeln kauend und hoffend, dass es irgendwann mal aufhört und dieses nagende Schuldgefühl mich nicht auffrisst.

Die Tage bis zu meinem Termin vergingen, und nicht nur ein Mal schwand mir der Mut, wirklich dorthin zu fahren. Abgesehen von meiner Angst vor Krankenhäusern war mir meine letzte Begegnung mit einem Arzt doch sehr zwischen die Rippen gefahren, und so brauchte ich allerhand Überwindung, diesen Termin tatsächlich auch wahrzunehmen. Außerdem war es noch nicht üblich, wegen seines Gewichtes irgendwo vorstellig zu werden. Natürlich war zu dieser Zeit Übergewicht schon längst überall Thema, aber für mich eben nicht. In meiner Welt war ich der einzige, wirklich schlimm dicke Mensch und fand das alles hochgradig peinlich und äußerst suspekt.

Mit reichlich Aufwand fand ich mich im Wartezimmer des Krankenhauses ein, in welchem mir mitgeteilt wurde, dass der zuständige Arzt, bei dem ich einen Termin hatte, für einige Wochen im Urlaub sei, ich aber doch bitte warten möge, vielleicht würden sie noch jemand anderen finden. Dieser jemand fand sich dann auch recht schnell in Gestalt eines Kollegen, der am Ende eines unendlich langen Flures hinter einer grauen Tür und in Begleitung von zwei Krankenschwestern auf mich wartete, obwohl, so teilte man mir noch mit, er eigentlich gar kein Interesse an einem Gespräch hätte. Eine phantastische Ausgangslage.

Das Zimmer war für mich in etwa so weit entfernt wie der Mond, und mir muss dringend mal jemand erklären, warum Krankenhauskorridore immer so elendig lang sind. Ich musste mich, bis ich angekommen war, viermal setzen, wurde dreimal aufgerufen und war als «Termin verpasst» gelistet, als ich endlich ankam, nur um dann das Gefühl zu haben, Protagonist bei «Verstehen Sie Spaß?» zu sein. Der Arzt saß grinsend und zugegeben gut aussehend hinter seinem Schreibtisch, hatte die Hände hinter dem Kopf verschränkt, die Füße auf der Tischplatte und winkte mich beiläufig herein, war er doch sehr mit den beiden Krankenschwestern beschäftigt, die auf seinem Schreibtisch saßen und ihn mit übereinandergeschlagenen Beinen ankicherten, als teilten sie ein pikantes Geheimnis. Mit dem Gefühl, gerade den Himalaya erklommen zu haben, betrat ich den Raum mit einem «Okay, ich kenne Pornos, die so anfangen» und schien damit gleich das Wohlwollen des Arztes gewonnen zu haben. Er stutzte, lachte laut los und attestierte mir einen exquisiten Filmgeschmack. Dann schickte er die Krankenschwestern allen Ernstes Kaffee holen. Wie viel Klischee passt in eine einzige Szene?

Im Gegensatz zum ersten Eindruck und meinen nicht allzu hohen Erwartungen war das Gespräch äußerst professionell und sehr nett. Der Arzt, seines Zeichens selbst Adipositaschirurg, schilderte mir die Möglichkeiten, mit denen ich möglichst schnell möglichst viel Gewicht verlieren könnte. Hat da jemand schnell und viel in einem Satz gesagt? Wenn das nicht Wasser auf meine Mühlen war. Er erörterte mir dabei die Vorzüge unterschiedlicher Operationsmethoden und stellte zum Schluss fest, dass für Menschen in meiner Lage definitiv eine Methode zum Einsatz kommen sollte, die hier zwar noch nicht so häufig Anwendung fände, in den USA jedoch gängig sei und auch in Deutschland nach und nach an Zuspruch gewann. Die Rede war von der Magen-Darm-Bypass-Operation. Damals war eine solche Operation tatsächlich noch das letzte Mittel der Wahl bei Übergewichtigen, heute ist dieser Eingriff der zweithäufigste aller vorgenommenen in Deutschland.

Bei einem Magen-Darm-Bypass, auch Roux-en-Y-Magenbypass genannt, wird der Magen wenige Zentimeter unterhalb des Mageneingangs abgetrennt; es verbleibt ein kleiner Restmagen, der sogenannte «pouch», der in etwa die Größe einer Pflaume hat und nur noch circa 15 ml fasst. Auch der Dünndarm wird durchtrennt. Das eine Ende des Darms wird an den kleinen Restmagen angeschlossen und das andere so umgeleitet, dass die Nahrung und die Verdauungssäfte erst im mittleren Dünndarm vermengt werden. Somit wird der obere, direkt an den Magen anschließende Dünndarm umgangen («bypass»). Die Verdauungssäfte werden also erst später und deutlich weiter unten, in den tieferen Darmabschnitten, eingeleitet, was dafür sorgt, dass erst dort die Verdauung durch die Aufspaltung der Nahrungsbestandteile beginnt. Die Folge: Nicht alle Nahrungsbestandteile können zerlegt werden, da die Strecke schlicht kürzer ist und somit nur ein Teil resorbiert werden kann. Das gilt vor allem für Fette. Es stehen also weniger Nahrungsbausteine zur Verfügung, die aufgeschlossen und ins Blut abgegeben werden können. Der Teil der Nahrung, der nicht verdaut wurde, wird dann in den Dickdarm befördert und später ausgeschieden. Mit anderen Worten: Man kann nicht einmal mehr im Ansatz so viel essen wie früher, da der Magen kaum noch Fassungsvermögen hat, und das, was man isst, wird auch nicht komplett aufgenommen, sodass es zwangsläufig zu einer sehr geringen Aufnahme von Energie, also Kalorien, kommt, was am Ende dafür sorgt, dass man abnimmt.

Dabei gibt es bei der Adipositaschirurgie zwei verschiedene Ansätze. Die restriktiven Operationen, also jene, bei denen es darum geht, das Volumen des Magens zu begrenzen, wie es beispielsweise bei Magenbändern oder Magenballons der Fall ist, und die sogenannten malabsorptiven Methoden, bei denen im Vordergrund steht, dass vom Körper weniger Nahrung aufgenommen werden kann. Da beim Magen-Darm-Bypass gleich beides der Fall ist, also sowohl das Magenvolumen eingeschränkt wird als auch die Nahrungsaufnahme durch die Umleitung des Darms deutlich verringert wird, spricht man bei dieser Operationsmethode von einem malabsorptiven Verfahren mit milder Restriktion. Mit anderen Worten: Man bekommt gleich zwei Dinge zum Preis von einem. Geilo, dieser Klugscheiß-Sprech!

Diese Operation sollte es mir also ermöglichen, ohne jemals wieder zu diäten oder verzichten zu müssen, sehr rapide viel Gewicht zu verlieren, quasi im Vorbeigehen, und das mit winzigen Narben, da der Eingriff minimalinvasiv vorgenommen wird.

Natürlich schilderte der Arzt mir auch noch die Risiken einer solchen Operation, die er jedoch im Vergleich zu meiner aktuellen Lage als gering erachtete, und da ich bei «schnell abnehmen in kurzer Zeit» eh bereits Feuer und Flamme war, schockierten mich auch nicht seine Schilderungen in Bezug auf die Nebenwirkungen, die Mangelerscheinungen und möglichen Komplikationen während und nach der Operation. Es war mir schlichtweg egal, denn ich hatte das erste Mal seit sehr langer Zeit das Gefühl, nicht wie Scheiße, sondern wie ein Mensch behandelt zu werden, und obendrein noch von einem Arzt, der sich ernsthaft für mich einzusetzen schien. Und hey, aufwachen, der Mann teilte mir quasi mit, dass ich mich über Nacht mit nur einer Narkose und einem Skalpell von ihm schlank schnitzen lassen konnte, ohne meinen Hintern dafür bewegen zu müssen. Er hätte mir auch sagen können, dass ich dafür 30 Kröten ablecken müsste oder die Gefahr einer spontanen Selbstentzündung bestünde, ich hätte trotzdem sofort gefragt, wo ich unterschreiben soll. Ich war so sehr darauf fixiert, endlich etwas zu unternehmen und Hilfe gefunden zu haben, dass mir das Drumherum nebensächlich erschien. Mir war alles recht, wenn ich bloß nicht mehr dick sein musste. Und natürlich entsprach dieser Weg auch meinem alten Verhaltensmuster: selbst nichts unternehmen müssen und durch die Hilfe anderer zu meinem Ziel kommen. Größtmöglicher Nutzen bei minimalstem Einsatz. Noch dazu ging es um eine Operation, und hatte ich nicht schon erwähnt, wie ich zu Krankheiten und der damit verbundenen Aufmerksamkeit stand? Ich würde mich operieren lassen und gleichzeitig als bescheidene Heldin dastehen, die im Kampf gegen ihr Gewicht sogar tapfer Schmerzen und Narben erträgt. Toll! Ich war so unendlich erleichtert, dass ich fast im Raum schwebte. Fast. Denn vor meinem Abschied nahm eine Schwester noch meine Eckdaten auf und war wild entschlossen, das Feld «Gewicht» ordnungsgemäß auszufüllen. Sie tippte mit ihrem Kugelschreiber auf die entsprechende Zeile im Formular.

«Etwa 340 Kilo», antwortete ich wahrheitsgemäß und war überrascht, wie leicht es mir von den Lippen ging. Ich hatte mein Lebtag Angst davor gehabt, über mein Gewicht zu sprechen, und hier im Krankenhaus hatte ich keine überraschten Blicke erwartet. Falsch gedacht. Die Schwester blickte hoch und sagte: «Niemand wiegt 340 Kilo! Nie im Leben!»

Heute kann ich darüber lachen, wenn Menschen so reagieren, damals versetzte es mir einen Hieb zwischen die Rippen. Ich hatte gedacht, dass sie in diesem Adipositas-Auffangbecken öfter mit solchen Zahlen konfrontiert wäre. Dem war wohl nicht so. Ich versicherte, dass die Zahl stimmte, sie entschied, das kontrollieren zu wollen. Ich sollte also auf die Waage. Mein Albtraum. Recht verblüfft stellte ich fest, dass es sehr wohl Waagen gibt, die mehr als 300 Kilo messen können. Rollstuhlwaagen, auf denen man im Sitzen gewogen werden kann. Ein Krankenpfleger stellte mir einen Stuhl auf die Waage und half mir drauf; ein fürchterlicher Moment. Mir kroch die Angst in den Hals. Es dauerte eine Weile, bis das Ergebnis feststand. Es war nicht mehr als befürchtet. Es war aber auch nicht weniger.

«Es ist schlimm, nicht wahr?», hörte ich mich fragen, und der nette Pfleger lächelte. «Deswegen sind Sie doch hier, oder?» Ich nickte, und er setzte sich neben mich auf die Bank.

«Warum sind Sie denn alleine gekommen? Und geht es Ihnen wirklich gut? Sie sehen nämlich aus, als würden Sie gleich aus den Latschen kippen.»

Ich fühlte mich auch so. Der Tag war für mich unbeschreiblich mühsam und anstrengend gewesen, und das obwohl ich nichts weiter getan hatte, als ins Krankenhaus zu fahren und einen Flur hinunterzugehen. Ich war alleine gekommen, weil ich nicht gewusst hatte, wen ich hätte fragen sollen. Ich habe gute Freunde, sehr gute sogar, und ich würde für jeden von ihnen meine Hand ins Feuer legen. Und ich weiß genau, dass sie da wären, wenn ich nachts um 3 Uhr von einem anderen Kontinent aus anrufen würde. Ich weiß auch, dass sie ohne ein Wort der Anklage gekommen wären. Aber ich kann nicht gut um Hilfe bitten. Vielleicht ist es Stolz, vielleicht falsche Eitelkeit, vielleicht habe ich es nie gelernt. Keine Ahnung. Aber Scham vor und über sich selbst war noch nie ein guter Ratgeber.

Wir unterhielten uns eine Weile, der Pfleger und ich, und er erklärte mir noch ein paar Einzelheiten rund um die Operation. Wie lange ich im Krankenhaus bleiben müsse, wie die Betten ausgestattet sind, was im Notfall passieren würde und Ähnliches. Irgendwann kam die Schwester zurück und überreichte mir einen Haufen Infomaterial und Unterlagen. Als ich ging, begleitete der Pfleger mich zum Ausgang. «Sie müssen das nicht tun, wissen Sie?»

Was muss ich nicht tun, die Operation? Man sieht doch, dass ich es tun muss.

«So zu gehen. Warum haben Sie keinen Rollstuhl oder wenigstens einen Gehwagen? Der steht Ihnen zu. Die Kasse würde das sogar zahlen, und Sie bekämen einen, der auf Ihre Bedürfnisse zugeschnitten wäre. Dann wäre das Gehen einfacher. Hat Ihnen das denn noch niemand gesagt?»

Doch, das hatte man mir bereits gesagt; aber ich hatte schon einmal im Rollstuhl gesessen und mich Schritt für Schritt rausgekämpft. Mich wieder dafür zu entscheiden, wäre für mich einer Kapitulation gleichgekommen. Ich hatte tatsächlich Angst, dass ich dann nie wieder aufstehen würde. Und noch heute bin ich überzeugt: Ich setze mich in keinen Rollstuhl mehr, es sei denn, man fährt mir die Beine ab. Das hat nichts damit zu tun, dass ich Rollstuhlfahrer geringschätze. Es geht nur darum, dass ich diese Niederlage nicht verkraftet hätte, auch wenn ich heute weiß, dass ich zu jenem Zeitpunkt längst eine wandelnde Niederlage war.

Ich verließ das Krankenhaus dennoch beinahe beflügelt und mit einem ganzen Haufen an Informationsmaterialien und einem Schreiben an meine Krankenkasse, in dem eine solche Operation befürwortet wurde. Und plötzlich ging alles ganz schnell.

Ein Termin folgte auf den nächsten, ich sammelte Informationen über Therapieversuche, Kuren und Diäten, erbrachte Untersuchungsergebnisse und weitere Gutachten von diversen Ärzten, ließ peinliche Ganzkörperfotos von mir machen, die die Dringlichkeit untermauern sollten, und keine zwei Monate später war bei der Krankenkasse mein Antrag auf Kostenübernahme einer Magen-Darm-Bypass-Operation gestellt. Es dauerte erstaunlicherweise nicht allzu lang, bis mich erst eine Ablehnung, dann nach einem Widerspruch die Zusage erreichte.

Ich hatte es also geschafft. Mein Wunsch nach Veränderung und der ewig gehegte Traum, dass alles möglichst einfach gehen sollte, würde nun Wirklichkeit werden. Und auch wenn eine solche Operation natürlich alles andere als einfach war: Ich würde mich in wenigen Wochen in eine Klinik begeben, mich auf einen überbreiten OP-Tisch legen, und wenn ich wieder aufwachte, würden sich ohne mein Zutun all meine Probleme von selbst in Luft auflösen. Ich würde schmerzfrei, fit und schön werden, und dieser Mist hätte endlich ein Ende. Diese Operation war mein verdammter Heiliger Gral, und manchmal muss man eben mutig genug sein, um auch schwierige Entscheidungen zu treffen.

Genau das tat ich. Ich bewies Mut, griff zum Hörer, rief im Krankenhaus an und warf im letzten Moment alles hin.

Die 2-Prozent-Frau

Einige Tage vor dem Operationstermin schaute ich eine Dokumentation über das Thema Übergewicht und den tatsächlichen Nutzen von Operationen. Ich erwartete einen Beitrag darüber, wie schwer – im wahrsten Sinne des Wortes – ein dicker Mensch sein Umfeld, die Gesellschaft und die armen Krankenkassen belasten würde, und ich wurde nicht enttäuscht. Bunt und mit allerhand Schauergeschichten wurde von Folgeerkrankungen durch Übergewicht berichtet, von der Last für die Gesellschaft und für all jene, die normalgewichtig sind. Die Risiken der Eingriffe, Depressionen als Langzeitfolge oder Narkoseschäden, wurden nur am Rande angesprochen. Und schon sah man wieder das Bild einer sehr dicken Frau aus den Staaten, die gerade einen Eimer Milchshake trank. Die Botschaft war klar: Übergewicht ist die Pest des 21. Jahrhunderts. Und es ist mehr als vernünftig, sich gleich zwei vollkommen funktionsfähige Organe zerschneiden zu lassen, damit man endlich niemanden mehr mit seinem dicken Hintern die Aussicht auf schöne Menschen verbaut. Der ganze Bericht war ein Werbevideo für Adipositaschirurgien, und so verwunderte auch nicht der O-Ton eines Arztes. Er wirkte ein wenig desinteressiert, blickte in die Kamera und sprach die Worte aus, die für mich so kurz vor dem Zieleinlauf alles verändern sollten: «Meiner Erfahrung nach ist eine Operation oft die letzte Lösung, und wenn Sie mich fragen, auch die beste, da sie von allen Methoden bisher am erfolgreichsten ist. Wissen Sie, es ist doch so: Weniger als 2 Prozent aller Menschen mit einem BMI von über 45 schaffen es langfristig, aus eigener Kraft abzunehmen, weswegen es nur logisch ist, eine Abnahme mit einer Operation, wenn Sie so wollen, zu erzwingen.»

Ich griff zur Fernbedienung und schaltete den Fernseher aus.

Weniger als 2 Prozent also? Aber hieß das im Umkehrschluss nicht auch, dass es fast 2 Prozent gibt, die es schaffen? Klingt bannig wenig, ist es aber nicht, wenn man genauer hinschaut.

Aktuell gibt es laut Angaben der Weltgesundheitsorganisation weltweit 2,1 Milliarden Übergewichtige. Bei einer aktuellen Bevölkerungszahl von rund 7,3 Milliarden Menschen hieße dies, dass knapp jeder dritte Mensch auf Erden übergewichtig ist.

671 Millionen Menschen sind laut einer Studie aus 2013 sogar fettleibig, was man ab einem BMI von 30 ist. Tendenz steigend. Nehmen wir nun einmal an, nur 1 Prozent davon wäre mit einem BMI von über 45 unterwegs, dann wären das noch immer über 6 Millionen Menschen. Davon dann die besagten «weniger als 2 Prozent», nehmen wir also ebenfalls der Einfachheit halber 1 Prozent, wären dann 67 100 Menschen.

Wahrscheinlich sind die wenigsten dieser über 67 100 Menschen in meiner Gewichtsklasse zu Hause, aber selbst wenn das so ist, muss statistisch gesehen mindestens einer dabei sein, der es schaffen kann. Und wenn es diesen einen gibt, dann ist es nicht mehr ausgeschlossen, sondern nur noch selten.

In diesem Moment kam mir ein Gedanke, der mich nicht mehr losließ: Kann ich nicht vielleicht dieser eine Mensch sein?

Zum ersten Mal erschien es für mich zumindest im Bereich des Möglichen, eine Chance zu haben. Aber das war nicht alles. Immer öfter waren Zweifel in mir laut geworden: War eine unumkehrbare Operation wirklich die Lösung? Ich hatte nie darüber nachgedacht, bis ein Bekannter meinte: «Wie, dann darfst du einige Wochen lang nichts essen, sondern nur trinken nach der OP? Na ja, das kannst du auch ohne OP, dafür musst du echt nicht unters Messer!»

Mich ärgerte diese Aussage, weil ich insgeheim wusste, dass

er nicht ganz falschlag. Natürlich könnte ich auch ohne Operation einfach wochenlang nur Tee und Püree zu mir nehmen und hätte damit sicher Erfolg, aber allein der Gedanke daran beunruhigte mich. Warum eigentlich?

Angeblich hält man Menschen, die mit sich selbst sprechen, für verrückt. Gilt dies auch für Menschen, die mit ihrem Alter Ego sprechen? Ich bin stolze Besitzerin einer riesigen Schweinehummel, es sollte wohl kein Hund werden, und manchmal sitze ich irgendwo, und wir sprechen. In Gedanken oder auf einem Blatt Papier. Wobei – eigentlich streiten wir.

Also, Nicole, sag doch mal, hast ja gehört, kannst auch nur trinken ohne OP. Warum hörst du nicht einfach auf zu fressen, hm?

Gute Frage. Ich weiß es nicht.

Doch, du weißt es, also: Warum?

Weil ich nicht kann, schätze ich.

Weil du also nicht in der Lage bist, weniger zu essen? Sorry, aber das klingt irgendwie dumm.

Ja, ach, ich weiß doch auch nicht, ich esse halt so gern!

Und du bist auch gerne tot?

Nein, natürlich nicht!

Bist du aber bald. Also, warum lässt du es nicht einfach und isst weniger? Du weißt doch, dass du nicht für 5 essen musst, auch dann nicht, wenn du so viel wiegst wie eine Kleingruppe.

Du bist ganz witzig, oder, Schweinehummel?

Ein bisschen.

Leck mich!

Beantworte die Frage, Fetti!

Ich habe die Kraft dafür nicht.

Ach herrje, die Ausrede aller willensschwachen Fetten, oder was?! Du hast doch auch die Kraft, dir das Essen zu besorgen und in den Mund zu stecken.

Ja schon.

Aber?

Ich weiß nicht, wie ich dir das erklären soll, ich esse halt gern.

So? Auch wenn es dazu führt, dass du dich SO fühlst?

Ja. Nein. Ja, irgendwie auch dann. Also nein, ich habe ja ein schlechtes Gewissen, und körperlich geht es mir beschissen, aber das essen selbst, weißt du, das ist gut. Das ist sogar toll. Ich freue mich darauf, und dann ist es so gut im Mund und in mir, und dann bin ich so zufrieden. Das macht mir irgendwie ein gutes Gefühl.

Ein gutes Gefühl?

Ja! Und es macht andere Gefühle weniger schlimm. Essen ist friedlich und nett und lecker.

Es geht beim Essen um Gefühl?

Ja! Absolut!

Okay! Schneidet der Chirurg das Gefühl auch mit weg?

... Mist. Ach, Hummel, du Wichser!

Ich weiß.

Bei einer Magen-Darm-Bypass-OP wird an Magen und Darm herumgeschnitten und dafür gesorgt, dass der Patient durch die verminderte Nahrungsaufnahmemöglichkeit abnimmt. Und das soll es dann gewesen sein? Wenn es nur darum geht, weniger Nahrung aufzunehmen, warum isst man dann nicht einfach weniger? Die Antwort darauf ist einfach: weil es nicht so einfach ist.

Ich würde um Lebensmittel herumtigern, unzufrieden sein und ständig Lust auf etwas haben, vollkommen egal, wie satt ich wäre. Nach der Operation bestimmt die Größe des winzigen Restmagens und die verminderte Aufnahmefähigkeit des Darms die Abnahme. Essen geht schlicht und ergreifend nicht mehr, und wenn man dennoch zu viel ist, bestraft der Körper einen umgehend mit Übelkeit, Kreislaufproblemen und Krämpfen. Dieses Phänomen nennt sich «Dumping-Syndrom», eine Nebenwirkung der OP. Normalerweise regeln die Muskeln des Magens die Geschwindigkeit, mit der Nahrung den Darm erreicht. Diese Muskeln sind nach der Operation nicht mehr vorhanden oder werden umgangen, weswegen bei übermäßiger, zu schneller und zu grober Nahrung der Darm überreagiert. Das kann bis zum Kollaps führen, da der schlecht verdaute Nahrungsbrei dem Körper sehr viel Wasser entzieht. Dies geschieht vor allem gerne und schnell bei stark kohlehydrathaltigen Lebensmitteln sowie Milchprodukten.

Klingt doch verlockend. Was tut man nicht alles im Sinne der Gewichtsreduktion.

Ich stellte mir die Frage, wie das bei mir wohl aussehen würde, wo ich doch so gern und auch gerne viel aß, in Gesellschaft oder allein. Ich stand aber morgens noch nie auf und dachte, dass heute mal ein richtig guter Tag für ein halbes Ei oder 15 Milliliter Joghurt sei. Omnomnom. Langsam gegessen natürlich, damit ich nicht meinen Magen- und übrigens auch Darminhalt erbreche. Herrlich. Und das dann für den Rest meines Lebens? Das ist eine hoffentlich sehr lange Zeit.

Ich bin, seien wir ehrlich, kein Mensch, der ausschließlich isst, wenn er Hunger hat oder kleine Portionen bevorzugt. Ich wurde auch nicht so dick, weil ich Packungsbeilagen von Appetitzüglern nicht lesen konnte. Ich war schon sehr lange stark übergewichtig, und mindestens genauso lange litt ich unter meinem Gewicht und all den Begleiterscheinungen bis hin zur sozialen Ausgrenzung. Ich litt so sehr darunter, dass ich willens war, mich operieren zu lassen. Warum hatte ich es bisher nicht hinbekommen? Warum aß ich zu viel und bewegte mich zu wenig?

Wenn ich mir mit einem Hammer auf den Daumen schlage, dann tut das weh. Wenn ich das öfter mache, dann geht etwas kaputt und tut auch jedes Mal aufs Neue weh. Und nun stehe ich dort mit meinem Hammer in der Hand und beklage mich, dass mein Daumen ständig schmerzt. Jeder rät mir, damit aufzuhören, mir immer wieder auf die eigenen Pfoten zu kloppen. Ich halte dagegen, dass das doch mein Lieblingshammer sei und ich gerne hämmere. So geht es eine ganze Weile, und ich haue auf immer mehr Finger, bis alles geschwollen ist, und ich sehe und fühle und weiß, dass es falsch ist. Und wenn keiner guckt, dann schleiche ich heimlich in die Garage und schlage noch einmal zu, weil das irgendwie so ein gutes Gefühl macht, und dann schäme ich mich wieder, weil ich schon wieder einen Verband tragen muss. Und dann, eines Tages, halte ich es nicht mehr aus und will endlich aufhören. Mit meinem Hammer in der Hand gehe ich in eine fremde Werkstatt und bitte den Werkstattmeister nicht etwa, mir den Hammer wegzunehmen oder mich zu fragen, warum ich mir selbst Schmerzen zufüge, sondern ich sage ihm, er solle mir meine Hand abschneiden. Und siehe da, es hilft auch. Eine ganze Weile lang kann ich beobachten, wie meine kaputte Hand heilt und wieder rosig wird, und eines Tages dann, aus irgendwelchen Gründen, nehme ich den Hammer mit meiner verbliebenen Hand und haue mir auf den Fuß. Denn den Hammer, dieses eine Gefühl, das hat man mir nicht weggeschnitten.

Ich erlaubte mir, innezuhalten und nachzufragen. Wenn ich ständig über das Ziel hinausschieße, was Essen angeht, und es trotz aller Bemühungen oder auch wider besseres Wissen und hohen Leidensdruck nicht in den Griff bekomme, wenn ich esse, obwohl es mir nicht guttut und ich zusehe, wie ich dicker werde und dennoch weiteresse. Wenn ich intelligent und erwachsen genug bin, um ganz genau zu wissen, wie es eigentlich geht, dieses ominöse Abnehmen, und es dennoch nicht hinbekomme, weil es mir so unfassbar schwerfällt. Wenn ich in den unmöglichsten Situationen esse und es auf Stress, Trauer, Langeweile, den schlechten Tag oder die Belohnung schiebe und auf den einen Moment warte, der passt, um endlich aufzuhören, und genau weiß, dass das eigentlich nur Ausreden sind, weil man andere gut, sich selbst aber nur bedingt bescheißen kann. Wenn ich doch sonst alles in meinem Leben hinbekomme, nur diese verdammte Abnahme nicht, soll es dann tatsächlich nur an meinem Magen liegen? Kann es dann nicht vielleicht sein, dass es mein Kopf ist oder, wenn du so willst, meine Seele, die da hungert?

Was für eine ekelhafte Vorstellung! Aber wo wir hier schon mal sitzen, du und ich, so ganz unter uns, lass uns doch kurz darüber nachdenken, was wäre, wenn. Was wäre, wenn das Essen nur ein Symptom wäre. Und jetzt komm mir nicht mit diesem Esoterik-Quatsch, daran glaube ich nicht. Aber wenn es nicht um Lebensmittel geht, sondern darum, etwas zu fühlen. Wenn es nicht wichtig ist, was du isst, um dich wohler zu fühlen, sondern nur dass du etwas isst. Wie kann eine Operation dann die Lösung sein? Lasse ich mir wirklich vorsorglich die Hände abschneiden, nur um mir bloß nie wieder was auf den Fuß fallen zu lassen? Ändert sich tatsächlich etwas an meinem Verhalten, an meinen Bedürfnissen, an meinen Gefühlen und meiner Sehnsucht und an all den Baustellen in meinem Leben, nur weil ich nicht mehr essen kann?

Was wäre, wenn Übergewicht keine Krankheit, sondern nur ein Zeichen dafür ist, dass irgendetwas grundsätzlich nicht stimmt?

Ach, Scheiße, bis zu diesen Gedanken war die Idee mit der Operation so gut.

Schaut man mal über den Tellerrand, so wirft der Weg der Adipositaschirurgie doch einige Fragen auf. Am einprägsamsten für mich war ein Bericht, der die auffallend hohe Anzahl von Depressionen und Suchtverhalten nach einer erfolgten Operation aufzeigte. Mit aller Deutlichkeit wurde schon in mehreren Studien die viel zu hohe Suizid-Tendenz thematisiert; die Ergebnisse zeigten, je nachdem, wer die Studie unterstützt hatte, dass bis zu 24 Prozent aller operierten Patienten suizidal waren. Auch dass das Abnehmen stets als erstrebenswertestes Ziel aller Menschen angesehen wird, ungeachtet der Frage, wofür das eigene Übergewicht überhaupt steht, finde ich sehr fragwürdig. Viel zu selten wird darüber gesprochen, ob eine derart starke Veränderung nicht vielleicht auch Potenzial zum Unglücklichsein birgt; eine Gewichtsabnahme scheint die Antwort auf alle Fragen zu sein. Nicht zuletzt fiel mir auf, wie häufig von einer Tendenz der operierten Patienten zu Suchtmitteln wie Alkohol und Zigaretten berichtet wurde.

Ich kenne die Kontroversen rund um das Thema Chirurgie sehr genau, und ich kenne auch die zahlreichen Foren im Netz, die sich genau dieser Frage widmen und sehr viel Hilfe bieten. Genauso weiß ich mittlerweile aus meiner täglichen Arbeit, dass der Wunsch nach Gewichtsreduktion oftmals so groß ist, dass die Risiken verdrängt werden. Die Realität, so sehe ich es jeden Tag, sieht aber bei weitem nicht immer rosig aus, auch wenn es sicherlich genügend positive Beispiele gibt.

Damals arbeitete ich aber noch nicht mit Übergewichtigen und Essgestörten aller Art, also musste ich die nötigen Informationen und meine Erfahrungen selbst sammeln. Woher hätte das Wissen auch kommen sollen? Operationen zur Gewichtsreduktion werden zwar seit den 1960er Jahren durchgeführt, dennoch fehlt es bislang an aussagekräftigen Langzeitstudien, da gerade der Magen-Darm-Bypass in der heutigen Frequenz noch nicht lange vorgenommen wird.

Ich las mich durch Berichte und knirschte mit den Zähnen. Und ich kam nicht mehr von der Frage los, ob das der richtige Weg sei.

Was versprach ich mir von diesem Weg?

Was würdest du dir davon versprechen?

Ich wache also auf und habe keinen Magen mehr, also nur noch das bisschen, was zerschnippelt an meinem Darm hängt. In den ersten Wochen gibt es erst einmal nichts zu essen, sondern nur flüssige Nahrung. Die Nähte im Inneren sollen möglichst wenig belastet werden; und weil ich eine gute Wundheilung und tolle Ärzte habe, entzündet sich auch nichts, und es kommt zu keinen Komplikationen. Also trinke ich Tee und warte auf das Heil der verlorenen Kilos. Nach ein paar Monaten pürierter Kost darf ich dann endlich zu fester Nahrung übergehen. So zumindest der Plan, die Realität sieht oft anders aus.

Und während all dieser Monate nehme ich stetig ab, und weil ich vor lauter Glück darüber nicht nach links und rechts schaue, frage ich mich auch nicht, was mein Körper wohl gerade durchmacht oder wie er mit dem Nährstoffmangel klarkommt, der durch die verminderte Aufnahme aller Nährstoffe entsteht. Wozu auch, dafür gibt es Tabletten, und notfalls spritzt man sich Vitamin B_{12} und alles, was der Körper nicht mehr aufnehmen kann. Ist doch egal, dafür bin ich schlank, also nerv mich nicht mit der Vitaminscheiße!

Und dann vergeht sie, die Zeit, ich gehe wieder raus ins Leben, lasse mich für meinen Abnahmeerfolg feiern und rede nur im kleinen Kreis darüber, dass ich mich übergeben muss, wenn ich zu viel Süßes esse. Bei Feiern sitze ich am Tisch und stelle fest, dass ich zwar Teil der Runde bin, aber als Einzige nicht mitessen kann. Also spüle ich meinen Happen Brot mit dem sechsten Glas Wein herunter und denke nicht darüber nach, dass ich mich doch immer noch hässlich fühle mit all der überschüssigen Haut, die sich wie ein Fremdkörper anfühlt. Doch der Antrag auf Bauchdeckenstraffung liegt ja bereits in der Post, was soll denn jetzt noch schiefgehen? Wenn ich erst einmal schlank bin, dann wird alles anders! Aber warum fühlt sich das alles doch nicht so gut an, warum fühle ich mich so leer? Und warum haben sich nicht alle Probleme in Luft aufgelöst? Und warum bin ich eigentlich nicht glücklich?

Eine Operation gegen Übergewicht wirkt wie die einfachere Lösung, und aus einem bestimmten Blickwinkel betrachtet, scheint das auch so zu sein. Und auch wenn ich über die Jahre zu einer erklärten Gegnerin solcher Operationen geworden bin, verstehe ich, dass es bisweilen stichhaltige Gründe gibt, sich dafür zu entscheiden.

Wer sich operieren lässt, tut dies meiner Erfahrung nach nicht nur, weil er oder sie zu faul ist. Natürlich gibt es auch Fälle, bei denen es genau darum geht; nicht nur ein Mal flüsterte man mir hinter vorgehaltener Hand zu, dass man es leid sei, ständig auf alles achten zu müssen und man es mit einer Operation leichter hätte.

Oftmals jedoch gehen einer Operation viele Jahre Leiden und Krankheit voraus, und im Gegensatz zu meiner damaligen Situation ist es heute nicht mehr so einfach, eine Operation bewilligt zu bekommen. Jährlich werden nur etwas mehr als 2100 Adipositaschirurgien in Deutschland durchgeführt; dem entgegen stehen laut Auskunft des MDK (Medizinischer Dienst der Krankenkassen) mehr als 10 000 Anträge. Zwar werden solche Operationen immer häufiger und leider auch jedem Übergewichtigen als ultimative Behandlungsmethode gleich im zweiten Satz vorgeschlagen, was die hohe Zahl der Anträge erklärt, dennoch geht einer Bewilligung oft viel Vorarbeit voraus, denn eigentlich muss man, wie bei Krediten, erst beweisen, dass man sie gar nicht braucht, um sie am Ende dann doch bewilligt zu bekommen.

Ich wollte das nicht. Ich wollte nicht eines Morgens aufwachen und alles bereuen. Denn ich hatte etwas wiederentdeckt, das irgendwo zwischen Trampolin, Selbstzweifeln und 340 Kilo verloren gegangen war: meinen Kampfgeist.

Außerdem war da noch etwas ganz anderes: Ich hatte mir doch versprochen, es wiedergutzumachen, oder etwa nicht? Eine Operation wäre, Hand aufs Herz, wieder nur eine Krücke, und in fünf oder zehn Jahren wäre ich wahrscheinlich wieder am gleichen Punkt angelangt, etwas dünner, aber nicht weniger unglücklich.

Zu viele Fragen und zu viele Ungereimtheiten, und in mir keimte der Verdacht, dass ich mich nicht so einfach aus der Affäre ziehen konnte, sondern endlich einmal etwas lernen musste, um wirkliche Veränderung herbeizuführen und nicht nur temporären Gewichtsverlust. Ich musste es einmal in meinem Leben richtig machen. Keine halben Sachen mehr.

Ich habe meine Entscheidung gegen die OP nicht einen Tag lang bereut.

Natürlich gibt es bis heute Momente, in denen mich die ganze Abnehmerei tierisch ankotzt und ich kurz darüber nachdenke, ob eine Operation nicht doch eine gute Idee gewesen wäre. Ich schaue dann in den Spiegel und weiß, dass ich den einzig richtigen Weg gewählt habe. Ich wollte wieder aufrecht stehen können, ich wollte wieder stolz auf mich sein können. Ganz allein. Weil ich es verdient habe.

Ich wollte den Glauben an mich selbst zurück. Ein wenig mehr von alldem, was ich so vermisste. Plötzlich war er da, der Mut, und ich beschloss: Ich werde eine 2-Prozent-Frau.

Die beste Scheißidee, die ich jemals hatte.

Kennst du das, wenn in Horrorfilmen die Schauspielerin halbnackt, blond und mit Mörder-Hupen durch den Wald rennt und jeder weiß, sie müsste nur nach rechts laufen, dort, wo in großen Lettern «Sicherer Zufluchtsort» steht, und sie guckt zweimal verwirrt und rennt dann, entschlossen und bewaffnet mit einer Avocado, in die andere Richtung? Ungefähr so fühlte sich meine Entscheidung an. Aber da ich dickköpfig genug bin, um es wenigstens mir selbst zu beweisen, tauschte ich eine Operation und schnellen Abnehmerfolg gegen den langen und oftmals steinigen Weg, auf dem es mich nicht nur ein Mal aus den Schuhen fegte.

Ich mache das jetzt seit einigen Jahren und bin davon überzeugt, dass eine Operation niemals die bessere Lösung sein kann. Niemals, vollkommen egal, wie schwierig der Scheißweg ist, und das sage ich nicht, weil ich so eine heroische Kämpferin bin, sondern mittlerweile weiß, dass es jeder schaffen kann. Es mag Gründe geben, weswegen man operiert werden muss; die sollten aber ähnlich gewichtig sein wie die Gründe, sich eine neue Herzklappe einsetzen zu lassen: weil es wirklich und wahrhaftig nicht mehr anders geht – und nicht weil man seinen Arsch nicht hochbekommt. Denn es geht! Und wenn ich faule Sau es schaffe, bisher knappe 170 Kilo zu verlieren, dann kann das jeder andere auch. Abnehmen ist keine Hexerei. Auch wenn es sich manchmal so anfühlt.

Aller Anfang ist Blutwurst

Der Entschluss, etwas zu ändern, war also gefasst. So weit, so gut – und nun?

Methoden, um abzunehmen, gibt es wie Sand am Meer. Aber welche ist die richtige für mich? Ich hatte bis zu diesem Zeitpunkt schon jede Diät ausprobiert, und ich kann mit Fug und Recht behaupten, dass jede einzelne davon Zeitverschwendung und absoluter Mist war. Natürlich klingt das nach Gemotze aus dem Mund einer frustrierten fetten Frau, die einfach kein Durchhaltevermögen hat, und ja, das stimmt sogar. Ich habe es nach dem 30. Hungerversuch und der 112. Diät tatsächlich irgendwann nicht mehr ausgehalten. Dass Diäten unabhängig davon nicht zu gebrauchen sind, wenn man ernsthaft und langfristig Gewicht verlieren will, ist meine feste Überzeugung. Wie oft habe ich mir vorgenommen, dass dieses Mal auf jeden Fall das letzte Mal wird? Dass das bisher nie funktioniert hat, lässt sich leicht ignorieren, also sucht man sich ein bestimmtes Datum oder gerne auch mal den «nächsten Montag» als Startpunkt aus und beginnt sofort damit, Informationen einzuholen. So nennt man es zumindest. In Wirklichkeit googelt man nach der ultimativen Methode, die ganz besonders gut in Hollywood funktioniert und am besten noch streng geheim, aber arg erfolgreich ist. Am Ende beschließt man, doch der besten Freundin zu glauben, denn immerhin kennt sie jemanden, der jemanden kennt, der neben jemandem wohnt, der mit Methode XY schon einmal 25 Kilo verloren hat, damals, irgendwann. Vielleicht waren es auch nur 10, aber es ging total schnell und einfach. Zu guter Letzt nimmt man vorsichtshalber vor Tag X noch einmal 5 Kilo zu. Sicher ist sicher. Soll sich ja auch lohnen. Außerdem darf man die leckeren Sachen ja zukünftig alle nicht mehr. Ach, was sage ich, nie mehr! Also stopft man schnell noch einmal alles in sich hinein, als bräche in spätestens einer Woche der Lebensmittelnotstand aus, und ergibt sich dann satt in sein Abnehmschicksal. Fortan gibt es Shakes und viel Wasser, oder man isst Dinge, von denen man gelesen hat, dass sie Fett verbrennen. Am besten aber folgt man gleich dem aktuellsten Trend und rastet jedes Mal aus, wenn jemand das Wort «Kohlehydrate» sagt, denn man verzichtest da ja künftig drauf.

Die ersten drei Tage Diät sind schlimm.

Danach geht es bergab.

Mit schlechter Laune und dem Gesicht zur Faust geballt beginnt man den Tag und erzählt allen anderen, dass das das Beste sei, was man je getan habe, es nur empfehlen könne, dass die ersten Pfunde auch schon weg seien, ist das alles toll! Nichts macht man lieber, als nach 10 Stunden Büro noch ins Fitnessstudio zu gehen, und ab Woche drei wird es so richtig mies, aber man beißt sich durch. Bis zu dem Tag, an dem das Gewicht nicht mehr im 2-Kilo-Takt schwindet und man schon beim Anblick von Süßigkeiten einen Heulkrampf bekommen würde, wenn da nicht die anderen wären, die man dieses Mal nicht enttäuschen möchte.

Am Ende einer solchen Phase hat man vor allem einen Menschen enttäuscht: sich selbst.

Abnehmen ist immer dann auszuhalten, wenn es gut vorangeht, schnell passiert und wir wenig davon mitbekommen. In stressigen Zeiten, in denen man einfach nicht dazu kommt, zu essen, oder mit einer amtlichen Magen-Darm-Grippe lässt es sich beispielsweise ausgesprochen gut abnehmen. Wenn man aber nicht gerade seinen Tag auf dem Klo verbringt oder 26 Stunden am Tag arbeitet, kann eine Abnahme schon mal schnell lästig werden und wird über kurz oder lang über den Haufen geworfen, bewusst und unbewusst, bis dann die nächste Phase kommt, bei der man auf der Waage steht und sich die nächste Diät vornimmt. Dieses Mal aber wirklich. Ganz ehrlich. Kann ja nicht so schwer sein. Und dann geht der ganze Scheiß von vorne los.

Das irrsinnigste daran ist, dass du und ich ganz genau wissen, dass es dieses Mal wieder genauso sein wird wie bei all den Versuchen zuvor und wir danach mit mindestens einer, wenn nicht zwei Händen voll Kilos mehr durch den Tag gehen. Trotzdem machen wir es wieder und wieder und wieder. Ich glaube, eine Diät beendet man immer mit Enttäuschung und partieller Amnesie.

Albert Einstein sagte einst angeblich, dass die Definition von Wahnsinn sei, immer wieder das Gleiche zu tun und ein anderes Ergebnis zu erwarten. Tja, wie soll ich es sagen, der Mann hatte leider recht. Wenn du dieses Buch liest, hast du sehr wahrscheinlich schon einige Male versucht, Gewicht zu verlieren, und offenbar hat es bislang nicht funktioniert. Trotzdem würdest du wahrscheinlich nur zu bereitwillig loslaufen und die nächste Methode ausprobieren, wenn dir nur genügend Menschen sagen, dass das total gut funktioniert, obwohl dein Verstand weiß, dass es Blödsinn ist. Warum also tust du das? Und warum habe ich das immer wieder getan, vollkommen egal, was mein Kopf dazu sagte?

Ich glaube, dass drei Dinge aufeinandertreffen, die uns am Ende das Genick brechen.

Wir haben die Hoffnung, dass es sie doch gibt, die eine Methode, mit der alles schnell und einfach geht. Sollte jemals ein solches Wunderdiätmittel gefunden werden, dann mache ich meine Praxis dicht und verticke das Zeug mit einem Bauchladen in der Fußgängerzone. Laut lachend.

Neben der trügerischen Hoffnung haben wir allerlei Fehlinformationen und Halbwissen zum Thema Abnehmen in unseren Köpfen. Wir sind so oft an Diäten und an uns selbst gescheitert, dass wir dem Urteil anderer mehr Glauben schenken als unserem Verstand, und oft denken wir einfach nur bis zum nächsten verlorenen Kilo. Wir haben Meinungen über Lebensmittel, Lebensstile und Sport, glauben uns auszukennen und sehen dabei den Wald vor lauter Bäumen nicht mehr. Denn seien wir doch ehrlich: Wann haben wir jemals wirklich darüber nachgedacht, was beim Abnehmen eigentlich wirklich passiert?

Und: Wir fragen nie nach dem Wie und Warum. Geht es ums Abnehmen, geht es um Erfolge, und die werden auf der Waage gemessen. Dabei interessiert es dich und mich eigentlich 'nen Scheiß, wie der Körper Gewicht verliert. Wichtig ist, dass er es tut, und das bitte pronto. Das Dumme ist nur, dass wir diese Fragen für uns beantworten sollten, wenn wir einen erfolgreichen Weg einschlagen wollen.

Fragt man mich heute, was zu Beginn einer jeden Gewichtsabnahme stehen sollte, dann sage ich, dass man damit beginnen muss zu verstehen, wie der Körper überhaupt abnimmt, und das lange bevor man über eine Methode nachdenkt.

Wir beginnen nie wirklich am Anfang, legen nie einen richtigen Start hin, sondern springen irgendwo mitten im Rennen aufs Pferd und wundern uns dann, wenn es uns nach einigem Bocken weit vor dem Ziel abwirft. Und allem Anschein nach landen wir dabei auf dem Kopf, vergessen alles und springen im nächsten Rennen auf das gleiche Pferd mit gleichem Ausgang. Bevor du also lospreschst und dich mit deinem dicken Hintern auf die nächste Methode stürzt, halte mal kurz die Luft an und komm mit mir zu den Anfängen einer jeden erfolgreichen Abnahme. Und lass es uns ein für alle Mal vernünftig zu Ende bringen.

Ich werde ständig gefragt, ob ich DEN einen Tipp hätte. Wenn es den gäbe, würde ich ihn nicht für mich behalten, sondern scheißteuer verkaufen. An Coca-Cola oder so.

Tatsächlich aber habe ich einen Ratschlag, den ich dir ganz eindringlich ans Herz legen möchte.

Frage dich zu Beginn eines jeden Abnehmversuchs: «Will ich das, was ich bei dieser oder jener Methode tun muss, um abzunehmen, für den Rest meines Lebens tun? Ja oder nein?»

Sollte die Antwort auf diese Frage «nein» lauten, dann fang bitte nicht und zu keiner Zeit damit an. Ein Weg, der dich als Persönlichkeit, deine Bedürfnisse und auch deine Gewohnheiten ausklammert und umgeht und dich dazu zwingt, etwas zu tun, von dem du weißt, dass du es nur für die Zeit der Abnahme tust, kann und wird am Ende scheitern. Wenn es nicht um dich geht, dann kannst du nur verlieren.

Wenn du erfolgreich und langfristig Gewicht verlieren möchtest, musst du verstehen lernen, wie Abnehmen funktioniert (oder eben nicht). Du musst dich, deine Macken und komischen Gewohnheiten kennen- und lieben lernen, und du musst den Weg mit allen Vor- und Nachteilen annehmen, die er für dich parat hält.

Ich verspreche dir nicht, dass es einfach wird, denn das wird es ganz sicher nicht, und ich verspreche dir auch nicht, dass es immer nur Spaß machen wird. Es wird ätzend werden, und du wirst so manches Mal heulend dasitzen und am liebsten alles hinwerfen wollen. Abnehmen ist nicht einfach, Abnehmen ist ein Arschloch, das uns alles abverlangt und manchmal mehr Kraft erfordert, als man glaubt, geben zu können, aber eines kann ich dir versprechen: Du kannst es schaffen. Wenn ich faule Sau das konnte, dann kann es jeder andere auch, und das nicht weil ich so fürchterlich klug, sportlich oder ausdauernd bin, sondern weil wir zusammen die richtigen Fragen stellen. Einen Haken hat das Ganze allerdings: Wer sich traut zu fragen, der muss sich auch trauen, die Wahrheit zu hören, und das ist manchmal echt eklig.

Dies ist also deine letzte Chance, das Buch zuzuklappen und zu sagen, du hättest das alles nicht gewusst, es hätte dir auch niemals jemand gesagt, daher träfe dich keine Schuld. Und weißt du was? Ich würde das sogar verstehen. Ich weiß, wie bequem es in der eigenen Komfortzone ist und dass jeder Schritt daraus weh tut. Ich glaube jedoch, dass Erfolg bei der Gewichtsreduktion viel mit Wissen zu tun hat, und nachdem ich mich wie der dümmste Mensch der Welt aufgeführt habe und daran fast verreckt wäre, bin ich überzeugt, dass nur schonungslose Ehrlichkeit hilft, um am Ende zu siegen. Dabei halte ich mich an ein ganz einfaches Prinzip: Wenn du mich einmal verarschst, bist du ein Idiot. Wenn du mich zweimal verarschst, bin ich der Idiot. Soll heißen: Wer es nicht besser weiß, der kann nicht besser handeln, und solange du keine Ahnung hast, warum es all die Jahre nicht funktioniert hat, kann dir niemand vorwerfen, es nicht besser zu machen. Sobald du jedoch einen Blick hinter die Kulissen des Abnehmwahns geworfen hast und weißt, was in deinen Lightprodukten drin ist und wie klug oder unklug es ist zu hungern, hast du die Macht, die Möglichkeit und die Verantwortung, etwas zu ändern, nein zu sagen und für dich einzustehen. Tust du es nicht, weil du keine Lust hast oder weil jammern einfacher ist als kämpfen, dann, so leid es mir tut, bist du der Idiot.

Wenn du also nicht bereit bist, einen unbequemen und langsamen, vielleicht nicht immer schönen, aber dafür ehrlichen und aus meiner Sicht erfolgreichen Weg zu gehen, dann sei so klug und lege dieses Buch weg, denn es wird dir nicht helfen können. Meine Aufgabe ist es, dir die Wahrheit übers Fettsein und Abnehmen zu erzählen, andere Blickwinkel aufzuzeigen und dir mit Sicherheit ab und an etwas unsanft in den Hintern zu treten. Ich nehme dich unendlich gern mit auf meine Reise und hoffe, dich damit auf deine eigene zu schicken, bei der ich dich gerne begleiten werde. Aber glaube mir, das tue ich sowohl mit Herzblut, Liebe und vor allem Überzeugung als auch mit einer gewissen Härte: Ich werde dich an den Haaren dorthin schleifen, weil ich weiß, dass es manchmal eben diesen einen Menschen braucht, der kräftig ausholt und einen auf den Hinterkopf schlägt.

Wenn du aber bereit bist oder vielleicht auch nur neugierig, wenn du die Faxen dicke hast, wenn du verzweifelt bist, weil du glaubst, der einzige Mensch auf der Welt zu sein, der es ums Verrecken nicht hinbekommt, oder wenn du einfach nur den Glauben an Veränderung nicht aufgegeben hast, dann lass uns alle Lichter anmachen, die wir finden können und uns den ganzen elendigen Gewichtsverlustscheiß mal ungeschönt und unretouchiert anschauen.

Die Reise hin zu einem gesunden Gewicht, einem gesunden und guten Körpergefühl beginnt nicht beim Essen, Sport oder den ersten verlorenen Kilos, sondern viel früher.

Es gibt viel zu tun, packen wir es an!

Wie geht eigentlich Abnehmen?

Mit dem Wissen übers Abnehmen habe ich es jahrelang so gehalten wie mit dem Wissen über Physik. Es ist mir egal, wie ein Stromkreislauf funktioniert; wichtig ist mir, dass oben aus der Decke etwas Helles rauskommt, wenn ich an der Wand auf einen Schalter drücke. Wenn das nicht funktioniert, dann rufe ich jemanden, der es wieder heile macht. Klar habe auch ich irgendwann einmal gelernt, wie ein Stromkreislauf funktioniert, und ich habe auch einen gebaut, mit einer Kartoffel! Ja, ich war damals sehr stolz. Zu der Zeit musste ich auch als Hausaufgabe muffelnde Kresse auf Watte in Eierkartons züchten. Kresse hin, Kartoffel her: Ich will bei manchen Dingen schlicht nicht wissen, warum sie funktionieren, ich will lediglich, dass sie funktionieren. Es mag nun so klingen, als hätte ich keinerlei Wissensdurst – ganz im Gegenteil, aber so einiges interessiert mich einfach nicht.

Beim Abnehmen war es das Gleiche: Ich steckte oben irgendwas rein (oder auch nicht) und erwartete, dass am Ende «unten» einige Kilo weniger rauskommen, vollkommen egal, was dazwischen eigentlich passiert. Und in so vielen Bereichen meines Lebens kann ich mich hinstellen, an meinen blonden Haaren drehen, ein bisschen dumm gucken und jemanden kommen lassen, der gegen ein entsprechendes Entgelt die Sache für mich regelt. Ginge dies auch beim Abnehmen, glaube mir, ich würde drehen und dumm gucken, bis ich schiele. Dummerweise kann niemand für mich abnehmen. Ein Elend.

Bevor man sich also auf irgendeine Methode stürzt, sollte man wissen, wie und warum der Körper abnimmt. Oder warum nicht.

Abnehmen ist Physik: Verbrauchen wir mehr Energie, als wir zu uns nehmen, verlieren wir Gewicht. Verbrauchen wir innerhalb von 24 Stunden etwa 2500 Kilokalorien, weil wir uns viel bewegen, und nehmen in der gleichen Zeit aber nur 2200 Kalorien an Nahrung zu uns, entsteht ein Defizit, das dafür sorgt, dass wir abnehmen, weil der Körper diese Differenz ausgleichen muss. Dafür braucht er wiederum Energie, und die nimmt er aus den eigenen Reserven, also aus der gespeicherten Energie, die wir liebevoll Rettungsringe nennen. Zwar kann man einen Körper mit einer Maschine vergleichen, im Gegensatz zu einer Maschine, die stehen bleibt, wenn die Energie aufgebraucht ist, läuft der Körper jedoch sogar ohne Zufuhr von Energie noch eine ganze Weile weiter, weil er Reserven angelegt hat. Autos tun dies im Regelfall nicht, sonst führe ich sicher ein sehr pummeliges Auto.

Um herauszufinden, wie viele Runden man auf dem Rad drehen muss, um die Pizza-Party des letzten Wochenendes wieder auszugleichen, muss man also wissen, wie viel an Energie man zu sich nehmen sollte, um ein gesundes Maß zu finden. Es gibt zwei einfache Einheiten, die den Umsatz eines jeden Menschen individuell bestimmen: Grundumsatz und Gesamtumsatz.

Kleine Begriffskunde:

Der Grundumsatz, auch basale Stoffwechselrate oder Ruhe-Nüchtern-Umsatz genannt, ist der Wert, der beschreibt, wie viele Kalorien der Körper verbraucht, ohne dass wir uns besonders anstrengen. Berechnet aus Alter, Geschlecht, Größe und Gewicht, sagt der Wert uns also, was unser Körper bei absoluter Ruhe mindestens verbraucht, im Liegen, bei normaler Temperatur und mit leerem Magen.

Nichts tun und dennoch Energie verbrauchen? Träumchen! Denn auch wenn du dich nicht bewegst, muss dein Körper atmen, verstoffwechseln, sich erneuern, Haare wachsen lassen oder Blut gegen die Schwerkraft zum Herzen pumpen, was er circa 70-mal in der Minute tut. Der Körper bringt also Leistung, um zu überleben; ein sehr wichtiger Punkt, überleben an sich ist nämlich sehr praktisch, wenn man vorhat, alt zu werden.

Der Gesamtumsatz ist der Wert, der sich aus dem Grundumsatz plus Energieumsatz, auch Leistungsumsatz genannt, berechnet; also der Wert, der beschreibt, wie viel wir verbrennen, wenn wir Tagesaktivitäten wie Arbeit, Sport, aber auch Rumsitzen oder Pipi-machen-Gehen mit einbeziehen.

So hat ein überwiegend sitzender Mensch mit wenig Bewegung, der beispielsweise am Schreibtisch arbeitet, einen anderen Gesamtumsatz als einer, der wie Maurer, Schreiner oder Prostituierte schwer körperlich arbeitet. So weit, so verständlich.

Den individuellen Energiebedarf und Grundumsatz muss also jeder für sich berechnen. Generell gilt: Je größer und schwerer ein Mensch ist und je stärker die körperliche Aktivität ist, desto höher sind Grundumsatz und Gesamtumsatz.

Den Grundumsatz kannst du nicht ohne weiteres beeinflussen, den Tagesumsatz hingegen schon, und auch sehr deutlich. Zwar ändert sich dein Grundumsatz, je weniger du wiegst oder je fitter du wirst, jedoch ist dies eine Veränderung auf lange Sicht. Wichtiger am Anfang ist es, dass der Tagesumsatz möglichst hoch ist.

Laut aktuellen Zahlen der führenden Gesundheitsorganisationen wird davon ausgegangen, dass eine Frau mittleren Alters etwa 2300 Kalorien und ein Mann im gleichen Alter etwa 2900 Kalorien als Richtwert für den Gesamtumsatz veranschlagen kann. Die Werte gelten für Personen, die leichte körperliche Tätigkeiten ausüben.

Klingt geil, oder? Das heißt nämlich so viel wie: «Die Polizei sucht einen Mann zwischen 25 und 55 Jahren von mittlerer Statur, etwa 175 cm bis 185 cm groß mit dunklem bis hellem Haar.» Mit anderen Worten: Der Richtwert sagt wenig über das Individuum aus.

Daher empfiehlt es sich, die Umsätze einmal auszurechnen.

Dafür gibt es allerhand Berechnungsmöglichkeiten im Internet, die alle ein jeweils anderes Ergebnis anzeigen. Am besten ist es immer, sich an jemanden zu wenden, der sich damit auskennt, um nicht mit einem vollkommen utopischen Wert durch die Gegend zu laufen und sich zu wundern, dass man bei 5000 Kalorien am Tag zunimmt, obwohl das Internet doch sagte, das stimme so.

Um abzunehmen, muss man also, vereinfacht dargestellt, den Körper dazu bringen, seine eigenen Energiereserven anzugehen, indem man eine Differenz zwischen Energieverbrauch und Energiezufuhr entstehen lässt. Die zusätzlich benötigte Energie muss der Körper dann bereitstellen. Und wie macht er das? Und was hat das mit dem Fett zu tun, das wir loswerden wollen – wo bleibt denn das?

Man wacht ja selten morgens in einer Fettlache auf und freut sich, dass man wieder mal 500 Gramm Butter ausgeschwitzt hat.

Das Fett beschließt nicht zu gehen – es wird dazu genötigt, weil es bei erhöhtem Energiebedarf gezwungen ist, sich heldenhaft in den Verbrennungsofen des Körpers zu werfen, um die Maschinerie am Laufen zu halten. Aber wo geht es denn hin, dieses Fett, wenn ich es nicht mehr brauche, und warum ist es so anhänglich?

In meinem Umfeld gibt es eine ganze Menge Menschen, die seit Jahren monieren, sie würden jedes Kilo, das ich abnehme, selber zunehmen. So als wäre Fett ansteckend oder ein mieser kleiner Überläufer.

Leider ist das nicht ganz so (zur großen Freude aller, die neben mir stehen). Zwar ist Fett eine Hure und nimmt beim richtigen Angebot echt jeden Körper – aber es hoppst nicht einfach nur weg.

Es ist viel merkwürdiger: Wir atmen es aus.

Fett wird zu einem gewissen Anteil in Energie umgesetzt, um damit Wärme zu gewinnen; der größte Teil des Fettes wird bei der Aufspaltung in seine Bestandteile allerdings in Form von Kohlenstoffdioxyd mit dem Atem ausgestoßen.

Ja, das ist kein Witz.

Wenn wir Nahrung zu uns nehmen, füllt der Körper damit seine «Speisekammern». Sind diese voll, wird der Rest im Lager für schlechte Zeiten deponiert. Man weiß ja nie, was noch so kommt.

Überschüssige Kohlehydrate beispielsweise, aufgenommen durch das leckere Essen bei Oma, werden in chemische Komponenten mit dem hübschen Namen «Triglyceride» umgewandelt. Die Vorsilbe «Tri» kommt aus dem Griechischen und bedeutet drei oder dreifach, Glyceride sind Fette.

Die genannten Triglyceride, Dreifach-Fette also, sind aus Kohlenstoff (eins), Wasserstoff (zwei) und Sauerstoff (drei) zusammengesetzt und werden als Fetttropfen (Glycerid) in den Fettzellen eingelagert.

Um nun tatsächlich Fett zu verlieren, müssen wir versuchen, diese eingelagerten Fette zu verstoffwechseln. Verstoffwechseln heißt nichts anders, als etwas in seine Einzelteile zu zerlegen und dann seiner Bestimmung zuzuführen, zu verarbeiten oder auszuscheiden. Auf jeden Fall: weg damit.

Das passiert, indem wir die Triglyceride «befreien» und wieder in ihre Einzelteile aufspalten, womit wir unter anderem auch den Kohlenstoff wieder freisetzen. Da dieser ja nicht wild in unserem Körper herumfliegt, wird er auf direktem Wege aus dem Körper entlassen, und das geschieht über, tadaaaaa, die Atmung.

Wir atmen diesen Teil des Fettes also aus.

Und das ist ein enorm großer Teil.

Um 10 Kilogramm menschliches Körperfett zu verlieren, muss man erst einmal 29 Kilogramm (das ist übrigens echt viel) Sauerstoff einatmen, 28 Kilogramm Kohlendioxyd und 11 Kilo Wasser produzieren.

Und wie viele dieser verlorenen Kilos verschwinden denn eigentlich nun wohin? Denn am Ende wird alles in die kleinsten

Elemente aufgespaltet, in Moleküle und Atome, die ja irgendwie den Körper verlassen müssen.

Energie kann nur umgewandelt, nicht aber vernichtet werden. Ein Snickers verschwindet also nicht nur, weil man es isst – es kommt in seinen Einzelteilen wieder, wird zu einem Teil ausgeschieden und gesellt sich zu einem anderen Teil zu seinen Freunden auf den Hüften.

Wenn wir Fett, also Energie, und somit Gewicht verlieren, muss das also irgendwohin. Klar, es verlässt uns in Form von Wärme, wird umgewandelt in Muskelmasse, und es wird eben ausgeatmet.

Und das nicht zu knapp.

Von 10 abgenommenen Kilos gehen 8,4 in die Luft.

Acht Komma vier Kilogramm.

Ausgeatmet.

Man kann also sagen, dass die Lunge eines der wichtigsten Organe ist, um Fett aus dem Körper zu transportieren.

Der Rest der 10 Kilo verlässt uns übrigens in Form von Urin, Kot, Schweiß, Flüssigkeit im Atem, Tränen und anderen Körperflüssigkeiten.

Je mehr wir uns also bewegen und anstrengen, desto mehr wird verbrannt; je mehr wir verbrennen, desto schneller atmen wir, um unter anderem das verbrannte Fett auf den Weg zu bringen.

Heißt das nun, wir atmen einfach ein wenig schneller und nehmen dadurch ab?

Mega Idee, macht nur leider ohnmächtig.

Wenn wir schneller atmen, als unsere Verstoffwechselungsrate es vorsieht, dann hyperventilieren wir. Uns wird schwindelig, wir bekommen Herzklopfen und verlieren das Bewusstsein.

Auf dem Boden zu liegen und zu sabbern ist eine eher fragwürdige Methode, um abzunehmen. Aber: Wenn du das nächste Mal das Gefühl hast, beim Sport wie ein Idiot auszusehen, zu schwitzen und ständig zu schnaufen, dann hilft dir vielleicht folgender Gedanke:

Mit jedem Atemzug geht ein wenig Fett aus deinem Körper. Scheiß also drauf, was andere sagen oder wie sie gucken. Atme sie einfach an, wer weiß, vielleicht bleibt das Fett ja doch haften.

Abnehmen geht also so: Mehr Energie verbrauchen, als man zu sich nimmt, und immer schön weiteratmen.

Mir half diese Erkenntnis damals sehr, weil ich danach endlich aufhörte, mich beim Sport dafür zu schämen, dass ich rumhechelte und schwitzte wie kaum ein Zweiter. Denn, hey, was wollt ihr von mir, ich bin gerade aktiv dabei, Fett zu verbrennen, und genau dafür bin ich doch beim Sport und nicht weil es auf einem Stepper so viel gemütlicher ist als auf meinem Sofa. Also raus aus der Bude, runter vom Sofa, rein in die Sportklamotten und atmen, was das Zeug hält!

Aber eben immer so viel, wie die Situation es erfordert.

Der Dreiklang des Schwachsinns

Abnehmen will tatsächlich geplant sein wie eine Reise, und als solche kann man es auch betrachten. Und wie bei jeder anständigen Reise musst du drei Fragen ganz klar beantworten:

1. Wo befinde ich mich gerade?
2. Wo soll die Reise hingehen?
3. Wie komme ich dort heile an, und wie schaffe ich es, nicht auf halber Strecke liegenzubleiben?

Und das antworten wir beim Abnehmen üblicherweise:

1. Mir doch scheißegal.
2. Schlank bis gestern.
3. Siehe Punkt 2.

Dazu gesellen sich dann auch noch die drei Lieblingsanforderungen ans Abnehmen: Es soll schnell, ausgesprochen einfach und natürlich gesund sein.

Zwar werben die meisten Diäten und sogar viele Abnehm-Gurus genau mit dem Versprechen, dass mit ihrer Methode im Handumdrehen und ohne großes Zutun quasi bis vorgestern das Traumgewicht erreicht werden kann; sie verschweigen allerdings ein winziges Detail. Das alles funktioniert auf dem Papier ganz wunderbar, hat in der Realität aber ein paar Haken. Schnell und einfach geht vielleicht, ist aber nicht gesund. Gesund und einfach ist nicht schnell, und schnell und gesund existiert schlicht nicht.

Sorry! Mit freundlichen Grüßen, deine Diätindustrie. Getreu dem Motto: Jeder kann reich werden, nur eben leider nicht alle.

Meiner Meinung nach kannst du ohnehin nur zwischen schnell und/oder gesund wählen, denn einfach ist eine Abnahme auf lange Sicht nie.

Schauen wir einmal genauer hin.

Du möchtest also schnell abnehmen. Klar möchtest du das, ich möchte das auch.

Wobei, nein, eigentlich möchtest du nicht abnehmen, niemand will abnehmen, alle wollen schlank sein! Das ist ein großer Unterschied. Es wollen auch alle reich sein, aber wie viele wollen sich dafür 20 Stunden am Tag den Hintern aufreißen?

Wann bist du das letzte Mal aufgestanden und hast gedacht: «Mensch, heute ist der richtige Tag, um nur Karottensalat zu essen»?

Genau. Ich auch noch nie.

Niemand hat Bock darauf abzunehmen. Klar wollen wir alle schlanker, schön und gesund sein und ein langes Leben haben, aber wirklich etwas dafür tun möchte man nicht unbedingt. Und hier die Überraschung: Das ist vollkommen okay. Du musst nur wissen, dass Anstrengung nötig ist, um an dein Ziel zu kommen. Dabei darf dir das alles nach Herzenslust auf den Sender gehen, denn Abnehmen rockt tatsächlich nur ein Mal in der Woche: wenn du auf die Waage steigst oder jemand die magischen drei Worte sagt: «Hast du abgenommen?» Jeder, der mich mit «Sage mal, kann es sein, dass du schon wieder abgenommen hast?» begrüßt, ist augenblicklich mein bester Freund des Tages. Jedes Mal. Das ist okay! Du brauchst keine Lust aufs Abnehmen zu haben, du brauchst nur Lust auf Veränderung. Ich habe auch keine Lust auf Zahnschmerzen, hasse Zahnärzte und gehe da jedes Mal nur sehr zerknirscht hin. Aber ich gehe hin.

Schnell soll eine Abnahme deshalb sein, weil sie lästig ist. Ganz einfach. Sie ist nicht Bäm Bäm Bäm mega Power super geilo bester Scheiß der Welt – erst am Ende, wenn man erfolgreich war. Du bist auch am Anfang nicht fit und super gelassen und kannst es kaum erwarten, zum Sport zu gehen. In Wirklichkeit gehst du nämlich nur bedingt gern zum Sport; wäre das anders, gingest du ja regelmäßig, und erzähle mir nicht, dass das alles am Büro und der Familie liegt. Du gehst nicht, weil es dich nicht reizt, und das ist okay.

Bei mir war das kein Stück anders, und ich muss mich auch heute noch oft dazu zwingen, das Haus zu verlassen, um ausgerechnet zum Sport zu gehen. Sport ist nämlich nur exakt ein Mal geil, hinterher. Ich kroch am Anfang nach dem Training nach Hause und hüpfte nicht wie der junge Frühling von einem Sportgerät zum nächsten. Wie auch, ich hatte schon genug damit zu tun, mich nicht neben das nächste Gerät zu legen und dort einfach liegen zu bleiben. Für immer. Oder zumindest so lange, bis der Reinigungstrupp mich rausfegt.

Gewicht kommt über lange Zeit, und wir müssen uns darum nur bedingt bemühen, deswegen fällt es uns auch nicht ein, dass der Rückweg im Regelfall immer genauso lang ist wie der Hinweg.

Ich habe schon zu viele Jahre lang Übergewicht; dass ich nun nicht genauso lange zum Abnehmen brauchen will, ist ja wohl klar.

Genau das ist eine Gewichtsreduktion aber: ein Prozess, der viel Zeit in Anspruch nimmt.

Ja, du kannst schnell Gewicht verlieren, und das ist sogar ganz einfach. Ich empfehle dir da die nächste Hungerkur deiner Wahl, das Weglassen elementarer Ernährungsbausteine oder einige Wochen lang nur Eiweißshakes. Der absolute Hit! Und damit wirst du abnehmen, schnell abnehmen. Du wirst danach übrigens genauso schnell wieder zunehmen, weil du sowohl die stark kalorienreduzierte Kost nicht dauerhaft beibehalten kannst als auch der Vernichtung deines Stoffwechsels Rechnung tragen musst, aber bis dahin purzeln die Pfunde tatsächlich recht zügig. Zwei Jahre später wirst du dich übrigens über den Jo-Jo-Effekt beklagen, aber pssst, verrate es keinem. Ich habe mittlerweile so viele Jo-Jos, ich könnte einen Handel betreiben, aber glaube mal nicht, dass ich die ersten Jahre von Mal zu Mal auch nur einen Deut schlauer geworden wäre. Ich wollte es auch schnell und noch schneller. Immerhin wog ich das Doppelte von dem, was ich heute habe. Also einmal Schlanksein bitte, aber pronto.

Im Übrigen ist es kein bisschen weniger aufsehenerregend, sein erwünschtes Gewicht zu halten, als es zu verlieren, denn wenn man sich erst einmal einen verkorksten Ernährungsstil angeeignet hat – und nur so kommt es überhaupt erst zu stärkerem oder längerfristigem Übergewicht –, kriegt man ihn nur sehr schwer wieder aus dem Kopf. Wenn du da bist, wo du hinmöchtest, wird es darum gehen, nicht wieder in alte Verhaltensmuster zu fallen, und selbst wenn du das ab und an tust, und das will ich doch stark hoffen, musst du bis dahin gelernt haben, schnellstmöglich die Reißleine zu ziehen, bevor du wieder am Anfang stehst. Plus 11 Kilo, versteht sich.

Wie schnell ist also schnell, wenn man den Weg fünfmal gehen muss, anstatt einmal vernünftig, auch wenn es dauert?

Ich bin die Ungeduld in Person, aber mir ist eines klar: Du musst ein anderes Essverhalten erlernen, und zwar eines, das dir guttut und dich durch dein Leben trägt. Du musst also umdenken, und zwar für immer, sonst geht der ganze Scheiß alle paar Jahre von vorn los. Lernen braucht Zeit. Dein Gehirn braucht Zeit, um zu verstehen, was es anders machen soll. Du brauchst Zeit, um andere Muster zu knüpfen, andere Strategien zu entwickeln, dich und deine Eigenheiten zu erkennen. Dein Weg endet nicht bei einem bestimmten Gewicht, sondern erst dann, wenn auch alles andere für dich endet.

Schnelle Abnehm-Methoden funktionieren nur höchst selten, sind alles, aber nicht einfach und schon gar nicht gesund. Mist.

Du möchtest also einfach abnehmen.

Ja, natürlich! Und damit ist «ohne Umstände» gemeint. Du willst weder anders essen noch darüber nachdenken, was du da eigentlich isst. Klar wäre ein bisschen mehr Gesundheit ganz schön, gerade wenn es ums Essen geht, aber das doch vor allem, weil es das Gewissen beruhigt. Ich kann sie an dieser Stelle schon hören, all jene, die aufschreien und sagen, sie fühlten sich so viel besser, wenn sie Salat essen. Ja, Kinners, das ist mir klar! Mir geht es dann auch am besten, aber wenn ich schnell, einfach und gesund mit Pizza abnehmen könnte, dann könnte sich die Salatgurke mal schön auf ihren Acker zurückziehen.

Es geht nicht darum, was besser ist oder wäre. Selbst in meinem siebten Jahr der Abnahme schmeckt mir Pizza immer noch besser als Rettich, und ich habe Sport am liebsten, wenn er hinter mir liegt. So what.

Der Weg hin zum gesunden Körpergefühl ist also weder schnell noch einfach; noch nicht einmal im Ansatz.

Es gab so viele Tage auf meinem Weg, die ich verflucht habe, an denen ich heulend vor meinem Blog saß und nicht weiterwusste oder 400-mal in die Küche ging, alle Schränke öffnete, und es mich jedes Mal enorm Kraft kostete, nicht alles zu essen, was da war. Momente, in denen ich mich dafür schämte, hasste oder so wütend war, dass ich diesen Kack überhaupt machen muss. Warum habe ich nicht vor 20 Jahren schon damit aufgehört? Gott, wie oft habe ich mich das wohl schon gefragt? Abnehmen ist nicht immer einfach, vollkommen egal, wie die Methode aussehen mag. Die Methode mag simpel sein, DU bist es aber nicht. Du bist komplex, sonderbar und wunderbar. Du fühlst und lebst, du hast Bedürfnisse, und du baust gerne mal Mist. Eine Idee ist immer einfach, die Umsetzung ist das Problem. Denn du isst aus bestimmten Gründen, und du isst, wie ich es tue, vermutlich gern. Es ist nicht einfach, sein Verhalten und seine Marotten zu ändern und zu erkennen, dass man sich wie der letzte Vollidiot verhalten hat. Also hören wir doch bitte auf mit dem Rumgelüge und den falschen Versprechungen. Abnehmen geht einem auf den Sack. Nicht immer, aber immer gern, und ich finde, dass man das auch genau so sagen darf. Du bist kein bisschen weniger stark oder wundervoll oder kämpferisch, nur weil du zugibst, dass es dir nicht leichtfällt. Schäme dich niemals dafür!

Die gute Nachricht: Es wird einfacher, je mehr man versteht, was man da eigentlich tut. Ich stehe nicht mehr jeden Tag vorm Kühlschrank und überlege, wie viele Kalorien wohl eine Scheibe Käse hat, zumal ich vom Kaloriengezähle ohnehin nichts halte. Mit der Routine wird es irgendwann eben routinierter, und dann nervt es auch nicht mehr so. Irgendwann kommt der Punkt, versprochen, an dem geht es dir gut von der Hand, und du findest sogar Gefallen daran, dass du im Tausch für ein gutes Gefühl nun einmal Einsatz bringen musst. Aber am Anfang ist eine Abnahme nie leicht, und sie wird nie vollkommen leicht werden. Entscheidend ist, dass sie funktioniert und nachhaltig ist.

Ich habe auf meinem Weg viele Erfahrungen gemacht, dumme Entscheidungen getroffen und viel verloren wie gewonnen, und ich finde nach wie vor, dass sich der Prozess lohnt, weil man nicht nur Kilos verliert, sondern als Mensch gewinnt. An Erfahrung, Gefühl und oftmals Weit- sowie Nachsicht. Deswegen ist es okay, wenn man mal verrotzt und mit verlaufenem Make-up vor dem Spiegel steht.

Du darfst stolz sein darauf, dass du es überhaupt versuchst, und noch mal dafür, dass du den Weg irgendwie gehst, und sei er noch so holprig. Für jedes verdammte Kilo sollte man dich beklatschen. DU solltest dich dafür beklatschen. Wie kann man etwas wertschätzen, von dem man meint, es wäre so easy gelaufen? Wenn es so einfach wäre, dann wäre niemand fett. Du musst dafür kämpfen, und ein Kampf ist nie leicht. Aber ich halte jede Wette, dass du es wert bist.

Du möchtest also gesund abnehmen.

Das Märchen vom gesunden Abnehmen ist fast mein liebstes; stets wird angenommen, dass Gewichtsreduktion, egal, wie sie aussehen mag, stets die gesunde Alternative zum Übergewicht ist. Viele sind auch der Meinung, dass abnehmen per se gesund sei. Das ist ausgemachter Blödsinn. Es sterben reihenweise Menschen beim Versuch, drastisch an Gewicht zu verlieren, weil sie es übertreiben oder die Methode ihnen zu viel abverlangt. Einer der schwersten Männer der Welt verstarb beispielsweise kürzlich als Resultat seiner Diät. Es ging zu schnell, die Methode war zu einseitig, und der Organismus kam nicht hinterher. Die Folge: Herzversagen.

Gewicht zu verlieren ist anstrengend für den Körper, Fettzellen lagern zusätzlich zu ihrem Fett auch Giftstoffe ein, die dann über Leber und Nieren zusätzlich verstoffwechselt werden müssen. Abnehmen ist für den Körper anstrengend und energieraubend. Das macht eine Abnahme nicht schlecht oder von vornherein gefährlich, jedoch ist nicht alles automatisch gesund, nur weil es nicht ungesund ist. Abnehmen ist immer dann gesund, wenn es ausgewogen, an den User angepasst und mit Rücksicht auf die Gesundheit erfolgt. Lass dir also bitte nicht erzählen, dass jede Form der Diät besser sei als Übergewicht. Das stimmt einfach nicht.

Ich habe mir im Laufe der Jahre alles Mögliche kaputt diätet: Mein Magen musste dran glauben, meine Speiseröhre und mein Immunsystem. Ich hatte Darmprobleme, Nasenbluten, Haarausfall und bin mehr als ein Mal aus den Latschen gekippt, weil ich zu schnell abnahm, zu wenig aß, zu viel trank oder zu viel fehlte. Das Ende vom Lied kennst du ja bereits.

Eine gesunde Abnahme bedeutet immer, dass du ausgewogen und ausreichend isst. Kein Hungern, kein Darben und auch kein Traurigsein. Deine Psyche isst und hungert mit dir mit, und dir bringt die beste Diät nichts, wenn sie dich am Ende kaputt macht.

Ich habe schon nächtelang weinend im Bett gelegen, weil ich

vor Hunger nicht wusste, wohin mit mir. Das ist nicht gesund, und es hat mich auch in keiner Weise weitergebracht. Klar wollte ich hartnäckig sein, vor allem hart gegen mich selbst und beweisen, dass ich es hinbekomme. Das Resultat war ein noch größerer Scherbenhaufen, den ich mühsam erst einmal wieder auffegen musste.

Wo auch immer du bist und wie weit dein Weg auch sein mag, nimm dir Zeit dafür. Du hast diese Zeit, denn du bist nicht erst seit gestern übergewichtig, und du gesundest nicht, indem du von jetzt auf gleich 30 Kilo weniger wiegst, sondern indem du einen gesunden Lebensstil etablierst und diesen beibehältst. Gewichtsachterbahn ist viel belastender und gefährlicher für den Körper als eine langsame, aber kontinuierliche Abnahme. Wer übergewichtig ist, ist nicht per se krank oder ungesund. Der Lebensstil, der zum Übergewicht geführt hat, ist es aber, und den gilt es nachhaltig zu ändern.

Am Ziel bist du, wenn du gelernt hast, dich um dich zu kümmern, und nicht erst dann, wenn du irgendein Gewicht erreicht hast.

Vergiss also den Dreiklang des Schwachsinns. Er wird dich nicht weit bringen, dir wird das Gefühl vermittelt, dass es alle hinbekommen, und wenn du es nicht schaffst, schnell, einfach und gesund, dann bist du ein Versager. Und das stimmt nicht.

Also denk an die drei Fragen, die man sich vor einer Reise stellen sollte.

1. Wo befinde ich mich gerade?

Frage dich, wo du gerade stehst. Wie viel wiegst du, und wie kam es dazu? Ein Problem hat immer auch eine Ursache. Nimm dir dafür Zeit, stell dich auf eine Waage, schreibe dir auf, was dir einfällt und sprich darüber. Hör auf, aus deinem Gewicht ein Geheimnis zu machen. Du bist okay, so wie du bist, du möchtest nur gesünder werden. Was du wiegst, sollte dabei keine Hürde sein. Und lass dir um Himmels willen nicht einreden, dass du zu viel wiegst, um es schaffen zu können. Ich habe mit 340 Kilo angefangen und sage dir, du kannst alles schaffen.

Mache eine Bestandsaufnahme, wie es dir geht. Was machen deine Gesundheit, dein Körper, deine Seele? Wie fühlst du dich, und was stört dich, was könnte besser oder anders sein? Dies ist dein Startpunkt, der Moment, an dem alles beginnen kann.

Es ist dabei übrigens nicht wichtig, wo du schon einmal warst. Egal, wie oft du schon an einer Diät zerschellt bist, wie oft du es schon erfolglos versucht oder vielleicht sogar wieder zugenommen hast. Du kannst an der Vergangenheit nichts ändern, also denke nicht schlecht über dich, nur weil du es bisher nicht gebacken bekommen hast. Vielleicht war es noch nicht die richtige Zeit, oder du hattest schlicht die falsche Waffe fürs Schlachtfeld gewählt. Egal. Das nimmst du nicht mit auf deine neue Reise. Nur die Erfahrung, wie die Erinnerung ans Meer aus dem letzten Urlaub, die nimmst du mit, um aus Fehlern zu lernen. Sieh deinen Start nicht als Strafe, jetzt noch einmal alles machen zu müssen; sieh es als Chance, dich noch einmal neu erfahren und erfinden zu dürfen. Es wird Menschen geben, die etwas Dämliches sagen werden wie: «Na, da darf man dann ja wohl gespannt sein, beim letzten Mal hat es auch schon nicht funktioniert.»

Mein Ratschlag: Lächeln, nicken, «Arschloch» denken.

Wer es nicht besser macht, darf seine Meinung behalten.

2. Wo soll die Reise hingehen?

Wo möchtest du mit dir, deinem Körper und deinen Wünschen hin und warum eigentlich? Worum geht es dir dabei? Um ein Gewicht? Dann schreibe das auf. Geht es dir um Gesundheit, dann definiere, was du gerne möchtest. In meinem Fall war damals ganz klar, dass ich wieder ohne Schmerzen laufen können möchte, dass ich das Gefühl für meinen Körper zurückmöchte, und ja, auch dass nicht mehr jeder über mich lacht. Was sind deine Punkte, und was davon ist dir wirklich wichtig? Wo geht deine Reise hin? Das Ziel einer solchen Reise ändert sich auf dem Weg übrigens mehrfach. Nicht weil das Gewicht so schwankt, sondern weil Prioritäten sich ändern. Viele meiner Klienten erzählen mir irgendwann im Laufe unserer Arbeit, dass es plötzlich nicht mehr darum ging, 70 Kilo zu wiegen, sondern darum, gesund und zufrieden zu sein. Auch das ist ein Ziel, wie schaut deines aus?

3. Wie komme ich dort heile an, und wie schaffe ich es, nicht auf halber Strecke liegenzubleiben?
Nimm dir Zeit, um herauszufinden, was dir guttut. Ich habe für mich ein paar grundlegende Dinge festgestellt: dass ich in keinem Fall mit winzigen Mengen zurechtkomme oder dass ich wirklich schlechte Laune bekomme, wenn man mir die Kohlehydrate wegnimmt. Auch muss ich irgendwas essen, wenn ich nach der Arbeit heimkomme, und zwar sofort. Wenn du deine Macken kennst, dann tue nicht so, als hättest du sie nicht, sondern plane sie ganz einfach mit ein. Was magst du gern, worauf kannst du in keinem Fall verzichten, was würdest du nur für eine Diät, niemals aber dein Leben lang tun wollen? Welcher Sport rockt dich oder kotzt dich zumindest am wenigsten an? Gibt es vielleicht jemanden, der dich begleiten kann, oder brauchst du externe Hilfe? Ich kenne da eine super Ernährungsberaterin, bisschen dick, aber ganz unterhaltsam.

Was brauchst du, um durchzuhalten?

Kläre all diese Punkte für dich, bevor du wie von der Tarantel gestochen mit irgendeiner Methode, deinem nachlässig gepackten Koffer und im Minirock in der Arktis auftauchst.

Nimm und lass dir Zeit. Du kommst, wenn du es richtig anstellst, schon an deinem Ziel an. Vielleicht bist du nicht die Erste, aber wen kümmert das, wenn du dafür diejenige bist, die am längsten bleiben darf?

Bon Voyage!

Mythos Diät vs. Fab Five

«Frau Jäger, haben Sie es vielleicht schon einmal mit einer Diät probiert?»

Ich stehe, wie so oft, nichtsahnend an der Gemüsetheke des Lebensmitteldealers meines Vertrauens und beäuge aufmerksam Früchte aus aller Welt, als mir eine nette Frau um die 50 auf den Oberarm tippt. Noch während ich mich zu ihr drehe, eröffnet sie das Gespräch: «Entschuldigen Sie, dass ich Sie einfach so anspreche aber ...», und ich kann sie fast schon hören, die magischen zehn Worte, die ankündigen, dass jetzt eine Lehrstunde in Sachen Ernährung auf mich wartet: «... haben Sie es vielleicht schon einmal mit einer Diät probiert?» BÄM. Da ist sie, die Frage aller Fragen. Das verbale Gegenstück zu «Hast du abgenommen?». Das verklausulierte «Ich finde Sie übrigens zu dick!», getarnt als Ratschlag. So wie «nett» eben der kleine Bruder von «scheiße» ist. Ab diesem Moment wird mir dann, meist in epischer Breite, erklärt, wie derjenige oder dessen naher Verwandter es denn geschafft hat. Das alles, natürlich, ganz einfach ist, ich solle es doch auch einmal ausprobieren, was hätte ich schon zu verlieren.

Ich frage mich im Gegenzug ja immer, wie man überhaupt darauf kommt, mich oder andere Übergewichtige auf diese Art anzusprechen. Dabei finde ich es nicht einmal schlimm, eher verwundert es mich. Da stehe ich also irgendwo im Supermarkt, sehe einen fetten Menschen und denke mir, dass heute ein ganz besonders guter Tag ist, um einmal eine gute Tat zu tun, und bevor ich dem Obdachlosen vor der Tür die Zeitung abkaufe, hier im schnieken Hamburg-Eppendorf, und mir dabei womöglich noch einen

Nagel abbreche, helfe ich dem fetten Kind dort vorn auf seinem Weg zur Glückseligkeit. Schnurstracks stöckele ich rüber, tatsche das wabbelige blonde Ding kurz an und offenbare ihr, voller Herzensgüte, meine hilfreichen Hinweise in Sachen Gewichtsverlust. Immerhin habe ich diese in jahrelanger Kleinstarbeit genauestens recherchiert und getestet. Na ja, gut, nicht ganz und auch nicht getestet, aber ich kenne jemanden, also meine Tochter, die hat das gemacht. Ja, na ja, ein wirkliches Gewichtsproblem hat sie auch nicht, und die Recherche beschränkt sich auf das Lesen eines Artikels in einer Zeitung, aber ab und an, wenn die Golfhose zwickt, dann hilft immer dieser Rat, den ich nun loswerde. Dann fühle ich mich besser, habe ich doch immerhin ein armes Menschenkind auf einen guten Weg gebracht. Man hilft ja, wo man kann.

Es hat eine Zeit gegeben, in der hätte ich abweisend bis aggressiv auf eine solche Offerte reagiert, hätte gefragt, was sie sich denn einbilden würde, mir einen solchen Ratschlag zu erteilen, und ob sie denn nichts Besseres zu tun hätte. Solle sie doch selbst sehen, wo sie im Leben bleibt, und mich in Ruhe lassen, außerdem würde ich bereits abnehmen, also wäre das alles eine bodenlose Frechheit, und außerdem, wer mich nicht mag, wie ich bin, soll halt wegbleiben. Noch früher, auf meinem Weg hin zum Übergewicht, hätte ich ihr meine Leidensgeschichte erzählt und versucht, die leise Verachtung, die ich unterschwellig wahrnahm, in Mitleid oder sogar Anerkennung zu wandeln. Übrigens hat das nicht ein einziges Mal funktioniert. Ich habe eben nie verstanden, dass es nicht darum geht, meine Antwort zu hören, sondern darum, die eigene Meinung kundzutun. Oft wurden die Ratschläge von Blicken begleitet, von einem Tätscheln und einem «Na ja». Und ich schwöre, wenn mir nur einer noch einmal «Muss ja jeder selber wissen» gesagt hätte, hätte ich ihn noch im Laden aufgegessen.

Ich konnte damals nicht lächeln und souverän reagieren. Ich

konnte ja nicht einmal souverän stehen, ohne zu schwitzen, was meine Position als Abnehm-Orakel an der Obsttheke natürlich nicht gerade stärkte. Ich hätte und habe sehr wütend reagiert. Eine wütende, fette, schwitzende Frau mit damals noch pink Haaren und einem winzigen Apfel in der Hand. Ich muss einen albernen Anblick geboten haben. Oder einen imposanten. Für Kinder, kleine Männer und wackelige Stühle.

In mir drin war aber nicht nur Wut. Es geht niemals nur um Wut, wenn dicke Menschen auf Kommentare ihrer Umwelt ob des eigenen Gewichtes mit Angriffslust reagieren. Es ist viel schlimmer. Es geht um Verletztheit. Es geht um wunde Punkte, um Scham und um die Angst, schon wieder nicht akzeptiert, sondern ein Sonderling zu sein. Letzteres ist übrigens ein fürchterliches Gefühl, wenn man sich die Rolle des Sonderlings nicht selbst ausgesucht hat.

Also? Hat Frau Jäger es schon einmal mit einer Diät probiert?

Die Antwort darauf ist: Nein. Ich habe es nicht mit einer Diät probiert. Ich habe es mit allen Diäten probiert, die auf dem Markt zu finden waren, und ich muss sagen, dass ich nur wenige Ideen in meinem Leben hatte, die dämlicher waren als diese. Na ja, vielleicht die eine, als ich der Meinung war, es wäre ein mega Plan, mir mit einer heißen Nadel und einer Kartoffel ein Ohrloch zu stechen, das sich dann, wie sollte es auch anders sein, böse entzündete. Oder damals, als ich mir die Unterlippe habe piercen lassen und wochenlang aussah, als hätte Klitschko mir mit 180 km/h ins Gesicht gefasst, und ich das Piercing nach nur wenigen Wochen wieder entfernte. Jetzt habe ich für immer eine kleine Narbe unter der Unterlippe und Angst vor Kanülen. Diese Ideen waren vielleicht dümmer. Aber auch nur vielleicht, bedenkt man die Tatsache, dass mein Ohr abheilte und meine Unterlippe abschwoll, meine Waage aber noch immer um Gnade fleht, wenn ich mich auf sie stelle.

Ich werde sehr häufig nach meiner Meinung über Diäten gefragt, und ich habe einen sehr klaren Standpunkt, den man sich ganz einfach merken kann: Geh mir weg mit dem Mist. Ich halte nichts, gar nichts, absolut nixnix, von Diäten jeder Art. Ich wiederhole: jeder Art!

Alles an der Natur einer Diät ist schlichtweg falsch, schlecht, deprimierend, und das Versprechen, das hinter einer Diät steckt, ist eine kackfreche Lüge. Wenn du dich also fragst, wann denn endlich meine verdammten ultimativen Tipps kommen, wie du dein Gewicht reduzieren kannst, gebe ich dir gleich meinen ersten: Auf keinen Fall mit einer Diät!

Das Wort Diät kommt vom griechischen Wort «díaita» und wurde ursprünglich im Sinne von Lebensführung oder Lebensweise verwendet. Heute verwenden wir es meistens, um eine Ernährungsweise zu beschreiben und meinen damit fast immer eine kalorienreduzierte oder bestimmte Ernährungsbausteine weglassende Kost, die zum Gewichtsverlust führen soll. Dabei sind Diäten ebenso in der Politik wie in vielen anderen Ernährungsbereichen zu finden. Auch Menschen, die zunehmen müssen, leben nach einer Diät, oder jene, die eine bestimmte Ernährung aufgrund einer Erkrankung einhalten müssen. Politiker leiden nur selten unter ihren Diäten. Diät heißt also nicht grundsätzlich, dass es ums Abnehmen geht, auch wenn wir es natürlich fast immer in diesem Zusammenhang verwenden. Ich habe wie gesagt schon so ziemlich jede Diät probiert, die man sich nur vorstellen kann.

Nur dies oder nur das essen, alles essen, aber das eine nicht. Von allem nur die Hälfte oder von der Hälfte die Hälfte. Nur morgens oder nur abends, alles voneinander getrennt oder alles auf einmal. Nur Pulver oder nur Kohl oder mit stundenlangen Pausen zwischen den Mahlzeiten und heeey, toll, Wunderbeeren aus Afrika!

Wenn es darum geht, mir Tipps zu geben, wie ich fettes Ei doch bitte bis vorgestern meine Kilos runterbekomme, sind Menschen nicht nur redselig, sie werden auch spontan sehr kreativ. Fast alle haben «da letztens was drüber gelesen. Das soll super sein!» Ein immer wieder sehr hilfreicher Ratschlag, wie ich finde. Ich habe letztens übrigens irgendwo gelesen, dass Ertrinken im letzten Moment doch gar nicht so schlimm ist, weil man durch den Sauerstoffmangel angeblich so eine Art «Hoch» empfindet und Farben sieht, wie auf einem Drogentrip. Geilo! Zwar ist man dann am Ende trotzdem tot, aber hey, ich meine, Farben! Toll! Gleich mal Wildfremden empfehlen.

Da wird mir schwerstens angepriesen, ich solle die Wunderknolle aus – hier irgendein Land einfügen – doch mal probieren oder weniger Fett essen, das helfe ganz besonders. Das heißt, wenn ich nicht gerade zu sehr damit beschäftigt bin, weniger Zucker zu mir zu nehmen. Ach, am besten verzichte ich gleich auf beides. Sicher ist sicher.

Und ich soll auf Kohlehydrate verzichten. Immer und für immer, das ist ganz entscheidend, und auf Fleisch und Süßigkeiten, da ist nämlich viel Zucker drin, muss ich wissen. Verrückt, wäre mir nicht aufgefallen. Außerdem soll ich unbedingt weniger Cola trinken, es liegt doch auf der Hand, dass das fett macht, warum komme ich da nicht von selbst drauf? Zwar trinke ich gar keine Cola, aber da das alle Dicken tun, so wie auch alle Dicken den ganzen Tag nur Sahnetorte essen, ist das ein wirklich hilfreicher Ratschlag.

Dann sind da noch die Stars, und das Lieblingskäseblatt im Wartezimmer meines Arztes erzählt, dass die so Beeren essen, Acai heißen die, probier du das doch auch mal und lass das mit dem Salz, das lagert Wasser ein. Wäre das ein guter Zeitpunkt für den Tipp mit dem Ertrinken? Wasser macht wohl nur dann alles farbenfroh, nicht aber wenn es sich in den Beinen staut, ich verstehe. Trink abends Ananassaft und morgens Milch und mittags nur Wasser und nimm kleinere Teller und streiche die Wände blau, das zügelt den Appetit! Ein Apfel statt einer Tafel Schokolade, das ist besser, und Knäckebrot hat ja quasi keine Kalorien, ähnlich wie Müsli, das ist ja so gesund, und hast du schon mal was von Stevia gehört? Außerdem darfst du abends nichts essen und nach 17 Uhr sowieso schon mal nicht, und auf Gemüse verzichte bloß, das macht nämlich Krebs, und ein Apfel am Tag zu viel macht auch schon dick. Bananen und Weintrauben gehen gar nicht, die haben so viel Zucker. Man kennt das ja! Wer von uns stand nicht schon auf der Waage, kniff die Augen zusammen und musste bei der Frage, wo die ganzen Kilos herkommen, ehrlich antworten:

«Wissen Sie, schuld sind die Bananen! Diese fiesen Mistdinger gehen ja immer sofort auf die Hüften! Das liegt bei uns in der Familie. Ich brauche quasi nur zuzusehen, wie jemand einen Apfel isst, und nehme sofort zu. Und hören Sie mir auf mit Weintrauben – Teufelszeug. Elendiges!»

Alle Menschen scheinen zu wissen, wie es geht, ganz besonders die, die es nicht nötig haben. Trotzdem sind rund 70 Prozent der Männer und 50 Prozent der Frauen in Deutschland übergewichtig, jeder fünfte Deutsche ist sogar fettsüchtig, Tendenz steigend. Und das im Wunderland der Diätmöglichkeiten. Interessant.

Es wäre ja nicht so schlimm, wenn man sagen dürfte: «Das ist sehr nett, aber ich glaube, ich mache das lieber auf meine Art.» Dumme Idee, denn dann schnappt das Volk ein, und ich ernte Sätze wie: «Ja, okay, bitte schön. Wenn du fett bleiben willst, ist ja deine Sache ... Sieht man ja, wie toll du das hinbekommst.»

Das ist meine Lieblingsantwort, bei der ich sofort ausrasten könnte. Tue ich aber nicht. Ich atme tief durch, harke meinen inneren Zen-Garten und versuche, mich zu erklären. Ich kann allerdings so oft sagen, wie ich will, dass ich nach nun knapp 170 Kilo Gewichtsverlust durchaus weiß, wie es geht, und dass ich vor allem auch weiß, wie es nicht geht – es trifft auf taube Ohren. Immerhin habe ich Abnehmen und Diäten weder studiert, noch bin ich schlank, was meine Kompetenz sofort zu minimieren scheint. Darüber hinaus stand das letztens genau so in einer Zeitung, dass mit den Beeren, also muss da was dran sein! Sogar die Angelina Jolie, das fette Ding, nimmt die. Oha. Na dann.

Dabei bin ich gar nicht taub, wenn es um Tipps geht; ich habe nur schon etliches ausprobiert und einen sehr langen Weg hinter mir, bin oft genug gescheitert, gegen Wände gerannt und saß oft genug heulend im Bad, um zu wissen, dass es eben nicht «mal eben so» läuft und diese ganzen Diäten auf Dauer nichts verändern. Diäten sind nie ein guter Tipp, sondern immer der Anfang vom Ende. Bedanke ich mich nun also höflich für die Ratschläge und versuche zu erklären, warum die Tabletten, das Pülverchen, die Knolle, der Smoothie, die Wunderbeere oder weiß der Geier was für mich nichts sind und wie ich es handhabe, dann ist Polen so weit offen, dass man Russland durchschieben kann.

Wenn man sich schon erbarmt, einem fetten Menschen den Ratschlag aller Ratschläge zu geben, auf den er doch nur gewartet haben kann, dann hat er gefälligst noch an Ort und Stelle mit Situps anzufangen, alles andere ist eine unangemessene Reaktion!

Meistens ist mein Gegenübers empört und knurrt: «Ach, und du hast jetzt das Wundermittel, oder was?»

Ich habe kein Wundermittel. Oder doch, warte: Ja! Ich habe ihn gefunden, den Stein der Weisen, den Weg zum Gewichtsverlust, das Rad habe ich dabei auch gleich noch erfunden und den Löffel und die Glühbirne und den atmungsaktiven Gummianzug und die Pommeshose.

Und so sieht es aus: Probiere es doch mal mit etwas ganz Verrücktem und scheiß auf Diäten!

Und warum?

Weil sie aufgrund ihrer Beschaffenheit schlicht nicht funktionieren können.

Diäten beschäftigen sich fast immer damit, dem Körper etwas zu entziehen oder etwas vorzuenthalten. Sie basieren auf einer Verminderung eines oder mehrerer Nahrungsbestandteile wie beispielsweise Kohlehydrate, Eiweiße und Fette, und das meist im Zusammenhang mit einer Senkung der Gesamtenergiemenge, also der Kalorien. Hinzu kommt, dass sie auch noch auf einen kurzen Zeitraum ausgelegt sind. Also isst man also entweder die Hälfte aller Lebensmittel nicht oder ernährt sich nur von einem. Man hungert, lässt alles Mögliche weg, ersetzt es durch Chemie oder Sojapülverchen oder anderen kuriosen Kram und wiegt zwei Wochen später erst 5 Kilo weniger, nach einem Monat dann 12 weniger und nach sechs Monaten 17 Kilo mehr.

Was hat man gelernt oder geändert? Ach ja, gar nichts, denn darum geht es ja bei keiner Diät. Nahrung wegzulassen bringt keinen Lernerfolg. Einem Kind nur zu sagen, es dürfe etwas nicht, hat noch niemals dabei geholfen zu verstehen, warum das so ist. Das Kind bin in diesem Fall ich – und du bist es übrigens auch. Verstanden hat man also nichts, aber dafür abgenommen. Bravo.

Eine Diät wirkt auf übergewichtige Menschen wie eine verdammte Sirene auf Seefahrer; je verzweifelter, desto Diät. Schnell, einfach und gesund, wir hatten das Thema bereits. Dabei ist eine Diät nicht individuell und betrachtet nur einen winzigen Teilaspekt eines Menschen, nämlich dessen Übergewicht. Und das ist ein Problem. Und die Frage, warum es zum Übergewicht kam oder was vielleicht schiefläuft, stellt sie auch nicht. Und so fällt man nach der Diät schnell wieder in Verhaltensmuster, die man kennt, oder, und das passiert genauso häufig, man diätet eben immer mal wieder weiter. Und während man diätet, verliert man langsam den Bezug zum Essen und klammert sich an Methoden, weil man nicht weiß, was eigentlich noch gut für einen ist und was nicht. Wer übergewichtig ist, hat zu viel gegessen. Umkehrschluss: Wer weniger isst, nimmt ab. Wer sehr viel weniger isst, nimmt schnell ab.

Zudem ist eine Diät in den meisten Fällen auf einen bestimmten Zeitraum begrenzt, was zwangsläufig dazu führt, dass man irgendwann wieder ohne sie leben muss. Und ohne Wissen, wie es nun weitergehen soll. Eine Ausnahme bilden da die Konzepte, denen man für immer folgen soll und die gerade schrecklich en vogue sind – bis die ersten Studien in 3 Jahren zeigen, dass der nächste Trend viel erfolgversprechender ist.

Warum lassen wir uns eigentlich so verarschen?

Abnehmen ist exakt zwei Sachen nicht:

1. Unmöglich.

2. Einfach.

Und dabei ist es egal, wie viel man wiegt oder wie viel man abnehmen möchte.

Ein Kilogramm wiegt bei jedem von uns exakt – Achtung, jetzt kommt es ganz dicke – ein Kilogramm und ist dementsprechend schwer von den Hüften zu bekommen. Viele Menschen glauben, dass ich kein Verständnis hätte für diejenigen, die nur ein paar Kilos verlieren müssen. Ich möchte an dieser Stelle ganz ausdrücklich betonen, dass ich jeder Form von Gewichtsproblem, ob zu viel oder zu wenig, mit dem gleichen Ernst und Respekt begegne, vollkommen ungeachtet wie viel ich abgenommen habe oder noch abnehmen will.

Wenn du mit dir unzufrieden bist und abnehmen möchtest, ist es egal, um wie viel es geht. Ein Problem ist es immer dann, wenn es für dich belastend ist. Natürlich sind in meiner Welt 10 Kilo ein Witz, aber ich stecke nun einmal nicht in deiner Haut. Mir bedeuten diese 10 Kilo weniger aber genauso viel wie dir. Verlass dich drauf.

Der Weg dahin ist immer ähnlich, und der Schlüssel zum Erfolg liegt nicht in Pülverchen, sondern in Dingen, die so banal wie schwierig und erschreckend sind.

Und hier sind sie, meine Fab Five im Kampf gegen jedes Kilo, aber auch gegen jede Diät:

Ehrlichkeit, Ausdauer, Ernährung, Bewegung und Humor. Alles schon tausendmal gehört und gelesen, nicht wahr? Okay! Klar! Ich ja auch. Nur noch eine kurze Frage, bevor du aus den Seiten hier einen Papierflieger baust, weil du dir eigentlich von der Jäger mehr versprochen hast: Wenn du das alles schon einmal gehört hast, warum hast du es bislang nicht umgesetzt? Weil es so einfach und naheliegend klingt, dass es schlicht nicht stimmen kann? Weil es am Ende nicht genug kostet, um wirkungsvoll sein zu können? Weil wir es gewohnt sind, für eine Abnahme bluten und leiden und vor allem hungern zu müssen? Dieses Phänomen kenne ich etwas zu gut von mir selbst. Wenn es nicht schlimm ist, kann es nicht wirkungsvoll sein. So ein Bullshit. Sehr, sehr häufig höre ich: «Och nee, Nicole, echt nicht! Ehrlichkeit, Ausdauer, Ernährung ... Das ist scheißanstrengend, und weißt du, wie lange es dauert, bis ich meine ganzen Kilos auf diese Art runterhabe? Das muss doch einfacher und schneller gehen!»

Ja, klar ist das anstrengend. Erfolg kommt nur im Duden vor Fleiß, aber anstrengend heißt ja nicht gleich, dass es auch scheiße, spaßbefreit oder unlösbar ist. Zweitens: Ja, ich weiß, wie lange das dauert. Drittens: Es geht schneller, natürlich, kommt halt darauf an, ob du übermorgen auch noch schlank sein oder von vorn anfangen willst. Oder ob du für den Rest deines Lebens einem Ernährungskult nach dem anderen folgen willst.

Denn, so leid es mir tut, die Antwort lautet: Nein! Sorry, aber die Wahrheit ist, es geht auf Dauer nicht einfacher und schneller, und ja, ich weiß, wie lange das dauert, und ich wiege aktuell noch weitaus mehr als die meisten, die abnehmen wollen, obwohl ich mich schon einmal halbiert habe. Wenn also jemand von einem langen Weg spricht, dann weiß ich, wie sich das anfühlt. Lang! Unendlich lang. Das Dumme an langen Wegen ist, dass auch sie nur kürzer werden, wenn man seinen hübschen Hintern hochbekommt und anfängt, sie zu gehen.

Ich weiß: Schnelle Diäten sind verlockend, aber sie machen dich kaputt. Sie rauben dir das Gefühl für dich selbst, deine Chance auf wirkliche Veränderung, die Leidenschaft am Essen, den Genuss und am Ende irgendwann die Hoffnung und das Selbstvertrauen, weil du glaubst, ein schlimmer Versager zu sein, wenn du mal wieder an einer Diät gescheitert bist. Dabei bist nicht du der Versager, sondern die Diät.

Funktionierende Diäten sind ein Mythos. Ähnlich wie Einhörner, der Topf voll Gold am Ende des Regenbogens oder Handwerker, die wirklich zwischen 8 und 18 Uhr kommen. Denn wenn sie tatsächlich gelingen würden, warum brauchen wir sie nach all den Jahren dann überhaupt noch?

Ananas und ihr Bullshit-Enzym

Von all den Mumpitzdiäten machen mir die am meisten Spaß, die behaupten, den einen kleinen Kniff gefunden zu haben, mit dem abnehmen ein Kinderspiel wird. Es werden die kuriosesten Versprechungen gegeben: dass das Lebensmittel der Wahl besonders viel Fett verbrennt und quasi schon im Mund gezielt an den Stellen ansetzt, die einen am meisten nerven, oder dass schon beim Kauen bestimmter Nahrungsmittel Kalorien verbraucht werden. Damit das Ganze ein bisschen klüger und wissenschaftlicher klingt, wird mit Begriffen wie Enzyme, Hormone und Abkürzungen aus dem Chemiebaukasten um sich geworfen. Daneben ist meistens noch das Bild einer schlanken Frau, die mit geradezu orgastischem Hochgenuss in dieses bestimmte Lebensmittel beißt. Und schon ist sie auf Erfolgskurs, die neue Diät. Auf Platz 1 dieser absurden Diätmythen steht für mich schon seit langem die Ananas-Diät.

Die Ananas-Diät ist schon recht alt, wird aber mindestens einmal im Jahr aufgewärmt und wiederbelebt und geistert dann als lauwarmer Diätzombie durch die Frauenzeitschriften des Landes, um der moppeligen Leserin ihren Traum von der Bikinifigur zu ermöglichen.

Worum es bei der Diät geht, ist offensichtlich. Um Ananas! Und zwar nur um Ananas.

Gegessen werden sollen täglich 2 bis 3 Kilo Ananas, ausschließlich frische bitte, kein Dosenobst, und sonst nichts. Dazu darf es Wasser, ungesüßte Tees und, Überraschung, Ananassaft geben.

Ananas soll angeblich dabei helfen, schnell und sichtbar abzunehmen, ein wahres Diätwunder. Denn sie ist nicht nur gesund, sondern enthält Enzyme, die fettverbrennende Eigenschaften haben und entschlacken sowie entgiften. Geil! Enzyme! Ich liebe Enzyme. Ganz besonders dann, wenn sie mich schlank machen! Toll, diese Ananas! Was die alles kann! Und dann ist sie auch immer so gut frisiert!

Die Dauer der Diät ist dem Diätenden selbst überlassen, sie sollte aber nicht zuuu lange gemacht werden. Was hier «zu lange» heißt ist, bleibt im Unklaren, aber irgendwo zwischen schlank und Nasenbluten aufgrund von Mangelerscheinungen soll man wohl aufhören.

Macht ja nichts, dass es da nichts Genaueres drüber gibt, wir sind ja wahre Meister darin, uns und unseren Körper vernünftig einzuschätzen, wie man an der Bundweite der Hose unschwer erkennen kann.

Schauen wir uns diese Wunderfrucht-Diät doch einmal genauer an.

Ein Kilo Ananas hat etwa 560 Kalorien. Wenn wir davon ausgehen, dass man laut Anleitung 2 bis 3 Kilo Ananas am Tag essen soll, kommt man auf etwa 1120 bis 1680 Kalorien. Gerundet. Für die meisten von uns heißt das, dass die Ernährung weit unter dem Gesamtumsatz des Körpers bleibt. So weit schon mal alles, wie es sein soll, denn zum Abnehmen müssen wir ja Kalorien sparen. Heißt es zumindest.

Wie wir schon gelernt haben, soll man als Frau etwa 2000 bis 2300 und als Mann 2300 bis 2900 Kalorien veranschlagen, je nachdem, wie schwer die körperliche Tätigkeit ist, ob man die Deutsche Gesellschaft für Ernährung (DGE) oder ein anderes Institut zu Rate zieht. Wie wir es also drehen und wenden: Selbst wenn man die empfohlenen 2 bis 3 Kilo Ananas jeden Tag futtert, bleiben wir weit unter dem veranschlagten Energiebedarf und nehmen zwangsläufig ab.

Das! Ist! Ja! Total! Innovativ!

Das Ganze nennt sich dann negative Energiebilanz und ist schlicht das, was mit ein wenig Bewegung zu einer Abnahme führt, weil der Körper diese Energiebilanz wieder ins Gleichgewicht bringen muss.

Magisch, nicht wahr?!

Dazu braucht es übrigens keine Ananas.

Und hier ein kleines Geheimnis: Was das Abnehmen angeht, mal ganz unabhängig vom Gesundheitsaspekt, ist es egal, was wir essen.

Ich kann auch jeden Tag Pizza oder Schokolade essen und nehme damit ab, immer vorausgesetzt, ich weise am Ende des Tages eine negative Energiebilanz auf. Das geht mit jedem anderen Lebensmittel auch. Vollkommen egal, wofür du dich entscheidest, der Effekt ist genau der gleiche. Bleibt man unter dem Gesamtumsatz, nimmt man ab, mit Fensterkitt oder mit Schokopralinen. Die Annahme, dass «gesunde» Lebensmittel allein schon eine Abnahme zur Folge haben, während sogenannte «schlechte» Lebensmittel stets zu einer Zunahme führen, ist schlicht falsch. Abnehmen ist Physik und Biologie und keine Zauberei. Es wird durch Energie bestimmt, nicht durch bestimmte Lebensmittel. Der Energiebilanz ist es egal, woher die Kalorien kommen. Achtung: Nur der! Deinem Körper und deiner Gesundheit hingegen ist es ganz und gar nicht egal, und dies ist weiß Gott oder wer immer da auch rumhängt, kein Aufruf zur Fast-Food-Diät. Es geht immer darum, eine ausgewogene Mischung aller Nährstoffe hinzukriegen, und dabei hat Pizza genauso ihre Daseinsberechtigung wie Ananas, gekochter Kürbis oder Obstsalat. Getreu dem Motto: Die Menge macht das Gift. Dass wir uns vorzugsweise ausgewogen ernähren sollen, ist unbestritten, aber hey, reden wir hier über ausgewogene Ernährung oder reden wir über die Ananas-Diät?!

Also bitte!

Da ist ja noch dieser Clou.

Das goldene Einhorn mit den glitzernden Fürzen.

Du weißt schon, der Heilige Gral der Abnehmeritis.

Das sagenumwobene Enzym, das Fett schmelzen lässt. Einfach so. Zack! Und nebenbei ist die Ananas auch noch fürchterlich gesund.

Echt jetzt?!

Ich lüfte mal das Geheimnis.

Das Enzym, von dem hier die Rede ist, heißt Bromelain, und es soll die Fettverwertung im Körper verhindern. Wenn Fett nicht verwertet wird, nehmen wir es nicht auf, sondern scheiden es aus, ohne dass es ansetzt.

So weit die Theorie. Jetzt kommt es noch einmal ganz dicke: Da die Ananas ja eine Wunderwaffe ist, und hier bekommt der Narr endlich seine Glöckchen an die Mütze, kann man als Folge der Aufnahme von Ananas nach Lust und Laune fettreich essen und nimmt trotzdem nicht zu.

An dieser Stelle ein herzliches: Bullshit!

Ananas ist unumstritten gesund, keine Frage, das Enzym existiert in der Ananas tatsächlich, und es ist in der Tat ein Gesundheitsförderer. So beeinflusst es beispielsweise die Fließfähigkeiten des Blutes positiv, wirkt gegen Entzündungen, und durch den hohen Wasseranteil wirkt die Ananas harntreibend. Wer oft Pipi machen muss, der verliert Wasser, und auch das macht sich sehr positiv auf der Waage bemerkbar. Mit dem Fett hat die Ananas allerdings nur sehr wenig am Hut. Die Enzyme sind zwar vorhanden, werden beim Verdauungsvorgang allerdings deaktiviert. Wenn die Bruchstücke der Ananasenzyme in den Darm gelangen, wo sie die Fettaufnahme verhindern sollen, sind sie bereits wirkungslos. Dummerweise müssten sie aber genau hier ihr ganzes Potenzial auspacken, um dem Fett zu sagen: «Du kommst hier nicht rein.» Doch leider hat sich das Enzym zu diesem Zeitpunkt bereits schlafen gelegt und schaut sich die Reise durch den Darm maximal als Beifahrer an.

Tja. Schade!

Aber bis hierhin war das doch ein tolles Ananas-Märchen!

Was also passiert denn nun bei der Ananas-Diät, und warum nehmen wir in der Zeit tatsächlich ab?

Nun, mal abgesehen von dem oben beschriebenen Energiebilanz-Defizit besteht die Ananas einfach gesagt aus viel Wasser und ein paar Fasern. Das klingt unromantisch, und sicher hat sie noch 2812 andere Bestandteile, aber ich bin kein Lebensmittelchemiker, sondern der Erklärbär, ich nehme also an, du verzeihst mir die Oberflächlichkeit meiner Aussagen. Wir essen also viel Ananas, und natürlich füllt das den Magen, das tut ein in einem Glas Wasser aufgelöstes Taschentuch übrigens auch; also an sich kein besonderes Qualitätsmerkmal. Der Magen hat zu tun, wir rennen oft ins Bad, weil wir ständig müssen, und am Ende der Woche haben wir wunde Lippen und eingerissene Mundwinkel, weil diese Frucht zwar lecker, aber auch sehr säurehaltig ist. Die Zunge ist taub, wir schauen beim Shoppen vorher, wo die öffentlichen Toiletten sind, und freuen uns, dass die Waage 3 Kilo weniger anzeigt. Davon beflügelt, machen wir noch ein paar Tage weiter, bis wir eines Nachmittags aus Versehen unserem Partner im Vorbeigehen den Kopf abbeißen. Aus Reflex. Irgendwie. Sorry, Schatz, ich habe nur echt miese Laune und Hunger. Nimm es nicht persönlich.

Was man bei der Ananas-Diät also tatsächlich verliert, ist die Lust auf Ananas und zu einem Großteil Wasser, Darminhalt und gute Laune.

Bei allen Kurzzeit-Abnahme-Projekten darfst du davon ausgehen, dass der Verlust weniger aus Körperfett als vornehmlich erst einmal aus Wasser besteht. Nichts nervt mehr als dieser eine Mensch, der nach den ersten Erfolgen auf der Waage zu dir sagt, dass das ja alles schön und gut, aber leider nur Wasser sei, das man da verloren habe. Dieser Blödsinn ist so weit verbreitet, dass mir Menschen begegnen, die auch nach 20 Kilo Gewichtsverlust noch traurig aus der zu großen Wäsche gucken, weil sie glauben, sie hätten nur Wasser verloren, was sicher gleich morgen zurückkäme. Spätestens wenn es regnet. So weit geht es natürlich nicht. Dennoch sind die ersten 1 bis 3 Kilogramm zu einem Großteil dem verlustig gegangenen Wasser geschuldet, da der Körper zum Ausgleich der Kilokalorien-Bilanz zunächst nicht das gewünschte Fett aufspaltet, sondern seine Kohlehydratlager leert. Kohlehydrate werden im Körper zusammen mit Wasser gespeichert, und dieses verliert man nun einmal als Erstes, bevor es dann irgendwann an die Fettverbrennung geht. Um also wirklich sichtbar und spürbar Fett zu verbrennen, braucht es schon etwas mehr als fünf Tage Ananas-Diät. Hast du eine Ahnung, wie lange ich Ananas essen müsste, um schlank zu werden? Bevor ich in meinem Bikini ankomme, hätte mir die Fruchtsäure den Unterkiefer weggeätzt, aber wenn man von diesem kleinen Schönheitsmakel absieht, klingt das alles sehr verlockend.

Außerdem gibt es ja noch das alte Diät-Problem: Die Ananas bringt uns nichts bei, und schon fallen wir nach dem Ende der Diät wieder in die alten Verhaltensmuster. Sobald die Zunge nicht mehr so weh tut.

Dass wir nebenbei auch noch unseren Stoffwechsel ins Nirwana katapultieren, der Körper auf «Ach du Scheiße, ist Krieg oder was? Okay, wenn es nichts gibt, dann verbrenne ich besser erst einmal weniger. Sicher ist sicher!» umschaltet und wir uns das Jo-Jo-Gespenst ins Haus holen, von dem wir irgendwie noch nicht so ganz begriffen haben, was es eigentlich ist, muss ich vermutlich nicht mehr erwähnen.

Unser Stoffwechsel braucht übrigens etwa fünf Tage, um sich auf die aktuelle Ernährungssituation einzustellen. Fünf Tage, um alles falsch zu machen, was man falsch machen kann. Das ist ein sehr kurzer Zeitrahmen, gerade wenn man bedenkt, wie lange manche Diäten dauern. Sobald man dann wieder «normal» isst, und sei es noch so gut, hat man erst einmal mit einem Stoffwechsel zu tun, der der Menge an Kalorien nicht gewachsen ist, weil er nach wie vor auf Sparflamme verbrennt. Nur dass der vermeidliche Überfluss nun nicht ausgeschieden, sondern eingelagert wird. Als Reserve. Besser ist das, denn der Körper weiß ja nicht, wann du oder ich das nächste Mal wieder auf die gnadenlos bescheuerte Idee komme, uns zwei Wochen lang nur von diesem Faserzeug mit lecker Enzymen zu ernähren.

Mein Fazit in Sachen Ananas-Diät ist das gleiche wie bei jeder anderen Diät auch: Tue! Dir! Das! Nicht! An!

Nicht mit der Ananas und auch mit sonst keiner Frucht-, Sommer-, Bikini- oder irgendwie gearteten Diät. Unter keinen Umständen brauchst du diese Erfahrung, und solltest du sie schon gemacht haben, dann sei nicht so dämlich und versuche es ein zweites oder drittes Mal.

Also lassen wir die Ananas Ananas sein und nehmen sie als das, was sie ist: eine tolle Frucht, von der du immer gerne so viel essen kannst, wie du magst. Aber erwarte außer Genuss und Vitaminen bitte keine Wunder.

Das Gleiche gilt übrigens für jede Diät, die nach diesem Prinzip funktioniert: die Kohlsuppen-Diät, die Kartoffel-Diät, die Erdbeer-Diät, die Obst-Diät, die Gemüse-Diät, die Lauch-Diät, die Eier-Diät. Das Geheimnis ist dabei nie die eine Wunderzutat, das sagenumwobene Hormon oder Enzym. Du könntest dir genauso gut, anstatt zu essen, täglich fünfmal ein Brett vor den Kopf schlagen und dazu sechs Liter Früchtetee trinken, der Effekt wäre der gleiche: schädlich für den Körper, kurzfristig Erfolg auf der Waage und garantiert ausgesprochen bescheuert mit verbriefter Garantie auf

Kopfschmerzen. Im Übrigen gibt es negative Kalorien tatsächlich in nur einer einzigen Darreichungsform: Eiswürfel. Weil sie aus Wasser bestehen, haben sie keinen Nährwert, also keine Kalorien. Im gefrorenen Zustand sind sie nun einmal sehr kalt. Ich weiß, das kam jetzt überraschend. Da der Körper eine konstante Temperatur von circa 37 Grad halten muss, werden Speisen nach dem Essen ebenso abgekühlt wie angewärmt, um im Körperinneren alles hübsch muckelig warmzuhalten. Für den Prozess, das gefrorene Wasser auf die entsprechende Temperatur zu erwärmen, braucht der Körper Energie. Du steckst dir also etwas in den Mund, dieses etwas bringt keine Energie mit, nötigt deinen Körper aber, Energie aufzubringen. Allerdings ist der Energieverbrauch so dermaßen gering, dass du wirklich viele Eiswürfel essen müsstest, um abzunehmen. Lecker, gefrorenes Wasser ohne Geschmack. Sehr gut auch für die Zähne auf Dauer. Tatsächlich ist die Eiswürfel-Diät keine Erfindung von mir, sondern existiert bereits, wenn auch nicht sonderlich populär; sie gilt als eine der vielen Geheimtricks der Stars. Irgendwann muss mir mal einer verraten, woher Stars ihr ganzes Geheimwissen nehmen. Es muss ein ganzes Nest voller Diätverschwörungen geben, irgendwo in Hollywood.

In diesem Sinne hoffe ich, dass du es dir gut überlegst, bevor du der nächsten Sommer-Trend-Diät folgst.

Falls nicht: Hier ist dein Brett.

Ich bin eine Crack-Hure

Ich glaube, es ist an der Zeit, dir etwas zu gestehen. Auch auf die Gefahr hin, später mit Tomaten und Müsliriegeln beworfen zu werden, ich muss diesen todesmutigen Schritt gehen und mich outen. Ich weiß, es ist gewagt, aber ich halte es einfach nicht mehr aus, dieses Leben im Zwielicht der Eiweißmahlzeiten. Ich drücke mich ständig zwischen Chai-Latte-Macha-Tees und Soja-Smoothies herum, immer auf der Suche nach meinem nächsten leckeren Schuss. Heimlich, in einer Ecke des Supermarktes, wenn keiner in meine Richtung schaut, dann greife ich es hektisch aus dem Regal und schmuggle es in meinem Einkaufswagen unter Sojamilch und Salat Richtung Kasse, die Kapuze weit in die Stirn gezogen, und hoffe, dass mich niemand erkennt. Ich kann es nicht länger leugnen. Liebe Leser, ihr musst jetzt ganz stark sein.

Ich bin eine Crack-Hure!

Neeeein! Okay, ich habe in meinem ganzen Leben noch kein Crack aus der Nähe gesehen, aber in manchen Kreisen löst das, was ich eigentlich sagen will, eine ganz ähnliche Reaktion aus, als würde ich mich als Spielplatz-Spanner outen. Bist du bereit für die bittere Wahrheit? Tja. Es ist, wie es ist, ich esse Nudeln, Brot, Kartoffeln und ab und an sogar Schokolade. So. Jetzt ist es raus.

Ich mag sie einfach. Total gern. Wirklich. Ich mag sie nicht nur, ich esse sie auch. In allen Formen. Auch als Reis und Obst. Und Gemüse, sogar Mais und Hülsenfrüchte. Fast jeden Tag in den unterschiedlichsten Formen. Ich bin ein verdammter Kohlehydrat-Junkie und halte das sogar für vollkommen richtig, und mir geht dieser ganze LowCarb-Trend, also «wenig Kohlehydrate», dermaßen auf den metaphorischen Sack, dass ich jetzt eine Lanze brechen muss für all jene, die glauben, sie müssten auf ihr Lieblingsessen verzichten, um abzunehmen, und fortan mit traurigen Hundeaugen auf das Vollkornbrot beim Bäcker schauen, während sie auf ihrem pappigen Eiweißriegel herumkauen.

Daher möchte ich dieses sehr komplexe Thema mit einem ganz klaren Statement einleiten, welches mich durch meinen Abnehmalltag in voller Überzeugung begleitet:

Niemand, der abnehmen möchte, muss auf Kohlehydrate verzichten.

Du nicht. Ich nicht. Niemand!

Ja, ich esse Kohlehydrate, und das schon seit 170 Kilo Gewichtsverlust. Ja, du kannst auf jeden Fall ganz bequem auch mit Kohlehydraten abnehmen, so wie ich und viele, viele andere auch. Kohlehydrate sind weder die Pest noch eine Strafe Gottes.

Glaubt man kaum, ich weiß, denn immerhin ist es gerade heute absoluter Hit, sich einer LowCarb-Ernährungssekte anzuschließen. Im Low- und NoCarb-Bereich tummelt sich aktuell alles, was Rang und Namen hat. Das Who is Who der marktführenden Ernährungstrends ist hier zu Hause und verdient sich dumm und dusselig mit immer neuen Wegen, den bösen Kohlehydraten den Kampf anzusagen.. Erst sind wir alle laktoseintolerant, jetzt sind wir alle glutenintolerant, und ganz besonders intolerant sind wir gegenüber Nudeln, Kartoffeln und der absoluten Hexe des 21. Jahrhunderts: dem gemeingefährlichen Brot. Wir werden überschwemmt mit Methoden zur Gewichtsreduktion, die uns sexy und schlau und schön machen sollen, und die Trends nehmen immer merkwürdigere Züge an. Sah man in den 80er Jahren wenigstens nur scheiße aus, wenn man einem Trend folgte, ich übrigens auch, so muss man sich heute für eine Ernährungsglaubensfrage entscheiden, wenn man irgendwie mit dabei sein will, und dann diese Ernährungsform verbissen verteidigen. Oder man muss sich rechtfertigen, wenn man es anders macht. Dabei ist eine Ernährungsreligion krasser als die andere; wir leben in einer Zeit, in der wir gefühlt 80 Prozent aller Lebensmittel für giftig, verseucht oder ethisch bedenklich halten, sodass wir uns von morgens bis abends schuldig fühlen und ständig detoxen, Base-Tabletten schlucken und uns clean eaten müssen, damit wir bloß nicht an der nächsten Portion Nudeln verrecken. Dieses Teufelszeug.

Mein absoluter Lieblings-Hass-Trend ist also tatsächlich die ganze LowCarb- und NoCarb-Bewegung.

Mich regt dabei weniger die Tatsache auf, dass Menschen überhaupt zu diesem Mittel greifen, als vielmehr, mit welcher Vehemenz der Eindruck vermittelt wird, der einzige Weg raus aus der Gewichtsmisere führe über den Verzicht auf Kohlehydrate. Wenn ich dazu befragt werde, wie ich denn mein Gewicht bisher verloren habe, kommt das Gespräch sehr schnell von Diäten zu der alles entscheidenden Frage, was man alles nicht essen dürfe, um langfristig abzunehmen. Diese Liste der vermeintlich verbotenen Lebensmittel wird von der unumstößlichen Königin der Nahrungsbausteine angeführt: der Kohlehydrat-Schlampe. Als ungeliebtes Stiefkind von Herrn Eiweiß und Frau Fett muss sie neuerdings ein Schattendasein in zwielichtigen Gassen führen und darf nur noch heimlich in dein Auto steigen, wenn du am Straßenrand hältst und gerade niemand guckt. Dabei sind Kohlehydrate total super, man muss nur wissen, wie man damit umzugehen hat.

Es gibt nämlich keine schlechten Lebensmittel.

Ich weiß, das sehen viele Menschen anders, und ich gebe ihnen insofern recht, als dass auch ich der Meinung bin, dass manche Dinge nicht unbedingt auf den Speiseplan gehören. Darüber, dass Massentierhaltung ein Gräuel ist, müssen wir gar nicht streiten.

Generell aber ist ein Lebensmittel nicht schlecht, nur weil es Kohlehydrate enthält.

In manchen Kreisen lösen die Sätze «Ich bin eine Crack-Hure» und «Ich mag Nudeln» nahezu die gleiche schockierte Reaktion aus.

Warum eigentlich? Und was zur Hölle sind Kohlehydrate? Dazu ein kleines Experiment. Jetzt und hier.

Ich schreibe gleich etwas, dann schließt du die Augen oder schaust weg, überlegst kurz und liest erst dann weiter.

Es geht los: Schnell! Du hast fünf Sekunden Zeit! Nenne mir die drei Begriffe, die dir zu Kohlehydraten als Erstes in den Sinn kommen. Jetzt!

Ich wette, dass dir als Erstes mindestens einer dieser Begriffe in den Sinn kam: Brot, Süßigkeiten, Nudeln, Zucker, macht dick, Schokolade, Müsli, Diabetes, Insulin(spiegel), nicht am Abend.

Den meisten Menschen wurde schon mindestens einmal gesagt, dass sie auf Kohlehydrate irgendwie verzichten sollen, um Gewicht zu reduzieren; sie haben aber streng genommen gar keine Ahnung, was Kohlehydrate überhaupt sind, wo sie vorkommen, wo sie herkommen, was sie machen, warum wir sie überhaupt zu uns nehmen und warum es nun neuerdings so verteufelt wird. Daher fehlt auch oft das Wissen darüber, dass Kohlehydrate so viel mehr sind als nur Süßigkeiten oder Brot.

Ich möchte sie dir also einmal vorstellen, diese kleinen, etwas zauseligen Freunde, vor denen wir uns so sehr fürchten sollen, um den ganzen Zirkus etwas zu entzaubern. Kohlehydrate sind nichts Böses, das einzig blöde ist, dass wir nicht gut mit ihnen umgehen und bei jedem Bissen ein schlechtes Gewissen haben. Das macht irgendwann krank und unglücklich, und ich weigere mich, das zu unterstützen.

Los geht's, und bitte keine Scheu vor Horizonterweiterung. Der

Ausflug in die Chemie ist kurz, und auch ich hatte damals in der Schule eine 4 im Zeugnis und keinen Bock auf das Periodensystem. Ich erkläre es wie in der Sendung mit der Maus, sei du also mal kurz mein kleiner blauer Elefant. Tröte, wenn du einverstanden bist.

Kohlehydrate sind keine Erfindung des Teufels oder der Lebensmittelindustrie, und sie lösen auch keine Seuchen aus. Das Wort Kohlehydrat steht nur stellvertretend für ein anderes Wort, das mit Z anfängt und mit Ucker aufhört und von dem man befürchtet, dass es uns alle binnen Minuten verfetten lässt, wenn wir nur daran denken.

Bevor wir die Kohlehydrat-Sau durchs Dorf trieben, hatten wir übrigens alle Angst vor Fett. Erst nahm man an, Fett mache fett, heute sind es die Kohlehydrate, die uns in den körperlichen Ruin treiben. Ich weiß noch, dass ich damals Brot essen durfte, aber keine Butter und keinen Aufschnitt. Es gab Kartoffeln und Nudeln, aber keine Soßen für mich, und Reis galt als ultimativer Abnehmbooster. Ich weiß nicht mehr, wie oft ich Reis mit Geflügel vorgesetzt bekam. Oft genug, um zu befürchten, alsbald selbst Eier legen zu können.

In den letzten Jahren wurde Fett rehabilitiert, und wir haben einen neuen Sündenbock für unsere Gewichtsproblematiken ausfindig gemacht: die hinterhältigen Kohlehydrate.

Was sind eigentlich Kohlehydrate?

Kohlehydrate bestehen aus Kohlenstoff (C) und Wasser (H_2O) und sind uns meistens besser in ihrer Form als Zucker in den unterschiedlichsten Formen bekannt. Dabei ist Zucker nicht nur das weiße Kristallzeug, das wir in unseren Kaffee schütten, sondern hat viele Gesichter. Die Formel für Zucker kennst du eventuell noch aus der Schulzeit. Sie lautet $C_6H_{12}O_6$. Dieses ganze Atom-Gekräusel zusammen ergibt ein Zuckermolekül. Das ist stinknormale Glukose, also Zucker. Ich weiß, ich rufe gerade die Klugscheißer auf den Plan, die mir sagen, dass ich es mir gerade schön einfach mache. Stimmt, mache ich. Mir ist bekannt, dass es vom chemischen Aufbau her mit mehrwertigen Alkoholen mit einer reaktiven Carbonylfunktion (>C=O), also Hydroxyaldehyde (Aldosen) oder Hydroxyketone (Ketosen) etwas komplizierter und umfangreicher ist, aber da ich weder Chemielehrerin bin noch sonderlich viel Wert darauf lege, dich in den Schlaf zu langweilen, soll diese Beschreibung für meine Zwecke langen. Im Übrigen kann niemand Klugscheißer leiden, und man findet auch keine Freunde mit Salat, aber das ist ein anderes Thema.

Verbindet sich also ein Kohlenstoff (C) mit Wasser (H_2O), bekommen wir ein Molekül. Du darfst dir das der Einfachheit halber wie einen kleinen Tischtennisball vorstellen. Stoffe oder Moleküle, die mit Wasser gebunden sind, werden in der Chemie als Hydrat gekennzeichnet. Na bitte, war doch gar nicht so schwer. Daher kommt das Wort Kohlehydrat. Es hat mit Kohle also erst einmal nicht so viel zu tun.

Unterschieden werden bei Kohlehydraten vier Gruppen.

Um zu verstehen, was der Unterschied ist, dass Zucker nicht gleich Zucker ist, und warum einige Kohlehydrate so verteufelt sind, muss ein kurzer Exkurs her. Sei tapfer, es ist nicht so schwer, wie es aussieht.

Es geht los mit den Monosacchariden. Mono bedeutet eins, und Saccharid heißt immer Zucker. Wir haben es also mit Einfachzuckern zu tun. Einfachzucker heißen sie deshalb, weil von diesen oben genannten Molekülen, diesen Tischtennisbällchen, nur eines vorhanden ist. Einfachzucker bestehen, wie der Name schon sagt, immer aus einem einzigen Zuckermolekül. Zu ihnen gehören bekannte Größen wie Glukose (Traubenzucker), Fruktose (Fruchtzucker), und Galactose (sogenannter «Schleimzucker» in der Milch). Sie sind die wichtigsten Zucker des Stoffwechsels, Energieträger und dienen u. a. als Zellbausteine.

Liest du noch, oder liegt dein Kopf schon auf dem Schreibtisch? Der aufmerksame Leser wird hier bereits feststellen, dass da was von «wichtig für den Stoffwechsel» steht, und sich sicherlich fragen, ob wichtig und weglassen nicht zwei Worte sind, die sich gegenseitig ausschließen. Merk dir das für gleich, es geht erst einmal weiter im tosenden Kohlehydrat-Krimi.

Als Nächstes betritt der Schurke die Bühne. Er ist bewaffnet mit allerhand Vorurteilen und trägt hauptsächlich Schuld an der Kohlehydrat-Hysterie. Sein Name: Disaccharid. «Di» ist die griechische Vorsilbe für «zwei», und «Saccharid» ist nach wie vor ein Zucker. Der Zweifachzucker ist quasi das Modern Talking unter den Kohlehydraten. Jeder kennt ihn, er ist überall und ständig vorhanden, und obwohl wir alle Lieder mitsingen können, kann ihn offiziell niemand mehr leiden. Zweifachzucker ist nichts anderes als stinknormaler Haushaltszucker. Zu ihm gehören Maltose, Laktose (Milchzucker) sowie Saccharose (Rohr- und Rübenzucker). Zweifachzucker heißen sie deshalb, weil zwei Zuckermoleküle aneinanderkleben und nicht wie oben nur eines alleine im Raum herumdümpelt. Ein kleiner Zucker-Tischtennisball an einem anderen kleinen Zucker-Tischtennisball. Zwei Moleküle Einfachzucker ergeben zusammen also ein Molekül Zweifachzucker und damit eine sehr kurze Kette, die aus nur zwei Gliedern besteht. Das ist auch schon das ganze Geheimnis.

Jetzt wissen wir, dass es verschiedene Einfachzucker gibt. Diese können wir beliebig miteinander verbinden und erhalten als Resultat immer neue unterschiedliche Zuckerarten. Zum Beispiel ergibt ein Molekül Glukose (Einfachzucker) und ein weiteres Molekül Glukose (Einfachzucker) zusammen den Zweifachzucker Maltose. Glukose und Galaktose hingegen ergeben zusammen Laktose. So geht das munter weiter; musst du dir nicht merken, damit lässt sich aber herrlich angeben, wenn dir das nächste Mal jemand einen vom Pferd erzählen will, warum du keine Kohlehydrate essen darfst. Zucker ist eben nicht gleich Zucker.

Als Drittes, damit du es zumindest mal gehört hast und gleich wieder vergessen kannst, gibt es die Oligosaccharide. Sprich mir nach. Oooooligosaccharide. Diese bestehen aus zwei bis neun Einfachzuckern in einer Kette. Aneinandergehängt wie kleine Lampions ergeben sie eine ganz süße kleine Zuckerkette. Beispiele für Oligosaccharide sind die Raffinose, Stachyose und Verbascose, und nein, ich kann mir das auch nie merken, aber es steht, wenn nötig, mit Edding in meinen Handinnenflächen. Gleich unter «Nicole. Du wolltest doch weniger fluchen!». Diese Zucker kommen vor allem in Hülsenfrüchten wie Erbsen und Bohnen vor. Übrigens: Die typischen Tönchen der Böhnchen nach dem Verzehr von Bohnen entstehen durch den Verdauungsprozess der Stachyose und Verbascose im Dickdarm. So fies riechendes Zeug kann der Körper aus Zucker machen. Schreib das auf deinen Angeben-für-Fortgeschrittene-Zettel!

Zu guter Letzt, und damit hast du es auch gleich geschafft, fehlt noch die alles entscheidende Gruppe der Polysaccharide. Poly ist Klugscheißsprech für «viele», und somit heißt es nichts anderes als Mehrfach- oder Vielfachzucker.

Die Polysaccharide bestehen aus minimum zehn Einfachzuckern, es können aber auch mehrere hundert sein, und sie hängen alle in einer Kette aneinander. Uns sind sie besser bekannt als diese kruden Oligosaccharide. Viele einzelne Moleküle in einer Kette aufgereiht, ergeben sie nun endlich die so oft besagten langkettigen Kohlehydrate. Da sind sie. Du kennst sie auch alle. Beispielsweise als Stärke oder Ballaststoffe.

Stärke ist eine ganz besondere Zuckerform und spielt eine große Rolle bei der Energiegewinnung des Körpers. Der Organismus kann Stärke besonders gut verwerten. Kohlehydrate in Form von Stärke sind insbesondere in pflanzlichen Lebensmitteln wie Kartoffeln, Gemüse und Getreide sowie Getreideprodukten, also Brot, Nudeln oder Reis, enthalten. Also genau das, was Menschen im Allgemeinen meinen, wenn sie «Kohlehydrate» sagen.

Ballaststoffe zählen chemisch gesehen ebenfalls zu den Mehrfachzuckern, also den langkettigen Kohlehydraten. Sie sind unverdaulich, haben aber trotzdem wichtige Funktionen im Körper. So fördern sie die Verdauung, und jeder, der mit Übergewicht und Ernährung konfrontiert ist, hat mindestens schon tausendmal gehört, dass man von ihnen bitte reichlich essen soll. Interessant, sollten wir nicht eben noch auf Kohlehydrate verzichten? Ja, was denn nun? Es ist aber auch alles nicht einfach.

Ballaststoffe sind meist Teil der Außenzellwände beziehungsweise Schalen pflanzlicher Nahrungsmittel. Vollkornprodukte enthalten viele Ballaststoffe, da die Zellwände eines vollen Korns nicht durch die Weiterverarbeitung nach der Ernte zerstört werden. Im Übrigen gilt dies auch für die Produkte, die aus vollem Getreide entstehen, wie Vollkornbrot oder Vollkornnudeln. Ballaststoffe finden sich aber auch in nicht zu vernachlässigenden Mengen in Gemüse und Obst und sind alles andere als schlecht für uns.

Das waren sie dann auch schon, die vier Gruppen und ihre unterschiedlichen Zucker. Kohlehydrate sind also immer Zucker, nur sieht Zucker nicht immer aus wie das, was wir uns darunter vorstellen, sondern kann sich auch im Deckmantel von Mehl oder Frucht präsentieren. Das kristallene Zeug, das wir oft benutzen, ist nur eine von vielen Erscheinungsformen.

Aaaaa-ha! An dieser Stelle musst du bitte einmal kurz mit deinem blauen Rüssel tröten, dann klimpere ich lautstark mit meinen orangen Augenlidern, und wir machen weiter.

Der Grund, warum ich es so wichtig finde, einmal hinter die Kulissen der Kohlehydratwelt zu schauen, ist der, dass es für mich damals vollkommen undurchsichtig war, was denn so schlimm an Kohlehydraten sein sollte und warum die einen als besser gelten als die anderen, wenn am Ende doch sowieso alles Zucker ist. Eine Sache zu verstehen halte ich aber für den Schlüssel zu einer jeden erfolgreichen Abnahme. Das ist nämlich alles gar nicht so kompliziert. Am Ende muss man sich nur für die vorteilhafteste Zuckerform entscheiden, und es gilt ganz schlicht: Je länger die Kette, desto besser der Zucker.

Nun heißt es immer, man solle Kohlehydrate komplett weglassen, weil die so schädlich seien und dick machen. Das ist Mumpitz. (Ich mag das Wort Mumpitz so gern.)

Es gibt keine dickmachenden Lebensmittel. Nicht ein einziges. Weder Zucker noch Fett noch sonst irgendwas. Burger machen einen nicht fetter, als Knäckebrot es tun würde, es kommt auf die Menge an. Kohlehydrate sind wichtig und gut, und so ganz nebenbei machen sie auch noch glücklich. Ja, wirklich!

Kohlehydrate stimulieren die Produktion von Serotonin, einem Botenstoff, der die Stimmung beeinflusst. Antidepressiva beispielsweise aktivieren die Produktion von Serotonin im Gehirn und verlängern dessen Aktivität, um den Ausgleich von Stimmungen zu unterstützen. Da Kohlehydrate die Serotoninwerte ebenfalls erhöhen, wirken sie wie ein natürliches Antidepressivum. Das heißt im Umkehrschluss nun übrigens nicht, dass Antidepressiva glücklich machen, denn das tun sie nicht. Und wir können Depressionen leider auch nicht mit Bernd dem Brot heilen. Aber: Kohlehydrate haben nachgewiesen einen positiven Einfluss auf unser Glückshormon.

Und ganz im Ernst, ich sage nur ein Wort: Schokolade!

Noch Fragen?

Wie ungesund kann es denn sein, glücklich zu sein?

127

Der menschliche Körper braucht Kohlehydrate, allen voran unser Gehirn.

Kohlehydrate werden im Körper unabhängig von ihrer Art bis zu dem Baustein Glukose abgebaut, der dann über den Blutstrom ins Gehirn gelangt. Dort wird der Einfachzucker als wichtigster Energielieferant sofort verbrannt. Gespeichert werden kann die Glukose im Gehirn nämlich nicht! Unser Gehirn kann Energie nicht auf Vorrat beiseitelegen und aus Fett leider keine Energie gewinnen, weswegen er stets Zucker als Energielieferanten braucht, und das nicht zu knapp. Das heißt also, wenn wir dem Körper und damit dem Gehirn die Kohlehydrate nahezu ganz oder sogar komplett entziehen, leidet unter anderem die Leistung des Gehirns. Jeder kennt das Phänomen, dass man sich schlechter konzentrieren kann, wenn man Hunger hat. Das liegt nicht daran, dass der Magen so laut knurrt und man sich selbst nicht mehr denken hört; unser Gehirn benötigt dann schlichtweg Brennmaterial, um den Laden heißzuhalten. Es gibt sehr eindrucksvolle Studien aus Deutschland dazu, über die unter anderem in den Büchern von Professor Dr. med. Achim Peters ausgiebig und nachvollziehbar berichtet wird, dass das Gehirn anfängt, Raubbau am Körper zu betreiben, wenn wir nicht für einen vernünftigen Nachschub sorgen, der sich im gesunden Rahmen bewegt.

Darüber hinaus sind Kohlehydrate noch für ganz andere Bereiche im Körper wichtig bis unverzichtbar. Bei der Verdauung im Darm quellen sie auf, regen die Darmbewegung, also die Peristaltik, an und sorgen so für einen leichten Transport des Darminhalts. Außerdem sind sie Bestandteil verschiedener Substanzen wie beispielsweise der sogenannten extrazellulären Matrix, die den Raum zwischen den Körperzellen ausfüllt und in großen Mengen in Knochen, Knorpel und Bindegewebe vorkommt. Weiterhin sind Kohlehydrate beteiligt bei der Regulierung des Wasser- und Elektrolythaushalts und bei, Achtung, Fettstoffwechselprozessen.

Verrückter Scheiß! Sie sind also wichtig für uns und nicht nur Fettmacher. Fett ist übrigens auch wichtig für uns. Bei den Kohlehydraten haben wir das aber noch nicht so recht begriffen, wie es scheint. Das Problem, das wir mit Kohlehydraten haben, ist, dass wir sie in Hülle und Fülle an jeder Straßenecke bekommen, und das stets in minderwertiger, kurzkettiger Form. Hinzu kommt, dass Kohlehydrate nahezu pure Energie sind und wir uns somit mit viel weniger Masse viel schneller Kalorien auf die Hüften schaufeln können, als wir es mit Paprika jemals schaffen würden.

Vor gar nicht allzu langer Zeit war Weißmehl und Ähnliches noch nicht so verbreitet wie heute. Im Zuge der Industrialisierung und der immer größeren Nachfrage wurde nach Möglichkeiten gesucht, Lebensmittel länger haltbar zu machen. Zucker ist eine Möglichkeit zu konservieren. Getreide, dem man die Hülle klaut, also die Kleie, ergibt hervorragendes Weißmehl. Weißmehl und dessen Produkte halten sich ungleich länger als Vollkornprodukte, und obendrein sehen sie immer hübsch weiß aus. Wir stehen auf alles, was sauber und rein aussieht. Heute bekommen wir Brötchen, Süßes und kohlehydratlastige Beilagen an jeder Ecke in Hülle und Fülle und nehmen das Angebot leider ein klein wenig zu dankbar an.

Kohlehydrate an sich schaden uns eigentlich kein bisschen, aber das Übermaß macht uns dick. Und wir greifen tatsächlich kräftig zu. In Deutschland ist ein Essen ohne sogenannte Sättigungsbeilage wie Nudeln, Reis, Brot oder Kartoffeln kaum denkbar, und das wurde über die Jahre zu einem sichtbaren Problem.

Und was ist das Problem?

Wenn wir Kohlehydrate zu uns nehmen, muss der Körper zur Energiegewinnung und zur Verstoffwechslung die Molekülketten aufspalten. Kohlehydratmoleküle, die über die Nahrung in den Körper gelangen, müssen erst durch die Verdauung in Glukose verwandelt werden, damit der Körper etwas damit anfangen kann.

Für diesen Prozess sind verschiedene Enzyme im Magen-Darm-Trakt zuständig, von denen du keinen einzigen mit Namen kennen musst – wobei der Vollständigkeit halber angemerkt sein soll, dass die Aufspaltung und Verarbeitung von Kohlehydraten bereits im Mund losgeht.

Du musst bei der ganzen Kohlehydrat-Arie eigentlich nur zwischen Zucker, der schnell ins Blut geht, und Zucker, der das nicht tut, unterscheiden können. Dabei sind kurzkettige Kohlehydrate die, die schnell ins Blut gehen und langkettige Kohlehydrate jene, die genau das nicht tun. Letzteres ist genau das, was wir wollen – eine langsame Energieaufnahme.

Der Körper kann Zucker nur zur Energiegewinnung nutzen, wenn er als Einfachzucker vorliegt. Wenn er das nicht von vornherein tut, dann muss er die Kohlehydrat-Ketten so lange herunterbrechen, bis er wieder Einfachzucker hat. Der Körper muss stets alles, was er bekommt, in seine Einzelteile zerlegen, sonst würden ganze Mettbrötchen durch den Organismus plätschern, und das wäre eher unangenehm und sähe vermutlich auch schräg aus. Der Körper scannt also, was ihm da gerade in den Magen geplumpst ist, und möchte nun vor allem das Gold aus dem Speisebrei herausschürfen. Gold in Form von Energie und Zucker ist nun einmal das Mutterschiff der Energie. Kommt die Energie nicht als Einfachzucker um die Ecke, sondern hängt lässig mit Hunderten anderer Zuckermolekül-Freunde in einer Kette herum, verdreht der Körper die Augen und muss jedes einzelne Molekül von dieser Kette herunterfummeln, um dann aus diesem kleinen Energieball Energie zu gewinnen. Was für den Körper Arbeit bedeutet, ist für uns gut, denn wir wollen unbedingt, dass die Energie langsam ins Blut geht und nicht schnell.

Die Sache mit dem Blutzucker und unserem Hungergefühl: Essen wir Zucker in seiner herkömmlichen Form als Haushaltszucker oder Weißmehl, freut sich der Körper, weil er nun keine Arbeit mehr hat, dafür aber einen ganzen Haufen Energie auf einmal zur Verfügung gestellt bekommt – so als würdest du einen riesigen Bottich voller Tischtennisbälle zeitgleich in einen Raum werfen, wobei der Raum hier für das Blut steht. Die komplette Energie hüpft und kullert nun chaotisch und unkontrolliert ins Blut und richtet da ein bisschen Chaos an. Irgendjemand muss das Chaos beseitigen, also schicken wir irgendeinen armen Tropf in den Raum, der nun die wild umherhüpfenden Bälle alle wieder einfangen und in ihre Packungen zurücksortieren muss. Einen solchen Jemand schickt auch dein Körper, genauer gesagt dein Gehirn, los. Sein Name: Insulin.

Dein Blutzuckerspiegel steigt zum Beispiel nach dem Genuss von Bienenstich rasant an und klopft dir mit Wucht gegen die Schädeldecke. Alles wird mit Zucker getränkt. Diese Bälle rollen einfach überallhin. Das ist erst einmal ganz lustig für alle, allerdings kann Zucker auch echt lästig sein, also muss er im Zaum gehalten werden. Dein Gehirn, ein schrecklicher Pedant, schaut sich das Zuckerschauspiel kurz an und partizipiert auch davon, ist aber sehr schnell der Meinung, dass das Chaos beseitigt gehört, und schickt den Aufräumtrupp. Das Insulin. Insulin ist ein Hormon, dass dafür sorgt, dass die Körperzellen, die sich auch von Zucker ernähren, eine ordentliche Portion abbekommen und der Rest gut verpackt in die jeweiligen Lager gebracht wird. Dadurch sinkt der Blutzuckerspiegel wieder. Dabei ist das Insulin sehr gründlich. Insulin senkt den Blutzuckerspiegel aber ebenso drastisch, wie der Zucker ihn ansteigen lässt. Die Folge: Der Blutzuckerspiegel rutscht in den Keller. Da wollen wir ihn aber nicht haben, denn es geht in unserem Körper stets um Balance. Zu viel Zucker ist dabei genauso schlecht wie zu wenig. Sackt der Blutzuckerspiegel und damit auch das Energielevel unter ein bestimmtes Maß, registrieren das eigens dafür vorhandene Fühler im Blut. Den Fühlern ist es aber völlig egal, was gerade los war, genauso wie das Insulin nicht checkt, wie weit der Blutzuckerspiegel sinkt. Also meldet das Blut, dass zu wenig Energie da ist, und das Gehirn ordert Nachschub. Dummerweise sagt es nun aber nicht: «Ja Kinners, Ruhe bewahren, wir sind weeeeeit über 100 Kilo, wir werden das Kind schon schaukeln, ist ja genug da», sondern eher so etwas wie: «Oh Gott! Zieh mal jemand an der großen Glocke, wir brauchen dringend Essen!» Gesagt, getan. Es bimmelt, und dieses Bimmeln ist unser Hungergefühl. Oder manchmal auch nur ein Gelüste. Also essen wir schnell etwas, meistens Süßkram oder Backwaren, und das Blutzuckerspielchen geht von vorne los, mehrmals am Tag über Wochen, Monate und Jahre hinweg. Normalerweise regulieren der Magen und der Darm unser Hungergefühl, und solange der Blutzuckerspiegel im Lot ist, funktioniert auch alles ganz gut. Durch das Überangebot an Zucker und der Blutzuckerachterbahn essen wir aber viel öfter, als wir es eigentlich müssten.

DAS ist das große Problem mit schnell verfügbarer Energie.

Aha, und nun?

Du bist diesem ganzen Mechanismus nicht hoffnungslos ausgeliefert, sondern kannst ihn sehr gut und ziemlich einfach unterbrechen und steuern, indem du schlicht die kleinen Bälle einsammelst, alle auf eine Kette ziehst und erst dann isst. Viele kleine Moleküle an einer Kette ergeben Vielfachzucker, die berühmten langkettigen Kohlehydrate. Die schwimmen nicht mehr wild im Blut herum, sondern nach und nach von ihrer Kette getrennt. Das erhöht natürlich auch den Blutzuckerspiegel, aber eben langsam, weswegen auch nicht so viel Insulin ausgeschüttet werden muss, sodass der Blutzuckerspiegel nicht gleich wieder in den Keller rutscht.

Dieses langsame Aufnehmen von Energie sorgt dafür, dass wir länger satt und eben auch zufrieden sind. Wenn du also das Gefühl hast, du könntest ständig essen, obwohl du doch vor kurzem erst etwas hattest, dann kann es durchaus daran liegen, dass du zu viele Kohlehydrate zu dir nimmst, die zur Gruppe der kurzkettigen gehören und dich nicht lang genug satt machen. Gegen dieses Drängen deines Blutzuckerspiegels kommst du tatsächlich kaum an, und das hat auch einen guten Grund. Ein zu stark abgesackter Blutzuckerspiegel kann sehr gefährlich werden, und dein Körper versucht stets, dich am Leben zu erhalten. Notfalls auch auf Kosten deiner Kleidergrößen. Du musst also nicht auf Kohlehydrate verzichten, sondern dir lediglich merken, dass deine Kohlehydrate möglichst in langen Ketten daherkommen. Je länger die Kohlehydrat-Kette, desto länger dauert die Aufspaltung, was dich länger satt macht, dich automatisch weniger Hunger verspüren lässt und für alle Beteiligten am gesündesten ist. Klar so weit? Tröte, wenn du mich verstanden hast.

Hast du das nicht schon einmal irgendwo gehört?

Hast du. Das Wort, dass zu diesem ganzen Prozess und der Frage passt, welches Lebensmittel wie sehr und wie lange den Blutzuckerspiegel beeinflusst, kennst du vermutlich oder hast es zumindest schon einmal in Verbindung mit einer Diät gehört: Das Ding heißt glykämischer Index und wird in der «Glyx-Diät» verwurstet. Dieser Index gibt Informationen darüber, bei welcher Nahrung dein Blutzuckerspiegel wie hoch und wie schnell an- und wieder absteigt und ist zum Beispiel für Diabetiker ein wichtiger Indikator. Dieser ganze Blutzucker-Hunger-Heckmeck sollte möglichst vermieden werden, und das geht recht simpel, nämlich indem du dich für eine vernünftige Zuckerzufuhr entscheidest. Dabei musst du ganz sicher nicht der Glyx-Diät folgen oder seitenweise Bücher über Ernährungswissenschaft durchblättern, sondern nur wissen, welcher Zucker wo drin ist.

Aus genau diesem Grund ist das Wissen über lang- und kurzkettige Kohlehydrate so spannend und nicht unwichtig.

Und es langt, wenn du weißt, dass Ein- und Zweifachzucker wie beispielsweise in Haushaltszucker, Süßigkeiten, hellen Backwaren, weißen Nudeln, Weißbrot, Weißmehl und allen Getreideprodukten, die nicht mehr Vollkorn sind, den Körper mit Energie geradezu fluten und dadurch deinen Blutzuckerspiegel rasch ansteigen lassen.

Der überwiegende Anteil der aufgenommenen Kohlehydrate sollte also aus Mehrfachzuckern, also langkettigen Kohlehydraten, bestehen. Sie erzeugen ein länger anhaltendes Sättigungsgefühl als Ein- oder Zweifachzucker, und mal ganz davon ab sind sie auch noch reich an Vitaminen, Mineralstoffen und außerdem unsere Ballaststoffbringer. Vor allem stärkehaltige Produkte wie Nudeln, Reis oder Kartoffeln sind da ganz vorn mit dabei.

Jetzt flippen wahrscheinlich schon die Ersten aus.

Waaaaaaaaaaaaaaas? Hat sie Nudeln gesagt? Hexe, Hexe!

Ja, hat sie! Nudeln, Nudeln, Nudeln! NUDELN!

Ich liebe Nudeln!

Und wenn man eine kleine Sache beachtet, sind Nudeln auch echt okay. Und diese Sache heißt Vollkorn.

Vollkornprodukte gehen immer Hand in Hand mit Ballaststoffen an den Start und führen die Reihen der langkettigen Kohlehydrate an. Daher musst du eigentlich nur vermehrt zu allem greifen, was viele Ballaststoffe enthält. Vollkornprodukte wie Vollkornbrot, Vollkornnudeln oder Naturreis ebenso wie Kartoffeln, Obst oder Gemüse. Obst bildet hier übrigens eine ganz spannende Ausnahme.

Der Zucker in Obst heißt Fruktose, also Fruchtzucker, und gehört zu den Einfachzuckern. Als Einfachzucker solltest du nun eigentlich ein wenig Abstand davon nehmen. ABER: Obst hat in seiner Schale und den Zellwänden enorm viele Ballaststoffe, daher erhöht Fruchtzucker aus Obst den Blutzucker auch langsamer. Lässt du das Fruchtfleisch weg, weil du nur den Saft trinkst, entfällt übrigens dieser Effekt, weswegen es immer besser ist, Früchte zu essen, als deren Saft zu trinken; da ist nämlich fast nur noch

Fruchtzucker drin, und dann kannst du theoretisch auch Cola trinken. Ein Liter Cola und ein Liter Saft haben übrigens den nahezu gleichen Kaloriengehalt, weswegen Saft eine typische Falle beim Abnehmen ist. Die Annahme, dass Obst dick macht, ist maßgeblich dem Halbwissen über Zucker und dem Abnehmriesen mit den beiden W zu verdanken, der Bananen und Weintrauben lange Zeit unter Generalverdacht stellte, das Gewicht nach oben zu treiben. Mittlerweile mussten sie diese Einschätzung nach eingehenden Studien revidieren, sodass das Essen von Obst nun auch dort nicht mehr unter Strafe steht. Auch dass Diabetiker kein Obst essen sollen, ist längst überholt.

Das Problem mit Fruchtzucker ist, dass er überall reingestopft wird, wo «industriell» draufsteht. Fruchtzucker ist günstig, einfach zu gewinnen und gut zu verarbeiten. Der ganze Fertigkram, aber auch viele Brotsorten sind voller Fruktose. Nicht die Fruktose aus einem Apfel ist das Problem, sondern die Massenverwendung der Industrie. Es lohnt sich also, eine Packung umzudrehen und zu schauen, was drin ist. Zucker ist stets gekennzeichnet, und auch wenn du dir nicht alles merken kannst und sollst, so bist du doch immer auf der sicheren Seite, wenn du weißt, dass kryptische Worte, die auf «ose» enden, vermutlich ein Zucker sind. Und am besten kochst du selber, dann weißt du auch, was drin ist.

Verzichte also bitte nicht auf Obst, es sei denn, du hast unbändigen Bock auf Skorbut. Und glaube nicht jeden Scheiß, der dir aufgetischt wird.

Ich möchte, dass du mit einem guten Gefühl und einem guten Gewissen isst. Du darfst essen, und wenn dich Nudeln glücklich machen, dann iss um Himmels willen Nudeln! Kohlehydrate tun dir nichts, und sie sind wichtig.

Die Sache mit den LowCarb-Diäten. Da war ja noch was!
Woah. Es gibt echt so Sachen, die mich binnen Sekunden auf

jede Palme bringen. Wenn ich jemals an einem Herzinfarkt sterben sollte, dann nicht aufgrund von Verfettung, sondern weil mich dieser LowCarb-Diätenscheiß mega aufregt. Keine Talkshow im deutschen Fernsehen zum Thema Ernährung, ohne dass irgendjemand aufsteht und brüllt, dass wir Kohlehydrate in Wirklichkeit gar nicht brauchen. Jaaaaaaaaaaaaaaa, ich kann sie jetzt schon hören, die LowCarb-Verfechter und Paleo-Anhänger, die mir wütend entgegnen, dass Kohlehydrate nicht zu den essenziellen Ernährungsbausteinen gehören; damit meinen sie, dass wir Kohlehydrate nicht zwingend brauchen, da der Körper den Zucker, den er benötigt, auch über verschiedene körpereigene Vorgänge, die sich unter anderem Ketose nennen, gewinnen kann. Ja, das stimmt, das kann der Körper. Steht sogar bei Wikipedia. Applaus. Ich bewerfe die gleich mit Gummibärchen!

Du kannst übrigens auch ohne Klamotten rausgehen, ohne dass es dir schaden würde, weil der Körper notfalls dolle genug zittert, damit du nicht gleich erfrierst. Warum solltest du das aber tun, wenn du deine Temperatur auch in kuscheligen Klamotten halten und damit den Körper unterstützen kannst? Was soll dieser ganze Selbstgeißelungswahn, der aktuell wütet? Ist der Wunsch nach Klarheit so groß, dass es einfacher ist, sich in die Vergangenheit zu retten? Früher war alles besser, und noch früher war alles besserer? Denn genau darum geht es beim aktuellen Marktführer in Sachen Ernährungstrends: Die Paleo-Bewegung schwappt über die Nation und überschwemmt alles. Paleo, die Diät, die sich an der Ernährung der Steinzeitmenschen orientiert. Dabei wissen wir bis heute nicht genau, wie damals gegessen wurde oder ob es regionale Unterschiede gab. Paleo-Jünger sagen, dass sie die maximale Zufuhr von Kohlehydraten nicht begrenzen, Nudeln, Kartoffeln, Brot und Reis sowie alle anderen Getreideprodukte aber kategorisch verboten sind. Aha. Es stimmt, die Steinzeitmenschen hatten kein Getreide. Sie hatten aber auch noch keine Zahnärzte und eine deutlich kürzere Lebenserwartung. Ich weiß nicht, ob das nun ein Qualitätsmerkmal ist.

Ich kann mir nicht helfen, aber ich habe das ungute Gefühl, dass die Steinzeit-Diät einen Denkfehler hat. Oh, Entschuldigung, die Steinzeitphilosophie. Der Mensch von damals ist nicht der Mensch von heute, und das Gehirn hat sich stark weiterentwickelt, was nicht zuletzt auf den Konsum von Zucker zurückzuführen ist.

5500 vor Christus begannen die Menschen im europäischen Raum, Ackerbau zu betreiben. Im asiatischen Raum bereits 8500 vor Christus. Der Ackerbau hat uns sesshaft gemacht, sorgte für stabilere Gesundheit und eine höhere Geburtenrate und niedrigere Sterblichkeit bei Kindern. Wir waren nicht mehr ständig auf der Flucht oder auf der Jagd, und zu Fett und Eiweiß sowie der mageren Ausbeute an Ballaststoffen und Fruchtzucker aus Beeren gesellte sich nun das Getreide. Wir haben uns weiterentwickelt. Wir haben die Wahl und können uns entscheiden, und ich finde es respektlos, dem Körper das Leben möglichst schwerzumachen, wenn ich ihn auch gesund und ausgewogen ohne Stress ernähren und erhalten kann. Denn das ist meine verdammte Pflicht.

Ja, der Körper kann einiges auch alleine. Er kann ausgleichen, Balancen herstellen oder dir in letzter Instanz sogar so eine Art Fell wachsen lassen, die Lanugohaare, wenn dein Körpergewicht so gering ist, dass nicht mehr genügend Muskeln zum Zittern da sind, um dich noch zu wärmen. Not macht erfinderisch, auch und gerade den Körper, aber was ist sinnvoll daran, ihn so sehr zu stressen?

Verstehe mich nicht falsch: Wenn man einem Trend hinterherlaufen will, und sei es der Steinzeit-Diät, dann bitte, Reisende soll man nicht aufhalten. Und wenn man meint, fortan von Beeren und Mammutfleisch oder meinetwegen nur noch von Sonnenlicht und Liebe leben zu wollen, und davon überzeugt ist, dass es einem damit bessergeht, dann bitte, lauf. Aber wenn alles andere plötzlich falsch, krank und gefährlich sein soll, obwohl das einfach Schwachsinn ist, halte ich mit aller Kraft dagegen. Eine Diät ist eine Diät ist eine Diät und wird nicht besser, wenn man sie als «Philosophie» etikettiert. Ich kritisiere nicht den Wunsch nach gesunder Ernährung, ganz sicher nicht, ich halte viel von gesundem, ausgewogenem und abwechslungsreichem Essen. Ich verstehe den Wunsch nach Einfachheit und Klarheit, aber ich kritisiere die Vehemenz, mit der Unsicherheit und Angst geschürt wird.

Also können wir bitte damit aufhören, ganze Ernährungsbausteine zu verteufeln und jeden zu verunsichern, der gerne Nudeln isst? Wir sind Meister der metabolischen Anpassung, und allem Anschein nach hat uns der Konsum von Kohlehydraten dazu gebracht, älter, leistungsfähiger und geburtenstärker zu werden. Zusammen mit den Fortschritten der Medizin natürlich. Wenn du auf Nudeln stehst, dann iss Nudeln bitte! Wenn es Kartoffeln sind, die eh aus langkettigen Kohlehydraten bestehen, dann nimm die, und wenn du nicht ohne Brot kannst, dann iss Brot. Sei dabei klug und greife, sooft es geht, zu Vollkornbrot und Vollkornnudeln, und jetzt sag mir nicht, dass du die nicht magst. Wir leben nicht mehr im Jahr 1986, in dem alles nach Reformhaus mufft und nach Mottenkugeln schmeckt. Trau dich und probiere verschiedene Vollkornprodukte aus, du wirst welche finden, die dir gefallen.

Darüber hinaus gibt es ja auch noch Gemüse – ein toller Energielieferant mit Unmengen an Ballaststoffen, davon kannst du essen, bis du umfällst. Die Proteine nicht vergessen, dazu ein paar Vollkornnudeln, und Körper, Hirn, Stimmung und Energiebilanz haben sich wieder lieb. Denn darum geht es: Körper, Geist und Gesundheit in Einklang zu bringen, und an dem Satz ist nichts Esoterisches. Hochwertige Fette, lecker Eiweiß und langkettige Kohlehydrate, und du hast die Hälfte der Gewichtsmiete bereits im Sack, ohne dass du dir dafür einen Zacken aus der Würstchenkrone brechen musstest.

Darfst du nun nie wieder Süßigkeiten und Weißmehlprodukte? Quatsch. Klar darfst du. Willst du aber abnehmen, greife so oft wie möglich zu Vollkornprodukten. Dennoch wird dich ein Restaurantbesuch mit ganz normaler Pasta weder umbringen noch deine Abnahme stoppen. Meine Erfahrung über all die Jahre hat gezeigt, dass mein absoluter Junk eben die Kohlehydrate sind und dass ich wirklich zur Furie werde, wenn man die von meinem Tagesplan streicht. Also streiche ich sie nicht, sondern esse sie ganz einfach. Es geht bei ausgewogener Ernährung auch darum, sich und seine Gelüste zu kennen und gute Kompromisse einzugehen. Ich musste für meine Abnahme begreifen, dass mich nicht das Lebensmittel an sich fett macht, sondern die Menge und Art der Lebensmittel. Ich habe unendlich lange gebraucht, um das für mich herauszufinden, und habe einen ziemlich hohen Preis für meine Unwissenheit bezahlt. Wenn Süßigkeiten für dich eine Ergänzung und Abwechslung und nicht die Regel sind, dann ist doch alles in Butter. Aber niemand verlangt von dir, dass du nur noch Vollkorn isst. Ich zumindest tue das nicht. Oder hast du schon einmal irgendwo Vollkornschokolade entdeckt? Und ganz im Ernst, ich erkläre meiner Oma bestimmt nicht, dass sie nun bitte mit Vollkornmehl arbeiten soll. Die köpft mich. Und das Problem bei Omas ist: Die dürfen das!

Zu guter Letzt noch ein Wort zur krudesten Kohlehydratregel: Ja, Himmelherrgott noch einmal, ich esse Kohlehydrate auch abends.

Ich esse ohnehin abends. Ich arbeite den ganzen Tag und will abends lecker essen dürfen. Fast jeden Tag. Ich esse übrigens auch morgens und über den Tag.

Ist etwas dran an dem Gerücht, Kohlehydrate am Abend würden dick machen?

Nein. Kohlehydrate machen am Abend genauso dick oder nicht dick wie am Morgen. Was allerdings hinter der Idee steckt, ist die Tatsache, dass wir Kohlehydrate, vor allem Ballaststoffe, am

Morgen brauchen, um über den Tag gut versorgt zu sein. Abends hingegen ist es vereinfacht gesagt so: Die Fettverbrennung wird zu einem großen Teil in der Leber erledigt, und das gerne nachts. Solange die Leber allerdings Kohlehydrate abbaut, kann sie kein Fett verbrennen. Im Körper hat alles seine Ordnung und folgt einer bestimmten Hierarchie. Erst Kohlehydratabbau, dann Fettabbau.

Essen wir abends also Kohlehydrate, muss die Leber diese erst einmal loswerden, bevor sie mit der Fettverbrennung starten kann. Das Zeitfenster, in dem Fett verbrannt wird, ist allerdings recht eng und schließt sich irgendwann. Je länger die Leber braucht, um die Kohlehydrate loszuwerden, desto weniger Zeit bleibt für die Fettverbrennung. Es ist also «günstig», abends keine Kohlehydrate zu essen, da die Leber dann die Zeit für die Fettverbrennung nutzen kann, es ist aber nicht zwingend. Studien zeigen längst, dass man mit dieser Art der Ernährung anfangs zwar schneller, auf lange Sicht aber genauso viel abnimmt. Am Ende kommt es auf die Kalorienbilanz des Tages und der Woche an. Ob man nun morgens um 7 Uhr oder abends um 23 Uhr isst, ist für die Bilanz (!) vollkommen schnuppe. Es macht am nächsten Morgen auf der Waage einen Unterschied, ob ich am Abend zuvor Kohlehydrate gegessen habe oder nicht, das ist wahr, denn der Körper speichert Kohlehydrate immer zusammen mit Wasser in Form von Glykogen. Als Glykogen bezeichnet man die Speicherform des Traubenzuckers (Glukose) im menschlichen und tierischen Körper. Glykogen entsteht, wenn mehr Zucker im Blut vorhanden ist, als für die Energiegewinnung benötigt wird. Der Körper wandelt in dieser Situation Einfachzucker (Glukose) in Glykogen um und speichert dieses in der Leber und in den Muskeln, immer zusammen mit einer ganzen Menge Wasser. Das geht dann am Anfang einer jeden Diät verloren. Für 1 Gramm Kohlehydrate speichert der Körper zusätzlich 3 Gramm Wasser, und das wiegt auch. Abnehmen ist aber keine Momentaufnahme, sondern ein Prozess. Auf lange Sicht ist es daher vollkommen egal, ob es abends Salat gab oder Nudeln. Mal wiegst du etwas mehr am nächsten Morgen, mal etwas weniger. Wichtig ist die allgemeine Tendenz. Solange die stimmt, ist alles gut.

Was machen wir nun also mit den bösen Kohlehydraten? Mein Tipp: Aufhören, so zu tun, als wären sie ein Riesendrama. Sie sind wichtig, sie liefern Energie, sie machen glücklich – und würdest du wirklich für den Rest deines Lebens auf Kohlehydrate verzichten wollen? Nein?! Genau, ich auch nicht. Also muss man seinen Weg zur gesunden und ausgewogenen Ernährung finden und nicht sich geißeln bis zum Wunschgewicht.

Was begreifen wir schon, wenn wir etwas weglassen? Gar nichts. Dann doch lieber den Umgang mit Lebensmitteln erlernen und sich dabei wohl fühlen.

Vermehrt Vollkorn statt Weißmehl. Weniger Zucker (übrigens, Honig ist genauso Zucker) und mehr natürliche Süße durch beispielsweise Obst. Viel Gemüse, gerne Proteine und all das, was du eben so magst. Lass dich nicht verunsichern und nicht aufhalten; wenn du nur ein bisschen aufmerksamer und ausgewogener isst, dann ist schon alles okay.

Und wenn es ab und an Chips sein sollen, dann ist das halt so. Dein Leben soll sich doch nicht nur um deine Figur, deine Kleidergröße und all die Verbote drehen, die du oder jemand anderes dir auferlegt hat. Zum Leben gehören Genuss und Leidenschaft und Eis ebenso wie Paprika.

Abnehmen ist mehr als die Zahl auf der Waage; vor allem soll es dir guttun.

Lass dir nicht einreden, dass ein Leben ohne Kohlehydrate deine einzige Chance wäre. Lass dir nicht dein Essen wegnehmen. Von niemandem. Es gibt keine bösen Lebensmittel, es gibt nur ein «Zuviel», und das kannst du ganz allein kontrollieren. Ich glaube an Kohlehydrate, ich glaube an Genuss und Freude am Essen. Vielleicht ist das alles nicht so spektakulär wie die Diäten, die kursieren, aber ich nehme ab. Seit Jahren. Und das sehr erfolgreich.

Du darfst dich beim Abnehmen gut fühlen.
Versprochen!
So, und wenn du mich jetzt bitte entschuldigen würdest, ich muss von meiner Palme herunterklettern und mich auf einen Kohlehydrat-Gegner setzen.
Oder auf zwei.

NUDEL NUDEL NUDEL NUDEL NUDEL NUDEL ... NUDEL!

Let's Talk About Fat, Baby

Vor dem Abnehmen stehen unglaublich viele gute Vorsätze. Besonders zum neuen Jahr nehmen wir uns vor, fortan alles anders zu machen. Wir werden keine Kugelschreiber mehr im Büro klauen, nicht mehr mitten im Telefonat mit der Schwiegermutter auflegen und so tun, als wären wir gerade leider in einem Tunnel, oder den Zigaretten und den Partys bis morgens um 5 Uhr mitten in der Woche abschwören. Dieses Mal aber wirklich. So wie letztes Jahr. Und das Jahr davor. Und das davor. Das hier wird dein Jahr! Um das Ganze rundzumachen, fällt am Silvesterabend spätestens beim elften Tequila der Entschluss abzunehmen. Du stehst auf, wirfst beim Herumwirbeln deinen Hocker und zwei Freunde um und verkündest allen Anwesenden, von denen es nicht einer wissen will, dass du nun abnimmst. Gleich morgen geht es los! Du sagst ihnen den Kampf an, deinen etwas zu anhänglichen Fettzellen. Wenn du dann am Neujahrsmorgen mit dickem Schädel so gegen 16 Uhr aufwachst und die Reste der Pizza vom Vorabend, kalt und mit etwas Konfetti drauf, in der Hand und ein Kühlpack auf der Stirn hast, befindest du dich in der größten Gemeinschaft, die der Neujahrstag zu bieten hat – der Gemeinschaft der Vorsatzbrecher. Ich gehöre übrigens auch dazu.

81 Prozent aller Deutschen nehmen sich für das neue Jahr vor, besser für sich und ihre Gesundheit zu sorgen. Abnehmen und gesünder leben stehen dabei an oberster Stelle. Die meisten Vorsätze werden allerdings binnen der ersten Tage gebrochen.

Was habe ich mir nicht schon alles vorgenommen! Weniger Stress und mehr Zeit für die schönen Dinge. Weniger Eskalation und mehr Zeit für Kultur, und auf jeden Fall gehe ich jetzt regelmäßiger zum Sport und rufe Oma auch endlich öfter an. An oberster Stelle stand aber natürlich stets das Abnehmen. Ich wollte weniger fett sein und weniger Fett haben. Das nervige am Abnehmen ist ja, dass man es nicht gleichmäßig überall am Körper tut. Meist verschwindet Gewicht zuerst im Gesicht und dann erst an den Armen und Beinen und der geliebten Oberweite. Ein Elend ist das. Bei mir jedenfalls. Ganz zum Schluss erst geht es dann endlich auch mal an den Rumpf und den Hintern, wobei ich manchmal das Gefühl habe, dass das Fett an meinem Hintern ganz besonders hartnäckig ist. Ich habe einen riesigen Entenarsch, der es gar nicht einsieht, weniger zu werden. Damit könnte ich vielleicht irgendwann noch Fetischmodel werden oder Fahrradständer, wenn man mich mit dem Kopf zuerst verbuddelt, aber davon abgesehen ist das doch eher lästig.

Ich habe ihnen also schon Hunderte Male den Kampf angesagt, diesen lästigen, hartnäckigen Fettzellen. Aber was kann denn die arme Fettzelle dafür, dass wir zu dick sind?

Überraschenderweise gar nichts.

Fettzellen haben wie alle anderen Zellen im Körper ihre ureigene, ganz spezielle Aufgabe, und da sie gut und sehr fleißig sind, erfüllen sie diese Aufgabe mit aller Kraft und sehr gewissenhaft. Eigentlich löblich, wäre ihre Aufgabe nicht, so viel Fett wie möglich zu sammeln und in sich zu speichern.

Fettzellen ist auch vollkommen schnuppe, welche neue Trend-Diät gerade durch alle Käseblätter geistert, denn abgesehen davon, dass sie keine Ohren haben, wird man Fettzellen, auch Adipozyten genannt, nicht los. Man kann sie nicht abnehmen. Absaugen kann man sie, das stimmt. Kostet etwa 3000 bis 10000 Euro und hinterlässt fiese Blutergüsse, aber abnehmen? Nein. Das geht «leider» nicht. Und das ist auch gut so.

Wir sagen oft, dass wir Fettzellen nicht wollen, dass wir ihnen «den Kampf ansagen» und gut auf sie verzichten könnten. Aber wir wissen eigentlich nicht, wovon wir sprechen. Sie sind nämlich sehr nützlich, diese kleinen, sammelbegeisterten Freunde.

Fettzellen lagern Fett ein. Aber in ihnen wird auch Fett abgebaut.

Der recht hohe Körperfettanteil im menschlichen Körper ist eine Energiereserve, um etwa 40 Tage ohne Energiezufuhr auszukommen, was eine wirklich lange Zeitspanne ist. Natürlich variiert diese Zeitspanne von Mensch zu Mensch, und es kommt zudem auf den allgemeinen Gesundheitszustand und das Alter des Menschen an. Ein Säugling überlebt sehr wahrscheinlich keine 40 Tage ohne Essen, wohingegen ich vermutlich länger etwas von meinen Reserven hätte. Fett ist also nicht nur schlecht, sondern sehr wichtig und nützlich, wenn wir es nur nicht ab und an so übertreiben würden. Fett wird an bestimmten Stellen im Körper als Druckschutz für bestimmte Körperregionen eingesetzt und verbaut, an den Wangen, unter den Fußsohlen, an Gelenken und zum Schutz der Augäpfel beispielsweise, aber auch an vielen anderen Stellen. Bei mir scheinen Hintern und Torso sehr, sehr schutzbedürftig zu sein. Vielleicht sind wir alle gar nicht zu dick, sondern wertvoll und zerbrechlich? Bei allem Spaß glaube ich, dass da sogar ein Funken Wahrheit dran ist. Abgesehen davon, dass jeder Mensch gleich viel wert ist, bin ich davon überzeugt, dass angegessenes Fett einen Schutz bietet, vor allem seelisch. Übergewicht ist ein Ausdruck seelischen Befindens, und vielleicht ist irgendwann einmal irgendwas kaputtgegangen und wird jetzt «durch Polster geschützt», rein emotional. Aber das sind sicher nur die Gedanken einer fetten Frau, die nach Ausreden für ihr Übergewicht sucht. Nicht wahr?

Fett schützt nicht nur, Fett wärmt auch, und damit meine ich nicht, dass ich mein Gegenüber im Winter schön warm halte, weil er seine Füße unter meinen Bauch schieben kann, sondern mich und meinen Körper. Fett isoliert, denn es ist ein miserabler Wärmeleiter. In der Unterhaut angelegt, sorgt Fett beispielsweise dafür, dass wir nicht so rasch an Körperwärme verlieren. Das finde ich ausgesprochen nett vom Fett.

Ich höre ständig: «Ihr Fetten seid alle gleich.» Einer meiner Lieblingsvorwürfe, bedenkt man, dass nicht einmal Fett und Fett gleich ist. Bei Körperfett wird grob zwischen braunem Fettgewebe und weißem Fettgewebe unterschieden. Braunes Fettgewebe ist zuständig für die Thermogenese unseres Körpers, hat also die Aufgabe, direkt Wärme zu erzeugen. Die Energie dafür holt sich das braune Fett aus – tadaaaaaa – Fett. Gespeichert wird dieses Fett dann wiederum hauptsächlich tatsächlich in Form von kleinen Fetttropfen im weißen Fettgewebe. Jede Fettzelle im weißen Fettgewebe beherbergt dabei jeweils einen Fetttropfen. Weißes Fettgewebe kennen wir übrigens alle. Das ist das, was nicht in die Hose vom letzten Sommer passen will. Braune Fettzellen beherbergen übrigens im Gegensatz zum weißen Fett nicht einen, sondern viele kleine Fetttropfen.

Jetzt könnte man sich fragen, warum es überhaupt zu Übergewicht kommen kann, wenn das braune Fett doch Fett schluckt und verarbeitet. Tja, hier ist der Haken, denn dummerweise haben wir vom braunen Fett nur als Säuglinge viel, weil Säuglinge nicht zur Wärmeerzeugung zittern können (auch Bären dürfen sich freuen, denn Tiere, die Winterschlaf halten, haben ebenfalls viel braunes Fett). Als erwachsener Mensch ist davon nicht mehr allzu viel übrig. Leider.

Fettzellen sind für den Körper enorm wichtig, und sie bleiben, wo sie sind, egal, wie viel du wiegst. Man kann aber dafür sorgen, dass sie nicht mehr so gefüllt sind.

Diese gefräßigen kleinen Kumpane sind zwar klein und wiegen im Durchschnitt nur 0,3 bis 0,9 Mikrogramm bei einer für eine Zelle doch beachtlichen Größe von ca. 100 µm (jep, das ist trotzdem noch echt winzig), können ihre Ausgangsgröße allerdings um das 200fache ausdehnen. Abgefahren!

Das erklärt auch, warum Menschen es schaffen, überhaupt derart viel zuzunehmen. Interessanterweise bleibt die Anzahl der Fettzellen dabei relativ konstant.

Wie viele Fettzellen wir mit uns herumtragen, ist von Mensch zu Mensch unterschiedlich und entscheidet sich in jungen Jahren; je nach Typ und Ernährungsweise legt der Körper viele Fettzellen an oder eher weniger. Einmal festgelegt, laufen wir dann für den Rest unseres Lebens mit einer gleichbleibenden Anzahl an Fettzellen umher, an der keine Diät der Welt etwas ändern kann. Auch dann nicht, wenn wir schnell und radikal an Gewicht verlieren, beispielsweise nach Adipositaschirurgien.

Am Karolinska-Institut in Stockholm unter der wissenschaftlichen Leitung von Kirsty Spalding untersuchte man einst genau dieses Phänomen und fand heraus, dass entscheidend für die Anzahl der Fettzellen das Jugendalter ist. Unser Ess- und Gewichtsverhalten in dieser Zeit bestimmt also, mit wie vielen Fettzellen wir später durchs Leben gehen; danach können wir Fettzellen nur noch füllen oder leeren. Ganz so, als würde der Körper das Jugendalter als Testphase für den Bedarf und das Angebot von Fett und Speicherbedarf verstehen, von dem ausgehend er dann Hochrechnungen für den Rest des Lebens macht. Es ist also nicht bloß ein Gerücht, dass einige Menschen eher dazu neigen, Fett einzulagern als andere.

Die Masse an Fettzellen liegt im Schnitt bei 40 bis 120 Milliarden Zellen – andere Quellen sprechen von 40 bis 300 Milliarden. Ist sie das nun endlich? Die ultimative Ausrede? «Sorry, du, aber ich kann da echt nichts für, ich habe nur mehr Fettzellen als du, und meine sind total gefräßig, was willst du da machen? Gib mir doch mal bitte den Pizzaschneider rüber...»

Haben dicke Menschen immer mehr Fettzellen als Schlanke?

Die Wissenschaft ist sich einig und sendet ein ganz klares: Jein. Wenn das alles so einfach wäre, dann würde ich jetzt ein Buch über Katzenbabys schreiben.

Das Nein im Jein sagt: Man kann durchaus auch als Mensch mit weiß der Geier wie vielen Milliarden Fettzellen abnehmen, so wie auch schlanke Menschen mit weniger Fettzellen ordentlich dick werden können.

Das Ja im Jein sagt, dass Fettzellen nach «mehr» schreien, was erklärt, das Menschen, die viel abnehmen, oft schnell wieder zunehmen.

Dabei können durchaus zwei Menschen mit der gleichen Anzahl an Fettzellen nebeneinanderstehen, der eine dick, der andere nicht – entscheidend ist die Lebensweise und der jeweilige Umgang mit Lebensmitteln. Nicht die Anzahl von Fettzellen ist also ausschlaggebend für Übergewicht, sondern ihre Ausdehnung. Das Füllmaterial, das die Fettzelle braucht, um sich wonneprächtig zu runden, muss erst einmal herbeigeschafft werden, und da kommt unser Essverhalten ins Spiel. Es liegt also doch an mir, dass ich so dick geworden bin, und nicht an meinen gierigen Fettzellen allein. Wäre ja auch zu schön gewesen. Andererseits ist es vielleicht auch ganz gut so, wäre ich doch sonst der Willkür meines Körpers ausgesetzt und könnte gegen meinen Zustand tatsächlich nichts unternehmen.

Also ist die Frage, wie fett ich meine Fettzellen füttere. Je mehr Energieüberschuss wir erzeugen, indem wir über unseren Bedarf hinaus essen, desto dicker werden wir, da der Körper diese überschüssige Energie nicht wieder loslässt. Wäre auch dumm, wenn er das täte, immerhin weiß man ja nie, wofür man das Fett noch mal braucht. Für schlechte Zeiten sozusagen.

Wenn der Körper kann, dann baut er vor.

Dass dieser «Vorbau» dann nicht mehr in Kleidergröße 42 passt, ist ihm übrigens egal. Fettzellen nehmen, was sie kriegen können.

Spannend dabei ist, dass sich etwa 10 Prozent im Jahr durchaus erneuern, wie die meisten anderen Zellen auch. Eine Fettzelle wird also beizeiten durch eine neue ersetzt. An genau dieser Stelle greifen übrigens neue Forschungsansätze, die herausfinden möchten, wie man die neugebildete Fettzelle daran hindert, das Fett ihres Vorgängers aufzunehmen, oder zumindest ihre Neubildung ausbremst.

Das wäre der verdammte Heilige Gral im Bereich der Übergewichts- und Gewichtsabnahmeforschung. Die Pille, auf die alle warten. Ich übrigens auch.

Einfach einwerfen und keine 8 Jahre später: Zack, Bikini-Figur!

Noch hat man allerdings keine Ahnung, wie groß das Risiko wäre. Es bleibt also schwierig.

Generell würde dieses Mittel, so ließen Forscher es schon verlauten, auch nur nach einer starken Abnahme verordnet werden, um so die vermeintlich «zu hohe» Anzahl an Fettzellen zu reduzieren und auf das Level eines «Normalgewichtigen» zu bringen.

Man müsste also so oder so zuerst abspecken und dann dafür sorgen, dass die übrigen Fettzellen sich nicht übermäßig füllen. Es wäre ja auch zu schön gewesen.

Dennoch arbeitet die Forschung mit Nachdruck daran, den Schlüssel zur Gewichtsreduktion zu knacken, denn eines ist klar: Wer das schafft, hat die Lizenz zum Gelddrucken. Ich zumindest würde es kaufen, so viel steht fest. Bis dahin allerdings werde ich wohl doch aus eigener Kraft Gewicht verlieren müssen und meine maulenden Fettzellen tragen. Vielleicht hilft ja Ohropax, ich versuche es mal.

Um mal einmal eine Lanze für Fettzellen zu brechen: Sie tun das, wozu sie da sind. Sie speichern Energie und geben sie wieder frei, wenn Bedarf besteht. Sie formen uns, halten uns warm, und ohne sie würde unser Stoffwechsel nicht funktionieren. Bedenkt man, dass fast alle lebensnotwendigen Vitamine fettlöslich sind (mit Ausnahme aller B-Vitamine und des Vitamin C) kann man erahnen, welch weitreichende Folgen es hätte, auf Fettzellen zu verzichten.

Vitamine sind übrigens nicht nur für das Immunsystem lecker. Sie sind als körpereigene Baustoffe eklatant notwendig und können in den meisten Fällen nur durch Nahrung aufgenommen werden. Adipozyten – Fettzellen – sind also Freunde und keine Feinde.

Wie fett, dick, schlank oder unterernährt wir sind, bleiben oder werden, hängt also davon ab, in welchem Maße und womit wir unsere Speicher füllen.

Was uns letzten Endes dann doch die Macht und die Verantwortung zurückgibt.

Und das ist übrigens eine gute Nachricht.

Mit freundlichen Grüßen, das Fettzellenmutterschiff.
Ich.

Wer abnehmen will, muss essen

Würde ich eine Liste der fünf häufigsten Fragen an mich erstellen, käme darin in jedem Fall die Frage nach meinen Anfängen vor. Nicht nach dem Auslöser für mein Übergewicht, sondern nach den ersten Schritten. «Bist du zum Sport gegangen? Was hast du gegessen, und kannst du mir vielleicht einen Tipp geben, wie ich anfangen kann und was ich essen soll? Hat es lange gedauert, bis du abgenommen hast? Wie ging es los?»

Wenn ich über meine Geschichte spreche, dann klingt es oft so, als hätte ich eines Morgens den Entschluss gefasst abzunehmen und würde seither einen gnadenlosen Durchmarsch hinlegen, ohne Fehler, größere Anstrengungen und Rückschläge.

Manchmal höre ich auch, «Bei dir geht das alles so leicht.» Das ist meine Lieblingsphrase. Ich bin ein netter Mensch, glaube ich, zumindest ist das die einzige Erklärung, weswegen ich meinem Gegenüber für diesen Spruch nicht sofort und ohne Umschweife auf die Nasenkante kloppe. Der Schein, dass aus heiterem Himmel der Wandel kam, trügt nämlich. Und das sogar gewaltig. Wenn du also nicht weißt, wo du anfangen sollst und dir vorkommst wie der dämlichste Ochse im Märchenwald des Gewichtsverlustes, darf ich dich beruhigen, das bist du nicht. Das war ich.

Vom Entschluss, in meinem Leben wirklich etwas zu ändern, bis zu dem Moment, den ich heute als den Tag ansehe, an dem ich das erste Mal ernsthaft etwas unternommen habe, verging exakt ein Jahr. Ein Jahr, in dem ich mich in alles reingelesen, reingefragt, reinprobiert und manchmal reingefressen habe. In diesem Jahr kippte ich die Entscheidung für die OP ebenso wie so manch andere Idee. Ich stand nicht morgens auf und war plötzlich Ernährungs- oder Abnehmexpertin. Niemand ändert sich über Nacht, und ich schon mal gar nicht. Ich bin ein Gewohnheitstier und schrecklich bequem. Wenn ich es irgendwie einfach haben kann, dann nehme ich es einfach. So viel ist mal klar. Es verstrich also Zeit. Zeit, in der ich grübelte, zweifelte und nach Informationen suchte und sie mal mehr, mal weniger fand.

An einem solchen Punkt zu stehen, mehr schlecht als recht am Leben, und nicht zu wissen, wie man diese enorme Herausforderung anpackt, ist alles andere als leicht. Ich habe die 170 Kilo auch nicht ohne Schwierigkeiten, Fallen oder Dummheiten abgenommen. Ganz im Gegenteil. Ich bin mehrfach gestrauchelt, habe mich der Länge nach auf die Fresse gepackt und war mehr als ein Mal versucht, genau dort, wo es mich hinschlug, liegen zu bleiben. Ich habe mittendrin, beim Meilenstein 180 Kilo, die Nerven verloren und angefangen zu fasten. 40 Kilogramm lang. Bis ich mit Nasenbluten in der Uni aus den Latschen kippte. Die 40 Kilo habe ich dann innerhalb weniger Monate wieder zugenommen. Und noch einmal 30 drauf, sodass ich wieder bei über 200 landete. Ich habe viel Mist gebaut, ich habe allerhand Kritik und verbale Ohrfeigen kassiert. Ich habe Menschen verloren, weil ich mich veränderte, und ich musste Menschen gehen lassen, weil ich mich nicht genug veränderte. Ich dachte mehr als tausendmal, dass ich es niemals schaffen kann, und ich denke noch heute manchmal wirklich schlecht über mich. Ich habe keinen Durchmarsch hingelegt, ich habe mich durchgebissen, durchgeschlagen, durchgeschrien und manchmal durchgeheult. Zum einen weil ich den Weg allein ging und zum anderen weil Abnehmen eben kein Ponyschlecken ist, sondern sich eher anfühlt, als hätte man sich den kleinen Zeh mit Schwung an einem Stuhlbein gebrochen. Gut ist es immer erst hinterher. Oder für die anderen, wenn man es erzählt. Ich bin oft gescheitert und oft verzweifelt, und sehr oft hatte ich einfach keine Lust mehr. Ich erinnere mich noch daran, dass mich eines Tages ein Bekannter fragte, wann ich glaubte, dass ich fertig sei. Ich antwortete, dass ich keine Ahnung habe, mir aber wünschte, ein einziges Mal unbeschwert eine Packung Kekse essen zu können, ohne dass es jemanden interessiert. Mein Gegenüber nicht und vor allem mich nicht. Und dass ich genau weiß, dass dieser Tag niemals kommen wird. So wie ein Alkoholiker niemals eine Buddel Korn trinken kann, ohne dass es ihn unbeeindruckt lässt. Ich habe auf der Stelle angefangen zu heulen wie ein Baby.

Ich bin genauso schwach und genauso stark wie alle anderen auch. Ich habe genauso viel Angst vor mir und meiner eigenen Courage, und ich begehe Fehler. Viele und oft, und manche von ihnen vergessen, dass man aus ihnen angeblich schlau wird. Ich habe keine Superkräfte und bin auch keine Ausnahme, weil ich vermeintlich mehr Disziplin und Durchhaltevermögen habe als andere. Das ist totaler Unfug. Auch hat mir nie jemand gesagt, dass für jedes Gramm, das ich abnehme, morgens ein Arschloch aufsteht, dass der Meinung ist, mir sagen zu müssen, wie scheiße er mich und meinen Umgang mit Gewicht, Abnehmen und dem Fettsein im Allgemeinen findet. Ich wusste nicht, dass ich im Schwimmbad unter der Dusche ausgelacht werden würde und dass Abnehmen körperlich so weh tun und scheiße aussehen kann. Ich habe nicht damit gerechnet, dass andere dicke Menschen mich meiden, weil die eine Hälfte meint, ich sei gemein zu Dicken, und die andere mich für einen Verräter hält, weil ich mich erdreiste abzunehmen.

Von all dem wusste ich damals, als ich auf meiner Bettkante saß, allerdings noch nichts, und ich bin sehr froh darüber. Ich kenne mich gut und wette, dass ich diesen Weg nicht gegangen wäre, wenn ich gewusst hätte, welche Arschloch-Wegmarken er für mich bereithält. Oder vielleicht gerade doch? Wer weiß das schon.

Ich machte mir viele Gedanken, was alles schiefgelaufen war in den vergangenen Jahren, und kam zu dem Schluss, dass mein Weg raus aus dem Mist, egal, wie er aussehen würde, sicher ganz anders sein müsste als das, was ich bisher immer gemacht hatte. Denn dieselben Fehler zu begehen und unterschiedliche Ergebnisse zu erwarten ist, wie schon erwähnt, latent irrsinnig.

Wenn ich ehrlich zusammenfasse, was alles schiefgelaufen ist, sieht das so aus:

Ich habe diätet und gehungert, oder ich habe gegessen.

Ich habe mich zu wenig bewegt.

Ich habe mich vernachlässigt.

Ich habe die Kontrolle verloren.

Ich habe gewartet, statt zu handeln.

Ich war unehrlich und nachlässig.

Diese Kombination aus Unfug hat mich über 340 Kilo schwer werden lassen, und mir war klar, dass es nicht sinnvoll sein kann, den Rückweg mit den gleichen Methoden anzutreten. Also musste ich den Blödsinn umkehren; klingt einfach. Ein bisschen Bewegung, ein wenig Selbstliebe und Achtsamkeit, und das Ding ist geritzt. Tja, wenn Worte mal nicht einfacher sind als Taten, hm?!

Ich weiß noch, was ich als Erstes tat, nachdem ich beschlossen hatte, es anzugehen. Ich schleppte mich auf die Couch, nahm mein Laptop und bestellte eine Küchenwaage. So eine kleine, die maximal 5 Kilo abwiegt. Ich hatte in meinem Leben zwar viel über meinen eigenen Zustand, über Diäten und über Kalorien gelernt, mir mein eigenes Essverhalten aber nie so richtig angeschaut, geschweige denn gewusst, von welchen Mengen ich eigentlich spreche. Musste ich ja auch nicht, ich bekam ja stets vorgeschrieben, was ich zu essen hatte, wurde in den Kuren bekocht oder erhielt Ernährungs- oder Diätpläne, die es nicht zu hinterfragen galt. Oder ich aß eben nichts.

Das Erste, was ich mir vornahm, war nicht, fünfmal in der

Woche zum Sport zu gehen oder mich besser zu ernähren, und auch mit der Selbstliebe war da noch nichts. Der erste Schritt war eine Bestandsaufnahme. Eine umfangreiche. Nachdem ich wusste, wie viel ich wiege. Um einen Startpunkt zu finden, musste ein Rundumblick her. Ich schnappte mir einen Schreibblock und einen Stift und begann zu notieren, was ich esse. Nachdem die Waage da war, wog ich meine Mahlzeiten und stellte mit leisem Erstaunen fest, dass ich in der Lage war, locker 200 Gramm Müsli und vier Brötchen zu frühstücken. Dazu drei Eier und einen Liter Milch mit Kakao. Spielend ging dann auch noch das ein oder andere Stück Kuchen weg. Und das war nur der Morgen. Ein guter Freund und ich haben heute ein geflügeltes Wort für diese Fressarien: «Nur eine Mahlzeit». Meine Mahlzeit begann irgendwann morgens und endete spät am Abend. Nur eine Mahlzeit, üppig wie eine mittelalterliche Orgie. Um das Bett stapelten sich Packungen, Tüten und Kartons mit Essen. Ich aß nicht, ich vernichtete, und das tat ich gründlich. Dass das aufhören musste, war mir klar, aber wenn das Wissen darüber allein schon helfen würde, um abzunehmen, dann hätte niemand ein Gewichtsproblem. Ich maß alles Mögliche ab und notierte jedes Gramm. Wertfrei, soweit es ging, und erst einmal ohne Plan. Um zu wissen, was schiefläuft, muss man wissen, wo man steht. Ich maß, und ich wunderte mich. Ich hatte tatsächlich keine Ahnung von Mengen. Nicht die leiseste. Keine Ahnung, was eine Scheibe Brot im Schnitt wiegt oder wie viel 500 Gramm Kartoffeln sind. Ich hatte immer gedacht, ich würde 400 Gramm Nudeln zum Abendbrot essen, dabei waren es manchmal 1000 Gramm. Gekocht. Plus Soße. Und später natürlich noch mehr, damit ich nicht über Nacht verhungere. Der Magen hat ein Fassungsvermögen von durchschnittlich etwas mehr als einem Liter, und ich hatte es zu meiner Lebensaufgabe gemacht, dieses Volumen zu überschreiten.

Mir hat mal ein Mann gesagt, dass er noch nie eine Frau gesehen hat, die so viel frühstücken kann, und ich fand das damals witzig. Heute, 170 Kilo später, kann ich es noch spüren, dieses Gefühl, als mir klarwurde, dass es kein Kompliment, sondern eher Entsetzen war. Ich schämte mich unendlich, als mir das klarwurde, aber da war der Typ längst nicht mehr an meinem Frühstückstisch. Nein, warte, Frühstücksbett. Mein Bett, der Ort, an dem sich alles abspielte. Alles, außer dem Leben.

Ich stellte in den folgenden Monaten vielen Menschen viele Fragen und stolperte eines Tages über etwas, was mir einmal jemand in einem gänzlich anderen Zusammenhang gesagt hatte. Dieser Mensch war Ausbilder an einem Klinikum in Chengdu, China, den ich über mein generelles Interesse an Akupunktur und dem verzweifelten Versuch, eine Lösung für mich zu finden, in einem privaten Rahmen kennen- und schätzen gelernt hatte. In einem Gespräch, das wir via Mail führten, schrieb er, dass er manchmal nicht verstehe, warum ich mich derart quälte und warum wir Westler stets glaubten, dass der Weg, der zum Problem führt, nicht auch die Lösung birgt, wir nur einfach nicht die Chancen hinter Problemen erkennen. Ich würde stets alles umkehren wollen und dabei übersehen, dass jedes Problem seine Lösung in sich trägt, und auch wenn er die Lösung nicht kennen würde, wie er schrieb, so sei er sich doch sicher, dass ich das Problem nur als Problem und nicht als Lösung ansah.

Einen Aspekt in unseren Konversationen habe ich mir bis heute zu Herzen genommen. Er schrieb:

«Mein junger Padawan. Du hast einfach nur nie gegessen. Fressen ist kein Essen. Hungern ist kein Essen. Ich habe keine Ahnung, was du da machst, aber essen kann man das ja wohl nicht gerade nennen, und jetzt werd nicht frech. Dein Yoda.»

Wir haben uns noch viel und häufig unterhalten, aber nie wieder über dieses Thema, es dauerte lange, bis ich glaubte zu begreifen, was er mir hatte sagen wollen.

Bisher hatte ich stets gehungert, um zu meinem Ziel zu kommen, und war niemals angekommen. Die Methoden, mit denen ich abzunehmen versuchte, waren alle darauf ausgelegt, mir zu nehmen, wonach mir am meisten der Sinn stand, und ich glaubte, dass das die Lösung sei, und wurde dabei dicker und unglücklich. Ich wollte doch nun ehrlich zu mir sein, oder nicht? Und wenn ich schon ehrlich bin, sollte ich mir auch eingestehen, dass ich einfach nicht gut darin bin, maßvoll zu sein oder irgendwas durchzuhalten, das mir mein Essen wegnimmt. Ich habe nie gelernt zu essen. Essen war immer Belohnung oder Bestrafung. Essen war nie losgelöst von Gefühlen, sondern immer mit Ereignissen verknüpft. Und es wurde stets darauf geachtet, was ich esse, aber nie gesagt, dass das einfach mal okay ist. Beim Essen kam die Familie zusammen, und alles war in Ordnung. Essen war Feiern und Gemütlichkeit, aber selten unbeschwert. Essen war so viel für mich, und weil es mein größtes Problem war, war es für mich so unvorstellbar, dass es wirklich die Lösung sein könnte. Ich habe nie ohne Grenzen gegessen, nie ohne Schuldgefühle und Scham, und ich habe nie aufmerksam auf meinen Teller geschaut und mich gefragt, was ich da eigentlich tue. Ich habe nicht gegessen, ich habe diätet, und das seit meinem fünften Lebensjahr.

Vielleicht, dachte ich, vielleicht sind es nicht Verbote, die mich weiterbringen. Vielleicht muss ich nicht lernen, wie man schnell viel Gewicht verliert und wie man es aushält, wenig zu essen. Vielleicht muss ich zurück zum Anfang und etwas ganz anderes lernen. Vielleicht muss ich lernen zu essen!

Ich kann mir in etwa vorstellen, wie du gerade guckst, und ich darf dir verraten, dass ich die Idee damals ähnlich bescheuert fand. Aber was hatte ich zu verlieren? Ich hatte alles versucht, war an allem gescheitert und kurz davor, den Löffel abzugeben. Wie viel schlimmer konnte es denn noch kommen? Not macht manchmal erfinderisch, und meine Not war groß.

Ich setzte mich also hin und fing an zu lernen. Und ich stellte andere Fragen. Fragen, die ungemütlicher waren als die, wie viele Kalorien wohl Papaya hat. Fragen, was der Körper macht, was Stoffwechsel ist und wie viel Sport ich machen muss, um zwar abzunehmen, aber gesund zu bleiben, und was bei meinem Gewicht überhaupt möglich ist. Und ich kam zu einem niederschmetternden Ergebnis. Meine Möglichkeiten waren aufgrund meines Zustandes mehr als begrenzt. Dennoch begann ich, mich zu bewegen. Das klingt nun ganz fürchterlich aufregend, und ich finde, mein Arsch kann irgendwann einmal verfilmt werden, und dann kommt an dieser Stelle des Films die heroische Rocky-läuft-die-Treppe-rauf-Musik, aber in Wirklichkeit bestand das «Mehr» an Bewegung darin, dass ich anfing, von meinem Schlafzimmer in die Küche zu gehen. Mehr als ein Mal am Tag. Nicht gerade das, was man unter Geschwindigkeitsrausch versteht. Dann, später, ging ich die Stufen in meinem Treppenhaus. Stufen! Nicht Treppen! Ich schaffte keine ganze Treppe. Nicht einmal einen Absatz. Ich stellte mir einen Stuhl nach draußen vor meine Eingangstür und ging Stufen. 4, vielleicht 5. Dann zurück auf meinen Stuhl, und wenn ich wieder Luft bekam und mein Herz sich beruhigt hatte, machte ich das noch einmal. Nachts. Und ich machte nie das Licht an, weil ich Angst hatte, dass der Nachbar durch seinen Türspion schauen und sich wundern könnte, was die Fette in dem Riesen-Nachthemd denn da bitte im Treppenhaus veranstaltet. Jede Wette, dass er es dennoch gesehen hat. Ich war weder zu übersehen noch zu überhören.

Ich kam mir albern vor. Sehr albern. Aber was für das Essen galt, galt auch für den Sport. Ich hatte nach meinem Unfall nie wieder mit Sport angefangen, weil ich der Meinung war, dass ich es entweder richtig mache oder gleich ganz bleibenlassen kann. Diese Arroganz hielt mich von allem ab, was mit Sport zu tun hatte. Erwähnte ich schon mal, dass ich damals ein echter Wichser war? Mir sagt man heute nach, ich hielte viel von mir; das stimmt sogar. Allerdings bin ich der Meinung, dass jeder von uns, du vor allem, du schönes Geschöpf mit dem Buch in der Hand, viel von sich halten sollte. Der unbedingte Wille, sich selbst zu lieben, ist eine meiner größten Leistungen; damals allerdings basierte meine hohe Meinung von mir selbst allein auf meinen Erfolgen, und jeder, der nicht mindestens so gut war oder so viel machte wie ich, war in meiner Wahrnehmung schwach und unfähig. Es gab nie jemanden auf Augenhöhe. Es gab die über mir, und es gab die unter mir, aber es gab niemanden mit mir. Ich schätze, ich wurde nicht erst zur Außenseiterin, als ich so zunahm. Ich war es schon lange vorher und habe es echt provoziert. Mein Leistungsanspruch und meine Ungeduld machten aus Sport für mich eine Aufgabe, die in erster Linie groß und herausfordernd sein muss.

Heute weiß ich, dass man oft an seinen Vorhaben scheitert, weil sie einfach zu groß sind und man selbst nicht demütig genug ist, um zuzugeben, dass das alles viel zu viel ist.

An diesem Problem scheitern Diäten ebenso wie gute Vorsätze. Unrealistische Ziele sind ein Crash mit Ansage. Wir nehmen uns vor, mehr Sport zu machen, und gehen gleich dreimal die Woche, statt überhaupt erst einmal mehr Bewegung in den Alltag zu bringen. Wir versuchen, Gewicht zu verlieren, indem wir alles weglassen, was wir mögen, anstatt erst einmal zu frühstücken.

Meine Anfänge waren nicht glamourös, nicht geprägt von unfassbarem Durchhaltevermögen oder bewundernswerter Kraft. Meine Anfänge waren erbärmlich, und sie haben mir Angst gemacht. Ich habe mir Angst gemacht. Ich fragte mich jeden Tag, ob es jemals besser werden würde. Ob ich überhaupt noch eine Chance hätte oder ob ich über diesen Punkt schon längst hinaus war. Hatten die, die eh nicht glaubten, dass ich es schaffen könnte, vielleicht recht? An manchen Tagen sah ich die Stufen der Treppe kaum, weil ich Rotz und Wasser heulte. Und wenn du mich heute nach meinem Weg fragst, dann möchtest du, dass ich von den Erfolgen erzähle. Die Wahrheit ist aber, dass der Anfang nicht schön oder ereignisreich und dass es sehr lange Zeit alles andere als großartig war. Kein bisschen. Ich merkte nichts davon, dass ich mich mehr bewegte. Ich tappte im Dunkeln, was meine Ernährung anging. Ich wurde nicht fitter, ich nahm auch nicht ab, sondern zu, 8 Kilo. Ich war nicht voller Elan, sondern voller Ungewissheit, mir tat alles weh, und ich schrie meinen damaligen Lebensgefährten an, dass ich diesem ganzen Ernährungsscheiß exakt noch vier Wochen gäbe und dann wäre mir sowieso alles egal. Ich war allein, wer hätte mir auch helfen können?

Aber ich gab nicht auf, sondern setzte mich mit «richtiger» Ernährung auseinander. Und ich fing an zu essen, mit Respekt vor dem Lebensmittel und irgendwann auch mit Respekt vor mir selbst. Und in diesem Moment erkannte ich: Wer abnehmen will, muss essen.

Wenn zu hungern nicht deine Stärke ist, was ist es denn dann? Ich kann nicht gut hungern, aber ich kann gut planen. Ich kann auch nicht gut kleine Portionen essen, aber ich kann gut organisieren. Also organisiere ich mein Essen und plane, was es geben soll. Ich weiß nach all der Zeit um meine Schwächen. Hand aufs Herz, was sind deine? Die gilt es zu finden und dann, das ist so wichtig, nicht länger zu ignorieren, sondern mit ihnen zu arbeiten.

Diäten klammern dich und deine Bedürfnisse immer aus. Aber du verdienst es, mit Respekt und Aufmerksamkeit behandelt zu werden. Und du musst selbst damit anfangen. Finde deine Schwächen und sage deinen ganzen ekligen Gewohnheiten mal Hallo, auch wenn das nicht so schön ist.

Ich bin beispielsweise ein miserabler Tröster, ein schlechter Zuhörer, wenn mich etwas nicht interessiert, ich bin eifersüchtig und habe Angst vor Einsamkeit. Ich kann bei Essen schlecht nein sagen, ich bin nicht gut darin, Maß zu halten, in keinem Bereich. Ich bin manchmal unsicher und überspiele das mit Humor. Ich habe Angst zu scheitern. Ich habe noch heute Angst zu sterben, bevor ich es geschafft habe. Ich kann, wie jeder andere auch, nicht gut mit Kritik umgehen, und ich bin nur ein guter Teamplayer, wenn das Team mir gehört. Das ist nur ein winziger Ausschnitt meiner Persönlichkeit, und es klingt immer so, als hätte das alles gar nichts mit dem Thema Ernährung und Übergewicht zu tun. Dabei ist es der Knackpunkt: Sorgen werden weggegessen, fiese Gefühle in sich hineingefressen, Unsicherheit aufgefuttert. Körpergewicht ist etwas, das dich imposant erscheinen lässt; wenn du schon unsicher bist, dann wenigstens groß. Alles, was du fühlst, hat etwas mit deinem Essverhalten zu tun. Und die Annahme, dass nur das Essen an sich zu deinem oder meinem Gewicht geführt hat, ist Bullshit.

Übergewicht ist keine Krankheit, sondern ein Symptom und steht für eine große Sache oder für sehr, sehr viele Kleinigkeiten. Zu diäten ist also immer nur eine Behandlung des Symptoms, nie der Ursache. Wenn du aber niemals den Stachel ziehst, der deine Wunden immer wieder eitern lässt, dann wirst du diese Wunden niemals los. Um ehrlich zu sein, glaube ich, dass alle dicken Menschen irgendwo ein bisschen kaputt sind, und ich stehe in dieser Riege ganz weit vorn. Vielleicht ist es mir deshalb so wichtig, dass wir aufhören, uns mit Diäten immer und immer wieder selbst den Stachel ins Fleisch zu rammen. Wir nehmen uns ein ums andere Mal die Chance zu heilen. Ich glaube, dass die Seele am meisten unter Übergewicht leidet. Meine tut es jedenfalls und auch die all jener, mit denen ich heute arbeite. Gewicht passiert in erster Linie im Kopf und dann erst im Körper, deshalb muss auch die Seele mitheilen. Ein gesunder Geist lebt in einem gesunden Körper, heißt es stets; aber ich bin überzeugt, dass du nicht erst abnehmen musst, um dich wohler zu fühlen, um zu genesen. Du musst auch nicht erst abnehmen, um glücklich zu sein. Du musst eigentlich überhaupt nicht abnehmen, um dich wohl zu fühlen und glücklich mit dir zu sein. Du darfst dich schön, attraktiv und liebenswert fühlen, denn das bist du mit und ohne Übergewicht. Es geht nicht darum, um jeden Preis schlank zu sein. Wenn du aber unter deinem Gewicht leidest oder viele Baustellen hast, die dir auf der Seele liegen, und du als Ausdruck dessen isst, dann bist du weit entfernt von gesund und glücklich. Wenn in dir Chaos ist, wie kann dein Körper dann geordnet sein? Körper und Psyche gehören zusammen, und nur weil es nicht blutet, wenn mir jemand hinterherruft, dass ich eine fette Sau bin, heißt es nicht, dass es keine Wunden reißt. Ich kann aber kein Pflaster draufkleben, also tue ich das, was ich immer tue, um mich besser zu fühlen. Ich esse.

Mir war das eigentlich schon immer klar. Vom Kompensationsverhalten und all diesem Mist habe ich schon tausendmal gehört, es aber nie wirklich verstanden. Das passierte erst nachts auf der Treppe – und vor dem Kühlschrank. Ich konnte ja mittlerweile nachlesen, was ich alles esse, also konnte ich auch sehen, was zu viel war. Das Erste, was ich reduzierte, war Butter. Ich aß weniger davon und versuchte, anderen Kram zu nehmen und unter meinem Aufschnitt zu verwenden – Frischkäse, Tomatenmark und Senf beispielsweise, und ich fand heraus, dass ich das alles scheiße finde. Ich stehe auf Butter, und einen echten Ersatz gibt es dafür nicht. Außerdem macht sich Senf unter Marmelade nicht so gut. Also begann ich, mich selbst auszutricksen; Strategien, die ich noch heute nutze. Ich aß in bestimmten Reihenfolgen, um mich so auf mein Brötchen mit Butter freuen zu können. Also gab es erst viel Obst, Dinge, die nicht so reinhauten, und viel Flüssigkeit und dann erst die Brötchen mit Butter. Ich schaute, was ich wirklich gerne mag, und kombinierte es mit allem, was mich satt machte und nicht so viele Kalorien hat. Heute brauche ich viele dieser Tricks nicht mehr, aber damals halfen sie mir und nahmen mir die Angst vor den Schuldgefühlen.

Das allein ist natürlich nicht der Stein der Weisen, doch am Anfang wollte ich vor allem eines: nie wieder Hunger haben. Also aß ich und versuchte mich dabei an allem festzuklammern, von dem ich wusste, dass es gesund ist. Es gab Gemüse und Obst. Sehr viel davon. Und Kartoffeln und Vollkornprodukte und Brot und weniger von den ganz schlimm offensichtlichen Fettmachern. Ich ging diese verdammten Stufen und wog ab und schrieb auf ... und nahm zu. Ich nahm doch tatsächlich zu! Ich war fuchsteufelswild. Dreckselendiger Mistkack. Meine erste Reaktion darauf war, wie nicht anders zu erwarten, alles hinzuwerfen. Aber was genau wäre meine Alternative gewesen? Wohin gehst du, wenn du mit dem Arsch schon an der Wand stehst und dir eine Knarre auf die Stirn gedrückt wird? Fassungslos las ich mir alles über Stoffwechselprozesse durch und weiß heute natürlich, dass es nicht selten ist, am Anfang einer Ernährungsumstellung (auch ein Scheißwort übrigens) erst einmal zuzunehmen, weil der Stoffwechsel, einmal im Keller, nur mühsam wieder herauskommt. Aber ging mir das damals auf den Sack oder ging mir das auf den Sack, was meinst du?

Ich warf nicht hin. Sehr wahrscheinlich nur aus Mangel an Alternativen und nicht aus Heldenmut. Ich hielt durch, schlich mich nachts wieder vor die Tür, ging wieder diese Stufen auf und ab, aß am Tage weiter und achtete auf das, was ich esse, und auch darauf, wie es sich anfühlte. Ich machte mir die Nägel und zog mir etwas anderes an als dieses eine Shirt. Das war nicht schwer, ich hatte nicht viel, weswegen die Auswahl begrenzt war.

So schnell, wie die 8 Kilo drauf waren, so schnell waren sie auch wieder runter, und das Gewicht schwand. Ich war dermaßen erschüttert darüber, dass ich abnahm, dass ich mich über Stunden nicht beruhigen konnte. Ich freute mich nicht, ich weinte. Schon wieder. Und das fortan immer, wenn ich von der Waage kam. Ein

Leben lang auf Diät, und dann plötzlich das. Ich fühlte mich gelinde gesagt verarscht und betrogen und ärgerte mich über mich selbst. Schon wieder. Da fange ich an zu essen und nehme ab! Wohlgemerkt: zu essen. Nicht jeden Scheiß in mich reinzustopfen. Heute esse ich fast den ganzen Tag. Essen beruhigt mich. Ich habe aber noch viele andere Mechanismen entwickelt, die mich zufrieden und ausgeglichen machen und nichts mit Essen zu tun haben. Damals allerdings noch nicht; meine Welt war enorm klein, und ich war nicht wirklich in der Lage, mich mitzuteilen. Wer hätte mich auch verstehen sollen? Ich hatte den ganzen Tag etwas im Mund. Obst, Gemüse, Reiscracker und auch Schokolade. Ich habe nie aufgehört, Schokolade und Pizza zu essen, ich habe nur die Gewichtung verändert. Aß ich früher fünf Brötchen und einen Apfel, versuchte ich, das umzudrehen. Heute schaffe ich keine fünf Äpfel mehr, aber auch keine fünf Brötchen. Ich erweiterte meinen Speiseplan um Quark und Joghurt und zig andere Dinge. Ich kaufte mir Kochbücher und keine Diätratgeber mehr, und ich tauschte alles mit Fett und Zucker gegen Light-Produkte. Eine fürchterliche Idee, und auch dazu habe ich heute eine ganz andere Meinung, aber damals war es das für mich Einfachste.

Mein Motor war die Angst, noch lange bevor ich so etwas wie Motivation überhaupt verspürte. Es ging mir nicht um Erfolg, ich wollte, dass sich der Zustand änderte, in dem ich mich befand.

Heute fragen mich viele Menschen nach meiner Motivation. Sie kroch nicht über Nacht in mein Höschen, sondern kam viele Monate später, als ich das erste Mal vom Sport zu Fuß nach Hause ging. Da wog ich aber auch schon 80 Kilo weniger und hatte einiges hinter mir. Vorher hatte ich nur die fixe Idee, dass es zu schaffen sein muss.

Der Grund, warum ich dir das alles überhaupt erzähle? Ich möchte, dass du weißt, dass du nicht Superman sein musst, um einen guten Weg für dich zu finden. Du musst nicht einmal einen guten Plan haben. Es muss dir auch nicht immer Spaß machen, und du musst nicht von morgens bis abends motiviert sein. Du musst nicht tapfer, nicht gut gelaunt und fröhlich sein, um zu starten. Du musst nur eines sein: mutig und willens, etwas zu verändern. Du musst nicht auf die Erleuchtung warten, du musst aufstehen und gehen. Dafür brauchst du keine Einladung und nicht einmal eine helfende Hand. Manchmal muss man der Motivation eine Extraeinladung schicken und sich selbst erst einmal an den Haaren in irgendeine Richtung ziehen. Manchmal musst du einfach nur deinen Arsch hochbekommen, egal, wie schlimm es aussieht. Glaube mir, du kannst nicht lächerlicher, erbärmlicher oder unfitter und kraftloser sein als ich nachts allein in meinem Treppenhaus, dem Herzinfarkt nahe nach vier Stufen. Du musst nicht der Theorie eines anderen hinterherlaufen, nicht einmal meiner. Du musst stehen bleiben und zu dir zurückgehen, wenn du dich irgendwo zwischen hier und dort verloren hast. Abzunehmen ist ein Prozess, der dich hinführt zu dem Menschen, der du bist, und nicht zu dem, der du mit aller Kraft sein möchtest. Du bist bereits die beste Version deiner selbst! Nicht du musst mit deinem Gewicht leben, dein Gewicht muss lernen, mit dir zu leben, und damit das klappt, musst du achtgeben auf dich und dir die Chance geben, dich gut zu fühlen. Du fühlst dich aber nicht gut, wenn du auf alles verzichtest, denn du isst sehr wahrscheinlich sehr gern. Also erlaube dir zu essen. Erlaube dir sogar zu eskalieren, denn das gehört dazu. Erlaube dir, Dinge nicht zu können und nicht alles über Ernährung zu wissen, und vor allem erlaube dir, Fehler gemacht zu haben und immer wieder zu machen.

Du hast immer und zu jederzeit die Chance, etwas zu ändern. Du hast vielleicht nicht immer Lust oder glaubst, die Ausdauer nicht zu haben, aber beides brauchst du am Anfang auch nicht. Du musst erst einmal einen Schritt gehen, und wenn du das getan hast, dann gehst du den nächsten. Auch der größte Elefant wird häppchenweise aufgegessen. Also iss. Hör auf, so viel Scheiße in dich reinzustopfen, nur um irgendwas in dir abzutöten. Gib dir die Chance, zu gesunden und dich besser zu fühlen. Iss dich satt, wann immer du Hunger hast. Und wenn zu zwanzigmal am Tag Hunger hast, dann iss zwanzigmal. Aber nicht zwanzigmal Pizza. Iss Obst, iss Gemüse, iss alles, was dir guttut. Mach dir bergeweise Salate mit allen möglichen geilen Zutaten. Mach dir Vollkornnudeln und einen Eimer voll geiler, gemüsereicher Soße dazu. Nimm dir nicht dein eigenes Essen weg, sondern iss, damit dieser Druck nachlassen kann. Dein Leben beginnt tatsächlich nicht erst dann, wenn du schlanker bist, sondern jetzt gerade. In jedem Moment. Essen und Bewegung sind tatsächlich der Schlüssel zum Erfolg, aber auch hier kommt es auf das Maß an.

Ich weiß, das Thema ist komplex, und ich weiß, dass du von mir hören willst, wie dein Ernährungsplan denn bitte schön auszusehen hat, dass dir dieses ganze Geschwafel über deine Seele viel zu langweilig ist und du endlich loslegen und von der fetten Frau Tipps haben willst. Schätzelein, meine Antwort wird dir nicht gefallen, denn du bekommst von mir keine Ernährungspläne. Nicht einmal meine Klienten bekommen Ernährungspläne. Dafür brauchst du mich nicht, und dafür brauchst du auch dieses Buch nicht. Wenn du einen Ernährungsplan willst, dann geh zu Amazon und bestelle dir eines der 4 Milliarden Bücher zu dem Thema oder google nach einem der 10 Millionen Ernährungspläne. Ich werde dir auch nicht sagen, was du nicht essen darfst, denn es gibt nichts, was du nicht essen darfst. Du willst wissen, was du tun und wie du anfangen sollst? Schnapp dir Zettel und Stift und verschaffe dir einen Überblick über das, was du isst. Schreibe einfach mit. Mehrere Tage lang. Schreibe auf, wo du gerade bist und wie du dich fühlst. Schreibe dir auf, was du gern hättest, was dich nervt und ankotzt oder was du vermisst. Sei einmal wirklich ehrlich zu dir, schildere dir deine Situation und das, was in dir vorgeht. Hab keine Angst vor dir und dem, was du schreibst. Du musst nicht so bescheuert sein, auch die ekligen Details in einem Buch zu veröffentlichen. Sei ganz aufrichtig. Vergiss all das, was Diäten dir erzählt haben, hau richtig rein und gucke, was du isst. Und wenn du das getan hast, dann schaue dir an, was da alles steht und wie sich das anfühlt.

Wenn du das getan hast, dann zieh einen dicken Strich darunter und schreibe diese drei Worte:

«Ich vergebe mir.»

Vergib dir, dass du scheiterst, dass du es so weit hast kommen lassen, dass nicht immer alles so war, wie du es dir wünschtest. Vergib dir, dass du immer noch den kackkleinen Pulli im Kleiderschrank hast und dich jedes Mal schlecht fühlst, wenn du den Schrank öffnest und noch immer nicht in das Teil passt. Vergib dir. Nicht um irgendwas ungeschehen zu machen, sondern einfach damit du einen Punkt hinter ein Kapitel machen kannst. Neues kann nur beginnen, wenn Altes abgeschlossen ist, und du kannst retrospektiv nichts ändern. Du kannst nur vorangehen. Also sei gnädig mit dir. An diesem Punkt. Streng kannst du später noch werden, und Arschtritte verteile ich hier noch genug, aber an diesem Punkt musst du anfangen, dir zu verzeihen, damit du dich, na ja, wie soll ich es dir sagen ... wieder gernhaben kannst. Vergebung ist keine Schwäche, und sie entbindet dich nicht von all dem, was du aufbringen musst, um deinen Weg zu gehen. Aber du hast Vergebung verdient, also vergib dir. Versuche es.

Ich nehme stark an, dass du nicht auf den Kopf gefallen bist. Du weißt, dass Schweinebraten ein paar mehr Kalorien hat als eine Tomate. Schau dir an, wie viele Bestandteile deines Essens aus Kohlehydraten bestehen und wie viele aus Fett und Eiweiß. Und wenn du das getan hast, dann suchst du dir eine Sache raus. Nur eine. Und die änderst du. Schreib daneben, wie du es ändern willst. Und nicht diskutieren, sondern ändern. Egal, wie klein die Veränderung ist. Nicht indem du es weglässt, sondern indem du isst. Vielleicht wie in meinem Fall drei Äpfel und ein Brötchen statt fünf Brötchen und einen Apfel. Ändere eine Sache, und wenn du das packst, dann änderst du die nächste. Trinkst du zu wenig und isst zu viel? Gut, dann beginne damit. Zerlege das Problem in viele kleine Teile. Setze dir kleine, winzige Ziele, die du erreichen kannst, lies dich durch Kochrezepte, hol dir Anregungen. Du darfst dich jeden Tag neu erfinden und entdecken, also hab den Mut, andere Pfade einzuschlagen. Während du das tust, schreibe einfach mit oder fotografiere es, mach es sichtbar für dich. Zerre das Schreckgespenst des Übergewichts ins Licht und versteck dich nicht davor. Du musst nicht alles auf einmal anders machen, wenn du nicht einmal vier Stufen nehmen kannst. Wir scheitern ständig, weil die Erwartungen viel zu hoch sind, also schraub die Erwartungen runter. Schlage dir aus dem Kopf, alles stets richtig und auf einmal machen zu müssen oder gar zu können. Das Geheimnis einer erfolgreichen, langen Abnahme sind keine Superkräfte und auch keine übernatürlichen Motivationsfähigkeiten, sondern kluge Entscheidungen.

Ich gebe dir deswegen aus Überzeugung keinen Ernährungsplan – weil du ihn nicht brauchst. Du brauchst Raum für Entscheidungen und kein Korsett, dass dir sagt, wie du deinen Namen zu schreiben hast. Ich sage dir nicht, was du zu essen hast. Du brauchst deinen eigenen Weg, nicht meinen. Abnehmen und Übergewicht sind so individuell wie Fingerabdrücke. Du darfst und musst dich ausprobieren. Ich kann nicht für dich laufen, aber ich möchte dich wissenlassen, dass du zu keiner Zeit allein bist und ich dir, wenn ich kann, helfe, und sei es nur, indem ich dir beistehe. Aber ich werde dich nicht füttern, und ich werde nicht die Verantwortung für deine Ernährung übernehmen. Du bist ein freier Mensch, und Freiheit bedeutet Verantwortung. Ich will dir Mut machen und dich zum

Grinsen bringen. Du brauchst keinen Wochenplan, du brauchst den unbedingten Willen, etwas zu verändern. Ohne deinen Einsatz passiert überhaupt gar nichts. Du bist nicht das Problem, du bist die Lösung, und du bist nicht allein. Wir sind mindestens schon zwei.

Mein Weg begann also nicht mit Fanfaren, sondern mit Mühe und dieser einen Erkenntnis: Wer abnehmen will, muss essen.

Sir Arthur Conan Doyle schrieb einst: «Wenn man das Unmögliche ausgeschlossen hat, muss das, was übrigbleibt, die Wahrheit sein, so unwahrscheinlich sie auch klingen mag.»

Daran habe ich mich seither gehalten, auch wenn es überraschend klingen mag.

Oder: «Klingt komisch, ist aber so!»

Arsch hoch, Baby!

«Sagen Sie mal, Frau Jäger, Sport ist nicht so Ihr Ding, was?!»

Diese Frage stellte mir jüngst ein Orthopäde, als ich mit einem Hexenschuss in seine Praxis gekrochen kam. Ohne meine Antwort abzuwarten, gab es ein Stakkato der guten Ratschläge, was er in meinem Fall denn besonders sinnvoll finden würde. Ich solle mehr spazieren gehen und schwimmen, das sei so gut für die Gelenke, und mehr Rad fahren, und, ach ja, ein Fitnesscenter könne auch nicht schaden.

Ich bin immer so froh und dankbar, wenn man, ohne mich zu kennen, Tipps für mich parat hat. Das ist enorm hilfreich und auch fast gar nicht dreist.

Ich habe in meinem ganzen Leben noch nie einen Raum betreten und Dinge gesagt wie: «Sagen Sie mal, Sie kleiner Mann, Frauen rumkriegen ist nicht so Ihr Ding, was?!», um dann zu erklären, dass es tolle Maßnahmen zur Penisverlängerung gibt. Ist dann auch alles nicht mehr so schlecht für die Handgelenke.

Sport ist tatsächlich eine sehr lange Zeit nicht das Ding der Jäger gewesen. Ich weiß, bisher wird es kaum aufgefallen sein, aber ich war und bin eventuell ein klein wenig übergewichtig, und mit über 300 Kilo ist es alles andere als einfach, eine passende Sportart zu finden. Schwimmen lag natürlich auf der Hand, aber mal abgesehen davon, dass ich keine Ahnung hatte, wie ich den Weg hätte schaffen sollen, hätte ich vermutlich nackt schwimmen müssen. Ich passte schlichtweg in keinen Badeanzug.

Dennoch musste etwas geschehen; ich überlegte lange hin und her, wo ich hingehen kann, ohne dass sich mein letztes bisschen Ego den Gnadenschuss verpasst. Man möchte ja meinen, dass ein dicker Mensch gerade in einem Fitnesscenter bestens aufgehoben ist; allerdings warten dort die größten Hindernisse in Form von dummen Kommentaren und Blicken. Nahezu jeder übergewichtige Mensch hat Hemmungen, zum Sport zu gehen, weil die Unzufriedenheit oder sogar Scham so groß ist, dass man Angst hat vor dem, was ein anderer denken oder sagen könnte. Bei mir war das kein Stück anders. Mit dem kleinen Unterschied, dass man einen Gabelstapler gebraucht hätte, um mich auf ein Fahrrad zu heben.

Am Anfang versuchte ich es tatsächlich mit Spazierengehen. Oder zumindest mit etwas, das dem ähnelte. Vor dem Haus, in dem ich damals wohnte, gibt es eine große Hundewiese. Am Rand dieser Wiese stehen zwei Bänke, eine blaue und eine rote, Luftlinie etwa 60 Meter von der Haustür entfernt. Eine Weltreise für mich.

Wenn ich heute frühmorgens meine Kopfhörer aufsetze, mir meinen Mantel anziehe und zu Fuß in meine Praxis gehe, denke ich sehr häufig daran, dass diese paar Schritte mir damals alles abverlangten. Es musste richtig geplant werden, und ich ging nie allein, weil ich nie wusste, ob ich den Rückweg auch schaffen würde.

«Heute bis zur roten Bank?» entwickelte sich nach und nach als Codewort zwischen meinem noch heute treuen Gefährten und mir. Wir nahmen uns vor, regelmäßig diesen kleinen Weg zu gehen, und ich war jedes Mal fürchterlich aufgeregt. Und wütend! Auf ihn, weil er mich zwang zu gehen, obwohl ich das doch so schlecht konnte. Im Grunde ärgerte ich mich über mich selbst, und die Schmerzen, die ich bei jeder Bewegung hatte, machten mich zu einem sehr unleidlichen und manchmal nur schwer zu ertragenden Menschen. Dennoch gingen wir. Anfangs dreimal in der Woche. 60 Meter zur roten Parkbank. Dort setzten wir uns, ich stellte meinen Stock an die Seite, und wir schauten auf die immer gleichen Bäume.

Mir ist bewusst, wie traurig das klingt, aber das war es damals nicht. Es war eine enorme Errungenschaft, mich wenigstens ein bisschen zu bewegen und die Sonne zu sehen. Wir gingen bei Wind und Wetter, setzten uns, redeten und gingen zurück. In meiner Wohnung angekommen, war ich stolz wie Oskar und froh, dass der nächste Ausflug erst in ein paar Tagen sein würde.

Dieses kleine Ritual vollzogen wir eine ganze Weile, bis ich es eines Tages zur roten Bank schaffte, ohne dass ich auf dem Weg dorthin mehr als dreimal stehen bleiben musste. Ein erster, kleiner Erfolg. Zugegeben, ich schwitzte dabei, hatte einen hochroten Kopf und war total abgekämpft, als ich an der Bank ankam, aber es war dennoch ein Erfolg. Meiner.

Wenige Tage später zog ich aus meinem Postkasten nach einem meiner Bankbesuche Werbung für ein Sportcenter, das hauptsächlich damit warb, desolate Rücken und geschwächte Muskeln und Gelenke wieder auf Vordermann zu bringen. Streng genommen also genau mein Thema, hätte ich nur nicht solchen Schiss vor den Reaktionen all der Menschen gehabt, die sich dort herumtreiben.

Die Nummer notierte ich dennoch und fasste kurze Zeit später den Mut, um einfach mal anzurufen. Der Mann, der das Telefonat entgegennahm, meldete sich sehr höflich, und ich sprudelte augenblicklich los:

«Hallo, mein Name ist Nicole, und ich habe ein wirklich großes Problem. Ich bin schwer, wissen Sie, sehr, sehr schwer und dick halt, und ich habe solche Schmerzen und möchte etwas machen, aber wenn ich ehrlich bin, dann traue ich mich nicht zu Ihnen. Ich habe Angst vor Ihnen und vor allen anderen und davor, dass Ihre Geräte mich nicht tragen und Sie mich wieder wegschicken. Ich sehe schlimm aus, wirklich schlimm, aber ich möchte mich bemühen.

Ich weiß nur nicht, wohin mit mir. Würden Sie vielleicht ... Ich meine ... Ach, vergessen Sie es lieber.» Und ich legte auf.

Nicht sehr heldenhaft, und zu allem Überfluss hatte ich nun auch noch das Gefühl, mich entschuldigen zu müssen, weil ich einfach so unhöflich aufgelegt hatte. Ich drückte die Wahlwiederholung und rief erneut an. Er meldete sich nicht, wie befürchtet, laut lachend, sondern mit: «Legen Sie nicht auf! Kommen Sie doch einfach einmal her, ich verspreche Ihnen, niemand wird Sie auslachen, und wenn es Ihnen nicht gefällt, dann gehen Sie einfach. Was halten Sie davon?»

Drei Tage später hatte ich einen Termin.

Ich wurde hingefahren, musste die letzten Meter allerdings zu Fuß gehen, da das Studio am Ende einer kleinen Einkaufspassage liegt. Vom Bordstein bis zur Eingangstür sind es etwa 100 Meter, und ich brauchte über eine halbe Stunde für den Weg.

Ich glaube, dass ein Hauptgewinn meiner Abnahme auch darin liegt, unendlich viel Zeit gewonnen zu haben. Ich musste damals für alles, was ich tat, Unmengen Zeit einplanen, auch für sehr kurze Wege. Heute sind 100 Meter ein Witz, damals war es Leistungssport.

Gerade angekommen, war ich schon völlig fertig und aufgelöst und noch dazu zu spät. Ich bekam einen Stuhl ohne Lehne und ein Wasser gereicht, und der Trainer an meiner Seite erzählte mir ausführlich, worum es ginge und was machbar wäre. Meine Angst vor den Geräten war vollkommen unberechtigt. Die Dinger sahen alle aus, als hätte Hulk sie aus Eisen gegossen und dann im Haus verankert. Mein anfängliches Zögern löste sich recht schnell in Luft auf, und dass der Trainer meinte, dass der Laden hervorragend versichert sei und einfach ersetzt wird, wenn etwas kaputtgehen würde, sorgte dafür, dass der Ballast von meiner Seele fiel. Ich unterschrieb noch am gleichen Tag einen Zweijahresvertrag, bevor ich es mir anders überlegen konnte. Fortan ging ich zwei- bis dreimal in der Woche zum Krafttraining und war in allen Lagen hervorragend beraten durch diesen mehr als nur offenen Trainer. Ich glaube, hätte er mich anders empfangen, wäre ich vielleicht nicht wiedergekommen. Ich verdanke ihm vermutlich eine große Portion Mut, die er für mich aufbringen konnte, als ich kaum welchen hatte.

Ich würde so gerne erzählen können, dass es überhaupt kein Problem ist, Sport zu machen. Das wäre gelogen. Der Anfang war mühselig und schmerzhaft. Meinen schweren Hintern zu bewegen war ein Kraftakt, und nein, ich hatte keinen Spaß daran. Aber ich ging zum Sport und ließ zu, dass ich sehr schnell an meine Grenzen stieß, dass mich Menschen in der kleinen Einkaufspassage jedes Mal anschauten, als wäre ich ein ekliges Insekt. Da war kein Stolz, kein Heldentum, keine Schönheit und keine Rocky-Musik. Mein Leben wurde kein verdammtes Musical. Ich hatte sehr zu kämpfen mit den Blicken und den Kommentaren der anderen; ich war keine Heldin, ich war nur überzeugt davon, dass sich nichts ändern kann, wenn ich mich nicht ändere, und dass ich nicht auf die Fee warten kann, die mir über Nacht Kilos und Schmerzen nimmt.

Also ging ich, soweit man das Gerutsche von Bank zu Bank in der Einkaufspassage gehen nennen kann, zum Sport. Mit Sonnenbrille und tief in die Stirn gezogenem Hut. Nicht weil das so schrecklich modisch gewesen wäre; ich wollte schlichtweg nicht mitbekommen, was andere von mir halten. Heute passt mein Ego kaum durch die Tür, damals allerdings hatte ich Sorge um meine eigene Courage und wollte nicht riskieren, doch noch einzuknicken, weil ich einmal zu oft zu hören bekam, wie lächerlich ich aussehe. Was ich unbestritten sicher tat.

Acht Monate später, an einem schweinekalten Herbsttag, wog ich mehr als 60 Kilo weniger und ging das erste Mal zu Fuß nach Hause. Eine Strecke von 1,6 Kilometern, für die ich mehr als dreieinhalb

Stunden brauchte. Ich blieb an jedem Schaufenster stehen, um Luft zu holen und ein Bein anzuziehen, was den Rücken entlastete. Man nennt dieses Phänomen, an dem sich Menschen mit Rückenschmerzen ausmachen lassen, übrigens tatsächlich «Flamingo-Syndrom». Ich schaute den ganzen Weg über nur auf meine Füße, die in dicken, winterfesten Schuhen steckten und um Hilfe schrien, und auf die Blätter drum herum. Alle paar Meter machte ich halt und las mir jeden Zettel an jedem Baum und jeder Laterne durch, um die Zeit zu überbrücken, die ich zum Luftholen brauchte. Ganz so, wie man früher die Rückseiten von Shampooflaschen auf dem Klo las, ehe es Smartphones gab. Vielleicht tat ich das auch, damit die Passanten nicht dachten, dass die Fette da nur blöd rumsteht. Einen Schritt nach dem anderen nahm ich mir vor und sagte mir, dass ich mir ja jederzeit ein Taxi rufen könnte, wenn es nicht mehr weiterginge. Ich rief kein Taxi, und als ich zu Hause ankam, tat mir zwar alles weh, aber ich glaube, ich war lange nicht so glücklich gewesen wie in diesem Moment. Mein erster wirklich großer Meilenstein.

Das war das letzte Mal, dass ich mit einem Gehstock in der Hand das Haus verließ.

Mach dir keine Sorgen, ich kenne sie auch alle, die Ratgeber, die wissen, dass man Schritt für Schritt an sein Ziel kommt und klein anfangen muss. Ich weiß auch, wie sehr das nervt. Ich möchte dir daher nicht vorheucheln, dass der Anfang leicht ist, aber ich möchte dir sagen, dass am Ende der ganzen Scheiße etwas auf dich wartet, für dass es sich lohnt, ausgelacht, beschimpft, dumm angeguckt und verbal verhauen zu werden. Egal, wie sehr es manchmal weh tut, und glaube mir, ich weiß sehr genau, wie dolle es schmerzt, wenn man Anfeindungen aufgrund des eigenen Körpers ertragen muss. Wie sehr dich Sport auch ankotzt und du das Schwitzen und die Atemlosigkeit und die körperlichen Schmerzen auch hassen magst, du musst es einfach tun. Wenn ich sage, dass kleine Schritte der Anfang sind, dann meine ich wörtlich kleine Schritte. Geh einmal um den Block oder einmal mehr die Treppe in deinem Haus. Fang mit wenig an und steigere dich dann, wenn es sich ein kleines bisschen weniger schlimm anfühlt. Nimm dir nicht vor, künftig elfmal die Woche Sport zu machen, das hältst du zum einen nicht durch, und zum anderen ist es überhaupt nicht nötig. Hör auf mit diesen Übertreibungen und trau dich endlich, ganz langsam anzufangen.

Weißt du, mir ist klar, dass wir stets auf den Moment der Motivation warten und glauben, er würde irgendwann wie ein Geschenk vor der Haustür liegen. Motivation ist aber nichts, was man geschenkt bekommt, manchmal muss man sie sich erarbeiten und die Rahmenbedingungen schaffen. Wie du es anstellst, ob allein oder mit Freunden, nachts im Park, weil du dich sonst nichts traust, oder mit einer Sport-DVD vor deinem TV, ist egal. Du sollst nicht Berge versetzen, sondern schlicht mehr Bewegung in deinen Alltag integrieren. Dafür brauchst du keine Sportclub-Mitgliedschaft. Es ist schon ein Anfang, mehr zu gehen, ein wenig Rad zu fahren, den Alltag etwas vom Sessel und Auto zu lösen und die Dinger zu benutzen, die da an den Beinen unten baumeln und in schlechten Zeiten nach Käse muffen. Jeder einzelne Schritt zählt. Am Ende wartet etwas auf dich, für dass sich der ganze Nervkram lohnt. Etwas, von dem ich glaube, dass es viel wichtiger und wertvoller ist als irgendeine Traumfigur, eine Zahl auf der Waage oder Erfolge in Abnehmgruppen: Lebensqualität.

Bei all der Plackerei und den vielen Höhen und Tiefen, die man beim Abnehmen durchwandert, ist mir eines für immer im Kopf geblieben: Ich schwöre dir, nichts auf der Welt schmeckt so gut, wie Lebensqualität sich anfühlt. Rein gar nichts.

Ich weiß um die Plackerei, aber wenn ich fetter Krüppel mich zum Sport schleppen kann, dann du doch wohl irgendwie auch.

Ich hatte einen kaputten Rücken, eine kaputte Hüfte, Blut-hochdruck, schmerzende Gelenke, konnte kaum gehen und hatte nicht einmal richtiges Sportzeug, weswegen ich als Einzige in dem ganzen Laden ohne Schuhe Sport machen durfte, weil ich mir meine eigenen verdammten Turnschuhe nicht einmal alleine hätte zubinden können, und bin trotzdem gegangen.

Was ist deine Ausrede?

Also bekomm deinen schönen Arsch hoch, Baby!

Problemzone Badeanzug

Wenn du als dicker Mensch so richtig schön scheiße aussehen willst, habe ich einen mächtig guten Tipp auf Lager: Geh schwimmen!

Ich glaube, es gibt kein Kleidungsstück, in dem ich so dermaßen bekloppt aussehe wie in einem hautengen Badeanzug.

Ich werde immer wieder gefragt, ob ich denn ins Schwimmbad ginge trotz meiner nicht sonderlich prickelnden Figur. Ein kleiner Hinweis an alle, die finden, dass sie im Badeanzug ab 50 Kilo zu viel einigermaßen bescheuert aussehen: Das stimmt!

Es ist aber auch nicht schlimm, und ich erzähle dir, warum.

Auf los geht's los mit einem schonungslosen Rundumblick auf mich im Badeanzug und dem Grund, warum du dich trauen solltest.

Zunächst einmal: Ich liebe es, schwimmen zu gehen!

Allerdings gibt es natürlich ein klitzekleines Problem. Ich bin genauso breit, wie ich lang bin, plus/minus 3 Zentimeter, und als solches natürlich eine Augenweide in einem Badeanzug. In ein Schwimmbad traute ich mich das erste Mal wieder, als ich die 250-Kilo-Marke unterschritten hatte, und das war kein Spaß. Natürlich passte mir kein einziger Badeanzug so richtig, weswegen ich herumtrickste, die Träger zusammenband und eine Radlerleggings druntertrug. Ich konnte mir aussuchen, ob oben meine Oberweite ohne mich schwimmen ging oder ob unten mein Bauch aus den Beinausschnitten herausschaute. Ein Träumchen. Muss toll ausgesehen haben unter Wasser. Noch heute schwimme ich gerne weite Bogen um Menschen, die mit Schwimmbrille unterwegs sind, die können das ganze Elend nämlich in vollem Ausmaß sehen. Schön geht anders.

Heute sind meine Badeanzüge schwarz, und einer von ihnen hat bordeauxfarbene Streifen an den Seiten die, Achtung, kaschieren sollen. Kaschieren? Bei einer Badeanzuggröße von 58/60? Wenn ich in einem Badeanzug stecke, kann man höchstens etwas kaschieren, indem man das Licht ausschaltet.

Ich liebe ja diese engen Dinger. Sie betonen so schön unvorteilhaft jede, aber auch wirklich jede, Problemzone. Nun gut, so weit nicht weiter schwierig, ich bestehe quasi zu 99 Prozent aus Problemzone.

Allein in das Ding reinzukommen ist ein Akt der Nächstenliebe.

Ich habe da eine Technik entwickelt: Erst der Bauch, dann der Hintern, dann hochziehen und gut festhalten. Wenn ich es umgekehrt mache, gehe ich bauchfrei baden. Wenn ich klug war, ziehe ich vorher noch die Radlerhose drunter, wenn nicht, dann zeige ich der Hälfte der Badewelt eben entweder meine Oberweite oder meinen Bauch.

Aber anders geht es nicht, ich passe nur bedingt in diesen Badeanzug, und das hat sich in all den Jahren noch nicht so recht ändern wollen. Erst war zu viel Fett da, jetzt ist durch das verlorene Gewicht zu viel Haut da, und außerdem bin ich nach wie vor alles andere als schlank.

Schon mal versucht, einen Badeanzug zu kaufen, der größer ist als 60?

Genau!

Ich gehe in fast jedes Schwimmbad, bevorzuge aber Thermen und meide Freibäder. Zum einen sind in Thermen weniger Asis, zum anderen stehe ich auf warmes Wasser. Aber nur weil ein überdachtes Schwimmbad oft weniger merkwürdige Spinner parat hält als ein Freibad, heißt es noch lange nicht, dass mein Erscheinen unbemerkt bleiben würde. Wenn ich von den Umkleiden in Richtung Dusche gehe, muss ich am Becken vorbei. Einmal eine Runde Schaulaufen für alle, bevor der Wal zu Wasser gelassen wird. Man glaubt gar nicht, wie schnell man die Aufmerksamkeit anderer auf sich lenken kann.

Und ich bemerke jeden Blick. Sollte ich es unfallfrei und ohne größere Peinlichkeiten aus der Dusche rausgeschafft haben, wird es erst richtig lustig. Ich muss jetzt nämlich mein Handtuch weglegen. Durchschnittliche Badelaken sehen an mir aus, als klebte eine Briefmarke an meinem Hintern, weswegen ich mir irgendwann einmal ein größeres zugelegt habe, in einem tiefen Weinrot und in etwa so lang, dass Christo damit Hamburg verhüllen könnte.

Aber es nützt nichts, das Handtuch muss weg, und das ganze Grauen wird im vollen Ausmaß sichtbar.

Ich bin kein schöner Anblick im Badeanzug, wirklich nicht.

Ich habe einen riesigen Hintern, der alle Rekorde schlägt. Aber viel schlimmer noch als mein Bauch (der ist ja schön kaschiert – bordeauxrote Streifen!) und mein Hintern sind meine Beine. Ich habe einigermaßen erträgliche Unterschenkel, definierte Fußgelenke, nette Füße, die ich seit Meilenstein 220 Kilo auch wieder sehen kann, aber meine Oberschenkel gehen gar nicht. Und ich meine: GAR NICHT!

Sie sind monströs und haben an den Innenseiten Fettwülste, sozusagen Oberschenkelschürzen. Das Pendant zu Fledermausflügeln an den Oberarmen, die ich selbstverständlich auch habe, groß genug, um damit allein in den Urlaub zu fliegen. Ich sollte mal ein paar Streifen draufkleben, das kaschiert ja.

Diese Oberschenkellappen waren zu fetteren Zeiten wenigstens noch prall gefüllt; jetzt hängen sie wie traurige Socken gefüllt mit nassem Mehl an mir herab und nerven. Je mehr ich abnehme, desto schlimmer wird das alles. Ganz großes Kino.

In ein Schwimmbadbecken führen sehr häufig diese schönen, metallenen Leitern. Wenn du mich fragst, ist das die absolute Fehlkonstruktion. Ich gehe vorzugsweise in Schwimmbäder, in denen Treppen ins Wasser führen; der Grund dafür ist einfach. Es sieht so bescheuert aus, wenn ich versuche, wieder aus diesem Becken herauszukommen. Zunächst einmal sind diese Leitern total schmal, und oben angekommen, muss man den dicken Po durch zwei Metallbügel zwängen, den Handlauf der Leiter. Das würde ja gerade noch gehen, könnte ich mein eigenes Gewicht mal eben so mit den Armen hochziehen. Leitern sind stets am Beckenrand angebracht, oder, wenn man mir richtig den Fuckfinger zeigen will, sie sind in den Beckenrand eingelassen, was dann enorm viel Spaß macht. Nun bin ich eine dicke Frau und habe einen recht dicken Bauch. Stelle ich meine Füße auf die erste Stufe der Leiter und halte mich an dem Handlauf fest, hopse ich nicht die Stufen hoch wie ein schlanker Mensch, sondern habe ein Problem mit der Physik. Ich stehe aufgrund meines Bauches nicht parallel zur Leiter, also über meinen Füßen, sondern mit dem Rücken weit nach hinten gelehnt. Das hat zur Folge, dass recht viel Zug auf meinen Armen lastet, während ich versuche, mich aus dem Becken herauszuwuchten. Ist mein Bauch erst einmal über der Leiterkante, ist alles kein Problem mehr, bis dahin bin ich aber schon dreimal zurück ins Wasser gefallen und habe mir beide Schultern ausgekugelt. Mit anderen Worten: Ich hasse es. Jedes Mal wünsche ich mir einen unsichtbaren Helfer, der meinen Hintern schiebt, damit ich nicht wie der letzte Trottel aussehe, wenn ich das Wasser verlasse. Zumindest nicht mehr als eh schon.

Ich suche mir also bevorzugt Schwimmbäder, die einen fettenfreundlichen Einstieg haben. Besser aussehen tut es dennoch nicht. So, wie ich dort auf der Treppe stehe, mit diesen Beinen, den dicken Oberarmen, dem Bauch und den restlichen Problemzonen in dem zu klein wirkenden Badeanzug, mache ich eher den Eindruck einer Boje als den einer Schwimmerin. Die beinahe nackte Wahrheit auf zwei Beinen. Mich verwundert es nicht, dass Menschen da abgeschreckt sind, ich würde auch komisch gucken.

Natürlich ist dies nur eine Momentaufnahme; ich stehe ja nicht zwanzig Minuten auf der Treppe. In Wirklichkeit lege ich mein Handtuch ab und sehe zu, dass ich so schnell wie möglich ins Wasser komme.

Schwerelosigkeit. Du bist mein bester Freund. Jaja, ich weiß, eigentlich ist es keine Schwerelosigkeit, sondern Auftrieb, aber es klingt einfach so gut!

Das Wasser ist mein Verbündeter. Ihm macht es nichts aus, mich zu tragen. Das Gefühl, sich bewegen zu können wie jemand, der nur halb so viel wiegt, lässt mich jedes Mal aufs Neue ein wenig ehrfürchtig werden. Wie fühlt es sich wohl an, so leichtfüßig zu sein? Ich beneide niemanden, nur weil er schlank ist. Ich strebe es nicht einmal an, schlank zu sein, nur leichter möchte ich werden. Aber ab und an möchte ich gerne wissen, wie es ist, nur 60 Kilo zu wiegen. Man muss sich doch fühlen wie eine Feder!

Auf jeden Fall ist es im Wasser immer wieder wundervoll, schmerzfrei und beinahe schon elegant. Wie eine Seekuh. Seekühe floaten den lieben langen Tag durch seichtes Gewässer und sind dabei so langsam, dass sie Algen ansetzen. Die sehen immer glücklich aus. Sollte ich tatsächlich nach meinem Tod eine zweite Runde drehen, wäre Seekuh eine echte Option.

Ich liebe Wasser. Es verurteilt mich nicht, es umschließt mich und trägt mich überallhin. Sogar die 80 Bahnen lang, die ich jedes Mal schwimme, wenn ich mich ins Wasser begebe. Die meisten Schwimmbäder haben eine Beckenlänge von 25 Metern. Ich schwimme jedes Mal zwei Kilometer, vollkommen egal, wie lange ich dafür brauche. Das ist übrigens genauso langweilig, wie es klingt, aber glücklicherweise gibt es mittlerweile wasserfeste MP3-Player, die mir mit Musik oder Hörbüchern die Zeit vertreiben. Ich habe übrigens nicht mit 80 Bahnen angefangen, sondern mit 10. Und seit ich die zwei Kilometer schaffe, versuche ich jedes Mal, sie in unter zwei Stunden zu bewältigen. Der geneigte Schwimmprofi wird sich nun vor Lachen ausschütten, aber für mich ist das echt viel. Und mal Hand aufs Herz, wann bist du das letzte Mal 2 Kilometer am Stück geschwommen?

Aber wer einmal ins Wasser reingegangen ist, muss da auch irgendwann wieder raus. Das ist der Moment, an dem die Schwerkraft erbarmungslos zuschlägt.

Dieses Gefühl, dass man schon längst auf dem Heimweg ist, während der eigene Hintern noch immer im Wasser hängt. Dafür braucht es nicht einmal diese elendigen Leitern, auch bei einer Treppe scheint sich etwas sehr Großes mit sehr vielen Tentakeln an mir festzukrallen und zu versuchen, mich wieder zurück ins Wasser zu ziehen. Übrigens merke ich auch in diesem Moment, was ich meinem Körper eigentlich tagtäglich zumute. Dann kann ich meine Gelenke weinen hören, weil sie mein Gewicht wieder allein tragen müssen.

Es tut mir leid, Körper! Wirklich! Ich mache es wieder gut. Versprochen.

In meinem Lieblingsschwimmbad führt der Weg ins Wasser ausschließlich über eine Metalltreppe, die beim Draufstellen leicht nachgibt und dann ein Geräusch macht, das in etwa so klingt:

BOOOOOOOOOOOOOOAlleMalHergehörtFetteFrauAufTreppe OOOOOOOOOOOOOOING!

Toll. Danke, Treppe!

Raus aus dem Wasser. Ab zum Handtuch. Auf dem Rückweg aber immer langsam. Es ist mir noch nie passiert, aber ich habe fürchterliche Angst davor, eines Tages auszurutschen und wie ein glitschiger, dicker Ball über den Boden zu schlittern. Allein das Geräusch, wenn mein nasser Körper zu Boden fallen würde. Ein sattes Flatsch. Mein Albtraum!

Wozu auch die Eile? Jeder hat gesehen, was es zu sehen gibt. Mittlerweile bin ich uninteressant. Die Frau, der das rechte Bein fehlt, ist nun viel interessanter oder der Typ mit der Narbe im Gesicht oder das Mädchen mit der Schuppenflechte, und auch sie schämen sich für ihre Makel, Krankheiten und Behinderungen. Ich kann es sehen. Ich weiß, wie man aussieht, wenn man sich für sein Aussehen schämt, wenn man die Blicke spürt und sich nicht zum ersten Mal wünscht, unsichtbar zu sein. Ich habe einmal eine meiner liebsten Freundinnen, die von Kindesbeinen an im Rollstuhl sitzt, gefragt, ob es irgendwann besser wird, ob einem die Blicke irgendwann egal sind. Sie findet, es kommt auf den Tag, die Situation und den Menschen an, aber es nervt oder schmerzt sie auch nach vielen Jahren noch, anders behandelt zu werden und das Gefühl zu haben, ein Mensch zweiter Klasse zu sein, nur weil man nicht der Norm entspricht.

Aber was ist die Norm? Ich sehe selten Menschen, die frei sind von Makeln. Dabei macht das jemanden doch gerade sympathisch, oder nicht? Aber vielleicht ist das nur in meiner Welt so. Um meinen Arsch kreisen allerdings auch Monde. Ich behaupte von mir, heute ein starkes Ego und gutes Selbstbewusstsein und reichlich Selbstwert mit mir herumzuschleppen. Manchmal hilft das alles aber kein bisschen. Im Badeanzug überkommt mich von Zeit zu Zeit das Gefühl der Scham. Ich kann sie fühlen, die Blicke, den Ekel der anderen und den Abscheu, die Vorurteile und manchmal auch das Wohlwollen, denn auch davon gibt es viel. Und obwohl ich mit hocherhobenem Haupt ins Wasser gehe, warte ich auf den Moment, in dem es vorbei ist, in dem die Blicke wieder in Richtung Freund, Badenudel oder Krimi wandern, denn erst dann, wenn sich auch die letzte Schublade schließt, in die ich reingesteckt wurde, bin ich frei, mich zu bewegen. Sie haben sich sattgesehen, nun ist der Nächste dran.

Ich bleibe tapfer. Nützt ja nichts, und da trotzt ab und an sogar meine Schweinehummel und sagt: «Du machst es für uns. Scheiß auf die anderen!» Und sie hat recht. Es ist mir nicht egal, dass sie gucken und lästern, aber ich stehe darüber, weil ich weiß, wofür ich es tue. Und weil ich weiß, dass sich nichts ändern kann, wenn ich mich nicht bewege. Wenn ich es zulasse, dass mich solche Kleinigkeiten unterkriegen, dann habe ich verloren, und ich verliere ganz und gar nicht gern.

Es liegt nun einmal in der Natur des Menschen, Andersartigkeit besondere Aufmerksamkeit zu widmen. Es wäre weniger ätzend, wenn nicht stets so viel Verachtung mitschwingen würde, aber in den Köpfen anderer Menschen kann man nun einmal wenig drehen. Und es weiß ja auch keiner, dass ich gerade abnehme.

Trau dich ins Schwimmbad. Los. Kauf dir einen Badeanzug und beweg deinen Hintern ins kühle Nass, denn nirgends bist du als übergewichtiger Mensch besser aufgehoben als im Wasser. Ich weiß um die Bedenken, die Scham und die Sorge über die Reaktion der anderen, aber Schwimmen verbraucht viele Kalorien, und du kannst dich ohne größere Anstrengung bewegen. Wenn dir am Anfang alles weh tut, dann bist du noch zu untrainiert. Ich hatte auch Schmerzen in der Brustwirbelsäule und im Nacken, weil es recht anstrengend war, meinen Hintern am Auftrieb zu hindern, und die Kraft in meinen Armen gerade mal ausreichte, um eine Tüte Milch in den Kühlschrank zu stellen. Es kann nur besser werden. Im Wasser kann man allerhand Sport machen. Ich mache heute neben dem ganz normalen Bahnenziehen Aquagymnastik und Aquacycling, was allein in 45 Minuten schon etwa 700 Kalorien verbraucht. Schwimmen ist ein toller Ausdauersport, und du kannst die Intensität selbst bestimmen. Wichtig ist nicht, dass du der beste oder schnellste Sportler wirst, sondern nur dass du dich bewegst, und das so schonend wie möglich. Also geh ruhig ins Schwimmbad und hör auf, dich so schrecklich zu schämen, nur weil du glaubst, im Badeanzug dick auszusehen. Du siehst auch in Straßenklamotten dick aus, und wenn du dich nicht wohl fühlst, dann musst du etwas ändern. Du kannst selbst bestimmen, wie du dich fühlst, indem du etwas unternimmst. Vielleicht räumst du nicht den Preis für den schönsten Körper im Schwimmbad ab oder gefällst dort nicht jedem, aber das musst du auch nicht. Schönheit misst sich nicht an der Größe deines Badeanzuges, sondern ist eine innere Haltung. Und seien wir doch einmal ehrlich: Wer sieht schon gut aus in Badeklamotten? Menschen werden dich immer anschauen, und sind es nicht die Kilos, dann ist es etwas anderes. Außerdem bist du kein verdammter Hellseher, du kannst also gar nicht wissen, was jemand denkt; du siehst höchstens abfällige Blicke und bewertest sie über. Steh dadrüber, sieh nicht hin, mach einfach die Augen zu, und wenn du dich gar nicht trauen solltest, geh einfach mit mir zusammen schwimmen. Neben mir im Badeanzug siehst du aus wie Kate Moss nach einer Entzugskur. Ich schwimme seit fast 100 Kilo Gewichtsverlust, und die Blicke sind nach all den Jahren noch immer genau die gleichen. Zu Recht, ich sehe einfach scheiße aus in Badeklamotten. Dafür sehe ich heute aber angezogen ungleich besser aus als noch vor 170 Kilo und kann auf meinen eigenen zwei Beinen, freihändig und ohne allzu große Mühe durch den Tag stolzieren. Die Frage ist wohl immer, was man will, und ich will zwar keine dämlichen Blicke, aber ich will gesund sein und vielleicht ein bisschen weniger Speck auf den Rippen haben.

Also triff eine Entscheidung, und wenn diese Entscheidung nicht für dich ausfällt, sondern fürs Verstecken hinter irgendwelchen Peinlichkeiten, dann haue an dieser Stelle doch bitte einmal kräftig mit deinem Kopf auf den Schreibtisch und denke dann noch einmal darüber nach.

Und soll ich dir noch ein kleines Geheimnis verraten? Wenn ich einen wirklich miesen Tag habe, an dem ich mich fetter fühle, als ich tatsächlich bin, und obendrein noch hässlich und klein, dann liegt in meinem Schrank in der Umkleidekabine neben meinem Schmuck und meinem Handy auch meine Brille, ohne die ich kurzsichtig bin wie ein Maulwurf.

Ich beginne jede Schwimmeinheit, indem ich kurz vorm Betreten des Bades die Hand auf die Klinke lege, einmal tief durchatme und ganz leise flüstere: «Und los!» Jedes Mal. Erst dann betrete ich das Bad und trage meinen Kopf dabei gerade auf den Schultern.

Manchmal musst du nicht stark sein, sondern einfach tief durchatmen und es machen, notfalls halb blind. Ins Schwimmbad zu gehen ist nur beim ersten Mal wirklich schlimm, danach kann es nur noch besser werden.

Sei nicht so eine Memme, wir sehen uns auf Bahn 3.

Tief durchatmen.

Und los!

Jo-Jo-Effekt go home!

Hast du dich schon einmal gefragt, warum zur Hölle die Kilos, die du dir mühsam abgehungert hast, nach einer Diät nicht einfach wegbleiben, sondern wie lästige Verwandte ständig wiederkommen? Nun, es gibt zwei Möglichkeiten, warum das so ist. Die eine: Du isst nach einer Diät wieder wie zuvor, was dich überhaupt erst hat übergewichtig werden lassen und daher nicht sonderlich klug ist. Eine Diät ist eine Diät und keine Geheimwaffe. Wäre auch zu schön.

Die andere Möglichkeit: Du hast es irgendwie geschafft, deinen Stoffwechsel in den Urlaub zu schicken, weswegen im Körper nun alles auf Sparflamme läuft, anstatt ordentlich zu powern, weswegen du, vielleicht sogar trotz guter Ernährung, nach der Diät an Gewicht zulegst. So oder so hat dieses Phänomen einen Namen, vor dem wir uns alle fürchten. Der Jo-Jo-Effekt. Mich hat der werte Herr Jo-Jo viele Jahre lang erfolgreich begleitet, und ich habe ihn wirklich hassen gelernt. Seit ich nicht mehr hungere, um abzunehmen, sondern es zur Abwechslung mal mit essen versuche, hat sich der Mistkerl übrigens verzogen und ward nicht mehr gesehen.

Was ist der Jo-Jo-Effekt eigentlich?

Kaum ein Thema wird in der Welt der Abnehmeritis so heiß diskutiert wie die Vermeidung des Jo-Jo-Effektes. Jeder kennt ihn, niemand will ihn, und dennoch haben fast alle, die mit ihren Pfunden kämpfen, immer wieder mit ihm zu tun. Dieser lästige kleine Zeitgenosse beschreibt dabei nichts weiter als das Phänomen des raschen Gewichtsanstiegs nach einer zunächst erfolgreichen Abnahme. Bisweilen liest man, dass der Jo-Jo-Effekt ein Problem der fehlenden Disziplin des Einzelnen sei; klingt einleuchtend und auch sehr einfach, stimmt nur nicht immer. Natürlich gibt es viele Menschen, die nach einer Diät wieder genau so viel Mist in sich reinstopfen wie zuvor und sich dann wundern, dass die Kilos zurückkommen, allerdings hat man es beim Jo-Jo-Effekt noch mit einem ganz anderen, viel weniger offensichtlicheren Gegner zu tun, der mir das Leben schon ordentlich schwergemacht hat. Sein Name: Hungerstoffwechsel.

Er beschwört den Jo-Jo-Effekt erst herauf; die beiden gehen sozusagen Hand in Hand.

Nun laufe ich durch die Weltgeschichte und behaupte stets, dass man, anstatt zu hungern, essen muss, um erfolgreich abzunehmen, und dass hat auch einen Grund.

Abnehmen ist Krieg! Zumindest für den Körper. Mein Körper jedenfalls möchte nicht abnehmen. Deiner übrigens auch nicht. Niemals!

Zwar möchte man selbst Kilos verlieren, und es wäre auch sicher in manchen Fällen vorteilhaft für die Gesundheit, die Knie und den Kleiderschrank, aber das ist dem Körper vollkommen Banane. Warum sollte er auch abnehmen wollen? Abnehmen bedeutet für deinen Körper die Aufgabe von Energie. Energie ist aber das, was er ständig braucht und gerne zur Verfügung hat. Dabei kann er gar nicht genug an Energie horten. Du würdest auch nicht eines Tages sagen: «Och nein, nicht schon wieder so viele Goldbarren, ich weiß schon gar nicht mehr, wohin damit, bring die woandershin!» Vollkommen egal, wie wenig Platz du hast, wenn dir jemand Gold schenkt, baust du notfalls an, um es zu lagern. Vielleicht kommt daher ja der Ausdruck «Hüftgold», ich bin mir nicht sicher. Dein Spiegelbild ist deinem Körper jedenfalls vollkommen Wurst. Ihm kommt es darauf an, möglichst viel Energie festzuhalten, damit du in schweren, mageren Zeiten genug hast, um gut durchzukommen. Zwar gibt es in Deutschland keine Hungersnöte, aber das ist zum einen kein unumstößlicher Zustand, zum anderen weiß dein Körper nicht, dass du in einem wohlhabenden und sicheren Land lebst.

Die Annahme, dein Körper würde sich mit Hunger nicht auskennen, ist zudem nur bedingt richtig. Hast du es schon einmal oder mehrfach mit Diäten probiert, hast du deinen Körper durchaus damit konfrontiert. Aber eine Diät zur Gewichtsreduzierung ergibt für deinen Körper keinen Sinn.

Natürlich ist Übergewicht nur bedingt gesund, und man kann es auch übertreiben, so wie ich beispielsweise, aber aus der Sicht deines Gehirns und deines Körpers darfst du dein Gewicht als etwas Gutes betrachten. Du bist ein riesiger Energiespeicher. Sollte die Energiezufuhr von außen abreißen, wie es in einer Hungersnot der Fall ist, bist du deine eigene Batterie und kannst dich recht lange selbst versorgen. Deine Chancen, diese Zeit zu überstehen, sind also hoch. So weit doch eigentlich ganz nett vom Körper. Wäre da nicht das Problem mit den Fettpölsterchen, die nerven und wegsollen.

Im Zuge einer schnellen Abnahme sparen wir im Regelfall an Kalorien. Es wird so wenig wie möglich gegessen und so viel wie möglich Sport getrieben, um schnell ein Resultat zu erzielen. Das funktioniert auch erst einmal. Bis zu dem Moment, in dem man wieder mehr isst als eine Avocado, zwei Eier und einen Salat am Tag. Selbst wenn wir nicht in alte Verhaltensweisen zurückfallen, sondern versuchen, uns ausgewogen und gut zu ernähren, essen wir nach einer Diät meist mehr als während dieser. Bedenkt man, dass die meisten Diäten auf eine Kalorienmenge von 500 bis 1200 ausgelegt sind, ist das auch dringend erforderlich. Und dann schleichen sich die Kilos von hinten an und krallen sich in einem unachtsamen Moment an den Hintern. Und darauf müssen wir mit der nächsten Diät reagieren.

Was also ist in der Zwischenzeit passiert?

Dein Stoffwechsel ist passiert, oder besser gesagt, ihm ist etwas passiert. Man hat ihn nicht gut behandelt, und er hat reagiert, wie er es in den Jahren der menschlichen Entwicklung gelernt hat. Wenn der menschliche Körper versucht, möglichst wenig an Energie hergeben zu müssen, ist er zu erstaunlichen Dingen imstande. So hat er zum Beispiel ein Notfallprogramm auf Lager, falls wir mal wieder essen, als wäre der Lebensmittelnotstand ausgebrochen – den Hungerstoffwechsel. Kaputt machen kann man den Stoffwechsel nicht, aber man kann ihn verlangsamen, genauer gesagt durch zu wenig Essen und somit Energieaufnahme den Grundumsatz verringern.

Witzigerweise ist das Wissen über den Hungerstoffwechsel enorm wichtig, wenn es darum geht abzunehmen, viele kennen aber nur seinen pickeligen, schlecht angezogenen und nervigen, piepsstimmigen Cousin, den er mitbringt – den Jo-Jo-Effekt.

Der Hungerstoffwechsel entsteht, wenn wir es beim Abnehmen schlicht übertreiben. Essen wir so wenig, dass die Kalorienzufuhr des Tages den körpereigenen Bedarf, also den Grundumsatz, unterschreitet, was bei den meisten Diäten der Fall ist, schlägt der Körper nach kurzer Zeit Alarm. Keine Sorge, die wenigsten Menschen kippen gleich aus den Latschen, nur weil sie einige Tage zu wenig essen, dennoch nimmt dein Körper es als Bedrohung wahr, wenn du zu wenig Energie zu dir nimmst, und das muss er auch. Unabhängig von deiner Nahrungs- und somit Energieaufnahme muss er tagein, tagaus Leistung bringen. Das Minimum an Energie, der Grundumsatz, muss stets gedeckt sein. Deckst du diesen nicht, muss der Körper diesen Mangel ausgleichen. Das kann er auch eine Zeitlang ganz gut, Reserven sind ja allerhand da, auch bei schlanken Menschen. Nun ist es aber so, dass dein Gehirn eher pedantisch ist und stets auf Nummer sicher geht, weswegen es Bedrohungen immer radikal einstuft. Es kann nicht wissen, ob du freiwillig oder unfreiwillig hungerst, es sieht nur, dass du hungerst. Zwar nimmst du dir vor, diese Hungerkur nur wenige Tage bis Wochen durchzuziehen und aufzuhören, sobald du 20 Kilo weniger wiegst, aber woher soll dein Gehirn das wissen? Für deinen Kopf sieht die Sache doch so aus: Bisher war alles okay, uns geht es auch ganz gut, aber aus irgendwelchen Gründen ist die Energiezufuhr abgebrochen, und das, was noch reinkommt, langt vorn und hinten nicht. Das ist ziemlich ungeil, schließlich ist es doch die oberste Direktive, dich und alles an dir mit allen Mitteln am Leben zu erhalten. Ohne ausreichend Energie ist aber demnächst mal Schicht im Schacht. Was machen wir nun, wenn nicht genug Energie reinkommt, wir aber eine Maschine haben, die kontinuierlich mit Energie versorgt werden muss? Wir drosseln den Energieverbrauch und machen die Maschine langsamer. Wenn du weniger Strom verbrauchen willst, gehst du durch deine Wohnung und ziehst die größten Energiefresser aus der Steckdose. So was in der Art macht dein Körper nun auch. Er sagt sich: Wenn ich weniger Energie bekomme und nicht einmal das gesichert ist, was ich brauche, um uns am Leben zu erhalten, dann muss ich Energie einsparen. So lange, bis die Energiezufuhr ausreicht, um zu überleben. Überleben steht immer (!) an oberster Stelle. Es wird nun gespart, indem der Körper seinen Grundumsatz senkt, er versucht also, weniger zu verbrauchen als bisher, sodass die Nahrung, die noch reinkommt, möglichst ausreicht (übrigens kann der Grundumsatz tatsächlich auf die Hälfte des normalen Wertes verringert werden. Die Hälfte!! Unglaublich). Dein Gehirn möchte, dass du die Hungersnot überstehst, und er hat keine Ahnung, wann du den Mumpitz mit den Eiweißshakes oder der Ananas wieder lässt. Der Grundumsatz sinkt also, das ist toll zum Überleben, aber scheiße zum Abnehmen. Wir brauchen nämlich eigentlich das genaue Gegenteil: einen gutfunktioniereden Stoffwechsel, der Bock darauf hat, Energie zu verbrennen. Kommt aber nicht genug Energie, wird der Körper geizig. Befeuern wir den Ofen nicht, läuft er eben auf Sparflamme. So einfach ist das.

Ein Grundumsatz, der in den Keller fährt, ist nun erst einmal kein großes Problem. Es sei denn, du willst irgendwann wieder wie ein erwachsener Mensch essen und nicht wie ein fünfjähriges Mädchen, denn spätestens dann fliegt dir die ganze Sache nämlich um die Ohren.

Isst du wieder wie zuvor oder im günstigen Fall sogar besser als vor der Diät, aber dennoch mehr, sitzt dein Grundumsatz im Keller und schmollt, anstatt vernünftig Energie zu verbrennen, während du schon nach wenigen kleinen Mahlzeiten deinen nun so niedrigen Umsatz überschritten hast. Überschreitest du den Gesamtumsatz, nimmst du zu.

Viel hilft viel ist beim Kaloriensparen also kontraproduktiv.

Der Hungerstoffwechsel ist übrigens ein Phänomen, das besonders gern bei den modifizierten Fastenkuren, Pulver-Diäten oder «Null-Diäten» auftritt, die pro Tag nicht mehr als 800 bis 900 Kalorien erlauben. Wie kann das für einen erwachsenen Menschen ausreichen, wenn der Körper selbst zum Überleben im Regelfall schon mehr als 1200 braucht? Ein gesenkter Grundumsatz ist immer die schlechtere Alternative, vollkommen egal, mit welcher Methode man abnimmt. Niedrigerer Grundumsatz heißt weniger Energieverbrennung, heißt weniger Abnahme bei gleicher Leistung.

Wie ätzend ist das denn? Man isst kaum was und nimmt dennoch nach und nach immer langsamer ab?! Dass eine Abnahme im Laufe der Zeit automatisch langsamer wird, ist vollkommen normal und auch bei mir so. Ich verliere keine 3 Kilo mehr in der Woche, so wie es in den ersten Wochen der Fall war. Dennoch nehme ich konstant ab. Allerdings esse ich auch nicht zu knapp. Kaum zu essen und dennoch maximal schleichend an Gewicht zu verlieren ist wohl der Inbegriff einer Lose-Lose-Situation.

Leider ist das Problem nicht so einfach zu beheben; ist der Hungerstoffwechsel erst einmal eingetreten, kann man nicht alles einfach wieder auf «Normalzustandstand» bringen, indem man mehr isst. Wäre das die Lösung, hätten wir nie mit dem Jo-Jo-Effekt zu tun.

Wie gesagt, der Körper denkt, es sei Krieg, der Stoffwechsel bleibt im Keller, nimmt alles, was er bekommen kann, und lagert es ein. Wer weiß, wann die nächste Hungerphase kommt?

Wenn du schon mehrfach diätet hast, ist dir vielleicht aufgefallen, dass es von Diät zu Diät schwieriger wird abzunehmen. Dein Gehirn hat aus den letzten Malen gelernt hat und reagiert nun schneller auf die neue Ernährungssituation als beim letzten Mal. Das Spielchen geht so lange, bis man immer radikalere Diäten wählt oder dabei zusehen kann, wie das Gewicht wieder steigt. Beides habe ich schon mehr als ein Mal durch und kann es beim besten Willen nicht empfehlen.

So. Nun mal locker durch die Hose atmen und nicht kreischend ins Buch beißen, man bekommt das alles auch wieder in den Griff, und zwar mit, jetzt kommt's dicke, nicht erschrecken: Essen.

Um sich aus diesem Kreislauf zu lösen oder es erst gar nicht so weit kommen zu lassen, muss man seinem Körper Energie anbieten und sich dabei bewegen. Ausdauersport und Muskelaufbau beeinflussen positiv den Grundumsatz, eine konstante, aber nicht übertriebene Aufnahme von Energie durch Nahrung ebenso. Was du in Kauf nehmen musst, ist eventuell eine latente Gewichtszunahme, bevor wieder alles gut ist. Das nervt ohne Ende, weiß ich, mein Gewicht ging auch erst hoch, bevor es dann sank, aber der Stoffwechsel braucht seine Zeit, um sich zu regulieren. Wenn das überstanden ist, kann es locker-flockig weitergehen mit dem Projekt Fliegengewicht. Du musst diesen Moment nur aushalten und nicht panisch die nächste Diät beginnen. Am besten lässt du sowieso die Finger von allen Methoden zur Gewichtsreduzierung, die stark unterkalorisch um die Ecke kommen.

Ich bin kein großer Freund davon, Kalorien zu zählen, aber

solltest du dich daran orientieren, dann achte darauf, nicht weiter als 500 Kalorien unter deinen Gesamtumsatz zu gehen. 500 eingesparte Kalorien am Tag ergeben 3500 in der Woche, was in etwa der Energie eines halben Kilogramms Fett entspricht. Dazu etwas Sport, und man darf sich über das Wiegeergebnis freuen. 500 Gramm Abnahme die Woche klingt zwar sehr wenig, aufs Jahr sind es aber 24 Kilo, und das ist eine ausgezeichnete Zahl, und selbst wenn es «nur» 10 sind, macht das nichts. Wichtig ist, dass es nicht gleich wieder zurück auf die Hüften kriecht.

Ich habe es jahrelang falsch gemacht, mich von einer Diät in die nächste geworfen und mich gewundert, warum ich es nicht hinbekomme. Dazwischen habe ich natürlich munter gefuttert, denn ohne die Aufnahme von Kalorien wird man auch nicht dick. So viel ist mal klar. Mich hat es Jahre gekostet, die ich nicht zurückbekomme, und mir einen Rückweg beschert, der wirklich lang ist. Warne ich sonst nur vor wirklich wenigen Dingen, dann in diesem Fall aber doch sehr ausdrücklich vor den Fallen, die eine Diät gerne mal für einen bereithält. Zumindest würde ich heute eher meinen Kopf in das Maul eines schlechtgelaunten Krokodils mit Mundgeruch legen, als noch einmal gegen den verkackten Hungerstoffwechsel anzuarbeiten. Das kostet unglaublich viel Zeit, Monate meistens, bis der Stoffwechsel wieder rundläuft, und dabei nicht die Nerven zu verlieren ist eine echte Kunst.

Das Thema Stoffwechsel, Hungerstoffwechsel und der Umgang damit ist umstritten, und es bekämpfen sich zwei Lager. Ich orientiere mich an den Aussagen und Meinungen führender Stoffwechsel- und Ernährungsexperten, und selbst wenn das alles falsch ist, kann ich am Ende nur sagen, dass ich dem vertraue, was mich gesund schlanker macht, und das seit 170 Kilo. Und mit Hungern hat das ganz sicher nicht das Geringste zu tun.

Wer abnehmen will, muss essen. Unbedingt. Und genießen, denn wer aufhört zu genießen, wird ungenießbar!

Und ja, das ist mein vollster Ernst!

Satt und zufrieden zu sein ist nicht nur für die Seele wichtig, sondern auch ganz elementar für einen gesunden Stoffwechsel und eben ein wichtiger Punkt beim erfolgreichen Abnehmen. Und außerdem macht Hunger so fürchterlich schlechte Laune.

Mir jedenfalls.

Um es mit den Worten aus einem bekannten Werbespot zu sagen:

Immer wenn du hungrig bist, wirst du zur Diva.

Und wie!

Hey Plateau, du Arschloch!

Ich habe mir zu meiner 250-Kilo-Marke selbst ein Geschenk gemacht. Ich schenkte mir eine Waage. Ich wollte endlich wie ein normaler Mensch mit beiden Füßen auf einer Waage stehen und entdeckte irgendwann eine, die eigentlich für Bodybuilder ausgelegt ist. Diese Jungs wiegen ja gerne mal mehr als 150 Kilo. Die Waage ist schwarz, wiegt bis 250 Kilo und kann sprechen. Nun, nicht wie ein Papagei, aber immerhin sagt sie das Gewicht an, und wenn man fertig ist, verabschiedet sie einen in den Tag. Sie ist eben eine ausgesprochen höfliche Waage. Ich habe über die Jahre das ein oder andere Ritual in Sachen Gewichtskontrolle entwickelt. Stellte ich mich damals nie auf die Waage, tue ich dies nun regelmäßig und bin dabei sehr pedantisch. Ich stelle mich nur auf eine einzige Waage, auf meine eigene, und das immer freitags, immer nackt und immer im Bad, während die Waage auf den immer gleichen Kacheln steht.

Meine Waage hat Namen. Plural. Wie sie an einem Freitagmorgen heißt, hängt meistens davon ab, was sie anzeigt. Im Regelfall heißt sie aber «Madame Waage», «Au fein» oder «Okay... Okay, na gut.»

Es gibt aber auch Zeiten, in denen sie mit einem «Elendes Drecksding... hier... also... MOAH» oder einem «Ich gebe dich ins Heim! Sperrmüll! WILLST DU DAS? Hä? Waage? Pffff...» begrüßt wird.

So was passiert nicht, wenn ich mal wieder irgendwo über die Stränge schlug oder der Meinung war, 500 Milliliter Wasser am Tag seien vollkommen ausreichend für einen erwachsenen, dicken

Menschen, sondern dann, wenn ich vermeintlich alles richtig gemacht habe und Madame Waage trotzdem Woche für Woche das gleiche Gewicht anzeigt. Wenn ich Mist gebaut habe, sehe ich es ein, dass das Wiegeergebnis nicht gerade rosig ist, aber wenn ich mich gut geschlagen habe und dennoch nichts geht, kommt es durchaus vor, dass ich ausfallend werde. Was sicher jedes Mal ein herrliches Bild ist, so eine pöbelnde, nackte, dicke Frau.

Kurz nachdem ich die 250-Kilo-Marke unterschritten hatte, Madame Waage war noch taufrisch, machte ich das erste Mal Bekanntschaft mit einem überaus lästigen Zeitgenossen. Und nach mehreren Wochen ohne nennenswerte Veränderungen auf der Waage musste ich feststellen, dass ich Gesellschaft bekommen hatte.

Frau Jäger, herzlichen Glückwunsch, sie haben eine Reise von unbekannter Dauer auf die Plateau-Insel für eine Person gewonnen.

Yay, und schönen verschissenen Dank auch!

Plateaus.

Das sind diese netten kurzen oder auch mal längeren Phasen, in denen das Gewicht ohne, wie es zunächst scheint, ersichtlichen Grund steht.

Und steht.

Uuuuuuuuuuund steht.

Und zwar so lange, bis man kurz davor ist, seine Waage im Wald auszusetzen. Soll sie doch sehen, ob sie den Weg nach Hause allein findet! Tsss.

Was aber sind Plateaus?

Von einem Gewichtsplateau spricht man immer dann, wenn das Gewicht über mindestens zwei Wochen unverändert steht und sich in keine Richtung bewegt. Man muss hier ganz dringend unterscheiden zwischen «Ich mache wirklich alles richtig, kann die letzten Tage und Wochen nachvollziehen und bewege mich auch genug» und «Ich mache wirklich alles richtig. Glaube ich. Und ich kann die letzten Tage und Wochen nachvollziehen. Also fast. Bis auf Omas Geburtstag und dann das Buffet, und wo habe ich eigentlich mein kleines Büchlein, und jaaaaaa, trinken, ach, das ist ja so eine Sache.»

Plateaus werden oft fehlinterpretiert. Wenn ich zu nachlässig bei Bewegung und Ernährung werde, steht die Waage auch schon mal gerne still. Das ist aber kein Plateau, sondern schlicht ein Zeichen dafür, dass man sich mal eine Runde am Riemen reißen darf, bevor die Waage sich wirklich wieder bewegt, und zwar in die falsche Richtung. Auch muss man schauen, ob nicht eventuell ein Stoffwechselproblem vorliegt und man vielleicht insgesamt zu wenig isst.

Als ich die 250 Kilo knackte und plötzlich alles stand, konnte ich aber festhalten: Ich esse genug. Ich bewege mich genug. Ich trinke viel. Ich schlafe ausreichend. Warum also rührt sich die Zahl nicht vom Fleck?

Zugegeben, ich war ausgesprochen verwöhnt. Am Anfang ging die Gewichtsreduktion so schön schnell. Nachdem ich erst einmal 8 Kilo draufgepackt hatte, purzelten die Pfunde. Kaum eine Woche, in der ich weniger als 2 Kilo an Gewicht verlor. Der pure Luxus, den ich natürlich nicht im Ansatz bis heute halten konnte, sonst wäre ich vermutlich schon unterernährt. Heute verliere ich mal nur 500 Gramm in der Woche, mal 1,5 Kilo und mal gar nichts, sondern erst in der Woche drauf wieder. Dass ich am Anfang so viel Gewicht verlor, war vor allem dem sehr starken Übergewicht geschuldet. Im Regelfall ist ein langsamerer Gewichtsverlust die Norm und auch weitaus gesünder. Ich habe bisweilen sogar zu schnell abgenommen, was auf der Waage zwar freut, körperlich aber irgendwann sehr unangenehm wird. Mir war ständig kalt, und ich war nicht gerade fit. Seit sich das Tempo gedrosselt hat, geht es aber ziemlich gut, auch wenn ich ab und an schon gerne 3 Kilo auf einmal los wäre. Oder 10.

Nach einer gewissen Zeit der Abnahme steht bei den allermeisten das Gewicht mal still, meist nach einem halben oder dreiviertel Jahr. Mein erstes Plateau erreichte ich nach acht Monaten, was aber zunächst nicht so auffiel. Richtig dicke kam es dann bei um die 250 Kilo und brachte mich fast zur Weißglut.

Warum Gewichtsplateaus entstehen, ist noch unklar. Geforscht wird auf diesem Gebiet viel, und man hat unterschiedliche Hormone im Verdacht, die im Verlauf einer Abnahme oft vermehrt frei werden und so den Abnehmstopp zu verantworten haben. Leptin ist so ein Hormon, das Auswirkungen auf das Hungergefühl des Menschen hat. Leptin lagert in den Fettzellen. Wird vermehrt Fett verbrannt, sinkt der Leptin-Spiegel im Blut, und es wird vermutet, dass sich dies negativ auf das Hungergefühl auswirkt, sodass man, ohne es zu registrieren, mehr Hunger hat und eventuell auch mehr isst. So gaaaaaanz genau weiß man das allerdings nicht.

Was hingegen klar ist: Diese Plateaus existieren tatsächlich. Interessant ist, dass sich während eines solchen Plateaus der Körper durchaus verändert.

Ich für meinen Teil habe immer das Gefühl, dass sich mein Körper nach einer gewissen Anzahl an verlorenen Kilos erst einmal neu sortieren muss. Nicht umsonst wird ein Plateau auch als «Stabilisierungsphase» bezeichnet, und ich habe über die Jahre an mir selbst erfahren, dass da einiges dran ist. Ich verliere über kein Gramm, aber trotzdem habe ich danach eine kleinere Kleidergröße.

Denn man darf nicht vergessen: Abnehmen ist für den Körper alles andere als ein Urlaub auf dem Ponyhof, und so sei es ihm gegönnt, wenn er einfach mal ein paar Tage oder Wochen nichts hergeben mag. Ich möchte gnädig mit meinem Körper sein, immerhin habe ich uns ja erst in diesen Schlamassel reingeritten, aber ich müsste lügen, wenn ich verschweigen würde, dass es manchmal kaum auszuhalten ist. Vollkommen egal, wie gut oder gesund oder wichtig oder was weiß ich ein Plateau auch sein mag. Es nervt mich fürchterlich!

Bisher habe ich drei mächtig fette Stillstände hinter mir, die sich allesamt über Monate zogen. Ich bin sogar zum Arzt gewackelt, weil ich anfangs dachte, dass irgendwas nicht stimmen würde. Er versicherte mir, dass das bei einer starken Abnahme vollkommen normal sei und ich mir keine Gedanken machen solle, irgendwann würde der Tag schon kommen, an dem es weiter vorangeht. Und ich hielt auch immer durch – bis ich eines Tages die Nerven verlor und alles über den Haufen warf. Ich wiege heute etwas mehr als 170 Kilo und war vor knapp drei Jahren aber schon einmal bei knapp 180 Kilo angekommen, als ich während eines Plateaus die Nerven verlor. Nach zwei Monaten Stillstand hatte ich die Faxen einfach dicke. Ich wollte nicht noch länger warten. Außerdem war ich zu dem Zeitpunkt verliebt, wollte schön und attraktiv sein und sah meine Felle davonschwimmen.

Meine Lösung war so bescheuert wie verhängnisvoll, und ich ärgere mich noch heute darüber, dass ich es nicht einfach ausgesessen habe. Ich ging in die nächste Apotheke und kaufte mir den Marktführer der Formuladiäten, ein Eiweißpulver aus Soja und Honig, das man drei- bis fünfmal am Tag mit Wasser anrührt und anstelle von Mahlzeiten isst. Dieses Dreckszeug ist inhaltlich wie auch gesundheitlich der letzte Scheiß. Billigstes Sojaeiweiß und ein Ernährungskonzept, das auf nichts anderem basiert als auf einer radikalen Kaloriendrosselung durch die Zufuhr von maximal 900 Kalorien am Tag. Laut Packung erhält man so alle wichtigen Nährstoffe und Vitamine; mein Blutbild nach dieser Zeit zeigte allerdings, dass ich mich genauso gut von drei Händen Erde am Tag hätte ernähren können, ich wäre damit vermutlich besser gefahren.

Ich hätte es besser wissen sollen. Ich hätte es sogar besser wissen können, denn es war nicht das erste Mal, dass ich auf die Idee kam, modifiziert zu fasten. Diese Form der Diät ist weit verbreitet und das Prinzip stets das Gleiche. Bevor ich auf die glorreich dämliche Idee kam, mich mit dem Pulverzeug über das Plateau zu retten, hatte ich in meiner Jugend schon einmal eine sehr unschöne Begegnung mit etwas, das sich Optifast nennt. Optifast ist wie Slim Fast, Almased und dergleichen ebenfalls eine Formuladiät, bei der man die ersten drei Monate Shakes trinkt, nichts isst, nur Tees und Wasser trinkt und regelmäßig zu Gruppensitzungen erscheinen muss, bei denen man sich Woche für Woche darüber auslässt, wie schlimm es ist, nichts zu essen. In meiner Gruppe war ein Kerl, der drei Monate lang jedes einzelne Mal darüber sprach, wie gerne er Mettbrötchen essen würde. Er träumte sogar davon. Nach zwei Monaten träumte sogar ich von seinen Mettbrötchen. Das Ganze wurde von einer Psychologin begleitet, die selbst derart schlank war, dass ich sie gerne gefüttert hätte. Recht unglaubwürdig schilderte sie stets, wie gerne sie essen würde, und riet allen anwesenden, es doch mit Obst statt Chips zu probieren, das würde sie auch machen und man sehe an ihr ja, wie gut das funktionieren würde. Immer wieder ein sehr hilfreicher Tipp, wäre mir doch selbst nie aufgefallen, dass Chips vielleicht Mist sind. Zumal ich die nicht einmal gerne esse, aber das macht ja nichts, denn Fette essen alle Chips. Alle! Immer!

In unterschiedlichsten Gruppenphasen mussten wir dann üben, Schokolade zu lutschen, damit wir mehr davon hatten. Also saßen wir dicken Klöße im Stuhlkreis und schmatzten, als wir endlich wieder essen durften, genüsslich bis grenzdebil an einem Stück Schokolade und beteuerten uns und der Psychologin, dass wir noch niemals eine derart gute Idee und sinneserweiternde Erfahrung gemacht hätten. Totaler Quark natürlich, aber ich bin mir sicher, Mr. Mettbrötchen lutscht jetzt immer fleißig die Zwiebeln vom Mett. So für die Sinneseindrücke und so.

Die Geschmacksrichtungen der Shakes waren der Knaller: Vanille, Schoko und Erdbeere sowie Kartoffel-Lauch-Suppe, Tomatensuppe und Ochsenschwanzsuppe. Zusammengefasst: Geschmacksrichtung Eklig. Ich habe sie alle ausprobiert und bekam außer Schokolade nichts runter. Damals wohnte ich noch zu Hause, und noch heute unterhalten meine Schwester und ich uns darüber, wie absurd es auf sie wirkte, dass ich stets von Müllsäcken voller Pulvertüten umgeben war. Das Zeug kam in Massen und war liebevoll in schwarzen Beuteln verpackt. Aus Platzmangel lagerte ich sie im Kleiderschrank, und natürlich fielen sie mir jedes Mal entgegen, wenn ich die Tür öffnete – ganz so, als würde sich mein Kleiderschrank auf meine Füße übergeben. Der Erfolg der Abnahme war grandios. Ich glaube, ich nahm binnen kürzester Zeit 26 Kilo ab. Aus fünf Shakes am Tag wurden vier, dann drei, und irgendwann bekam ich sie gar nicht mehr herunter und trank noch eine Tüte am Tag. Am Ende dieser Formuladiät war ich bei 250 Kalorien am Tag angekommen und ein kleines bisschen wackelig auf den Beinen. Die begleitenden Ärzte fanden das zwar nicht so toll, aber wenn es der Abnahme diente, war jedes Mittel recht, also sagte niemand etwas. Die Hungerphase endete nach 3 Monaten, und niemand aus der Gruppe hat es auch nur im Ansatz geschafft, sein Gewicht zu halten. Nicht einer. Auch nicht Mr. Mettbrötchen. Und das, obwohl wir wirklich geübt haben, Schokolade zu lutschen! Das Ende vom Lied war, dass alles an Gewicht zurückkam, plus die obligatorischen Mehr-Kilos. Und nun stand ich in meiner Küche, viele Jahre später und 160 Kilo leichter, rührte dieses Pulverzeug, das nach Eierkarton schmeckt, in ein Glas und beging den größten Fehler seit der 340-Kilo-Marke.

Natürlich nahm ich ab. Binnen kürzester Zeit war ich auf unter 150 Kilo gerutscht, und ich liebte dieses Gefühl. Ich machte ständig Bilder von mir und suhlte mich in Komplimenten.

Der einzige Mensch, dem das mehr als nur sauer aufstieß, war meine kleine Schwester, die mich irgendwann dabei erwischte, wie ich dieses Pulver in Wasser rührte. Mir war klar, wie ungesund das war, was ich da machte, ich bin ja nicht dumm. Damals befand ich mich bereits in der Heilpraktikerausbildung, hatte allerhand Seminare zum Thema Ernährung und Körper hinter mir und studierte zusätzlich noch an der Uni Hamburg. Mein Wissen über Ernährung und die Gefahr von Diäten war groß, und mein Tagespensum viel zu hoch, als dass mich 900 Kalorien auch nur im Ansatz irgendwo hingebracht hätten. Und dennoch kam ich irgendwann an den Punkt, an dem es kein Zurück mehr gab. Ich hatte binnen kürzester Zeit mehr als 30 Kilo verloren und wollte nicht zurück. Ich wollte nicht, dass Menschen sagen: «Ach guck mal, die Jäger wird wieder fetter, haben wir doch immer gesagt.»

Was das Abnehmen angeht, waren schon immer so viele Augen auf mich gerichtet gewesen. Nachbarn, die meinen Eltern früher sagten, sie würden mich bei Wasser und Brot ins Zimmer sperren, damit ich endlich abnehme, man müsse sich ja schämen, kamen nun und bewunderten meine Disziplin. Ja, ganz toll. So toll, dass ich nachts frierend im Bett lag und vor Hunger nicht in den Schlaf fand.

Soll ich dir etwas Erschütterndes sagen? Es war wichtig, dass ich diese Erfahrung gemacht habe, auch wenn ich fürchterlich dumm war. Für einen kurzen Moment fühlte es sich so gut an, dass mich noch heute manchmal die Idee einholt, einfach loszugehen und diese Shakes zu kaufen. Manchmal, wenn mir wieder alles viel zu langsam geht und irgendein Wichser in meinen Blog oder auf meiner öffentlichen Facebook-Seite schreibt, dass ich ja echt mega lange bräuchte und man ja gar nichts sehen würde, würde ich gerne wieder zu dem Zeug greifen. Es ist so einfach, und ich kann hervorragend hungern. Ich kann es nur nicht lange genug, um damit 200 Kilo abzunehmen, und ich kann es nicht mehr verantworten, weil alles gegen Formuladiäten spricht, aber MANN, manchmal wäre es so viel einfacher als Sport und Achtsamkeit bei Ernährung.

Manchmal möchte auch ich einfach nur fertig sein, wohl wissend, dass Ernährung für den Rest meines Lebens ein Thema sein wird.

Ich habe am Tag nach dieser durchheulten Nacht mit Shakes aufgehört. Für immer.

Bezahlt habe ich für diese Zeit übrigens einen hohen Preis. Ich kehrte zurück zu meinem alten Verfahren, zurück zu Sport, Aufmerksamkeit und zu «Wer abnehmen will, muss essen». Die Währung, in der ich zahlte, heißt Kilogramm. Ein Jahr nach meiner letzten Pulverphase heiratete ich im Dezember meinen damaligen Mann. Zu unserer Trauung steckte ich wieder im Plateau, dieses Mal ging mein Gewicht aber nicht runter, sondern endlich nicht mehr rauf. Ich wog zu dem Zeitpunkt wieder deutlich über 200 Kilo, war wütend und unglücklich, und es dauerte bis zum darauffolgenden Spätsommer, fast schon Herbst, bis mein Stoffwechsel sich wieder fing und sich mein Gewicht endlich wieder nach unten bewegte. Seither gehe ich den Weg zurück. Die Strecke 220 bis 180 Kilo habe ich also zweimal zurückgelegt. Ich weiß, dass ich es in absehbarer Zeit auch unter die 150 und noch viel weiter schaffen werde. Aber nie wieder, indem ich hungere. Meinem Körper tat es nicht gut und meiner Seele auch nicht.

Heute passiert es ab und an, dass Menschen wahllos irgendwelche Bilder von mir aus dem Internet fischen und mich fragen, wieso ich darauf so anders aussehe und warum ich danach wieder zugenommen habe. Die Antwort darauf ist simpel: Weil ich ungeduldig wurde.

Plateaus und Zeiten, in denen mein Gewicht steht, habe ich auch heute noch, und ich schätze, ich werde immer wieder mit ihnen zu tun haben. Manchmal bin ich sogar ganz froh, diese Erfahrung gemacht zu haben. So habe ich nun immerhin einen verdammt guten Grund zu klugscheißen, oder zumindest weiß ich sehr genau, wie es ist, wenn man kämpft, sich die Waage nicht bewegt und man plötzlich panisch wird und zu rabiaten Mitteln greift. Ich kann dir daher immer nur abraten von allem, was dich von deinem Weg abzubringen versucht.

Denn es gibt auch eine gute Nachricht: Diese Plateaus enden irgendwann, und das von ganz allein!

Manchmal hilft es auch – und auch da berichte ich aus Erfahrung – zu schauen, was für Baustellen man im Leben hat, ob man eventuell etwas Stress abbauen kann oder ob man vielleicht mal nicht alle paar Stunden über seinen Körper oder sein Gewicht nachdenkt. Auch hilft es manchmal, die Sportart zu ändern oder sogar mal ein paar Tage etwas mehr oder anders zu essen.

Ganz wichtig ist aber, nicht in die «Jetzt ist es auch egal, dann esse ich halt»-Falle zu tappen. Denn was auch immer man mit seinem Gewicht und seiner Gesundheit anstellt – man muss stets wissen, dass wir uns immer und zu jeder Zeit um uns bemühen sollten. Die Zahl auf der Waage mag manchmal stehen, und ja, auch ich habe in solchen Momenten nicht genug Mittelfinger. Doch du bist mehr als eine Zahl, und deine Waage ist maximal ein Tendenzmesser, aber nicht mehr. Dein Körper braucht dich und deine Zuwendung auch ohne Erfolge auf der Waage.

Plateaus sind die Phasen, in denen die meisten Abnehmversuche scheitern, weil sie einfach elendige Motivationskiller sind. Ich weiß das sehr gut. Darum möchte ich eines ganz deutlich sagen:

Nicht! Und! Unter! Keinen! Umständen! Aufgeben!

Ein Plateau ist kein Grund, alles hinzuwerfen, scheißegal, wie lange es dauert. Wenn du den Weg ein zweites Mal gehen musst, ärgerst du dich dumm und dusselig, verlass dich drauf, und die Zeit und die Gesundheit, die dabei flöten geht, bekommst du niemals zurück.

Dieses Plateau, wie lange es auch dauern mag, wird enden!

Schau nach, ob sich über die Zeit nicht vielleicht doch Fehler in der Ernährung, in deinem Alltag eingeschlichen haben, und wenn das nicht der Fall ist, dann denk an eines: Bisher war es richtig und es funktionierte? Gut, dann wird es das auch in Zukunft sein und tun. Never change a running system! Lass dir und deinem Körper die Zeit, die ihr braucht.

Abnehmen ist nicht nur Arbeit, sondern braucht auch Geduld. Manchmal mehr, manchmal weniger, und manchmal braucht es das verdammte Geduld-Mutterschiff. Ja, ich weiß, wie schwer das ist. Dennoch kann ich es nicht oft genug betonen: Durchhalten! Augen zu und durch diese Phase(n).

Laut schimpfen, Dinge werfen, notfalls auf dem Badewannenrand sitzen und flennen wie ein Kind und rummotzen oder mir in meinem Blog schreiben, dass dich das alles unendlich viel Kraft kostet. Alles erlaubt, nur wirf nicht hin, werde nicht panisch und gib dich nicht auf. Am Ende warten wieder Erfolge.

Es lohnt sich, das zu überstehen.

Versprochen.

Also:

Hey! Plateau, du Arschloch! Kannst aufhören, an meinen Nerven zu zupfen, ich gebe nicht noch einmal nach!

Und du auch nicht!

Der Dealer meines Vertrauens

Okay. Ich bin ein fettes Weib. Endlich ist es raus.

Puh! Ich bin erleichtert, diese Last (!) lag doch schwer (ich bin einfach die verdammte Meisterin des Wortwitzes) auf meinen verfetteten Schultern. Dabei konnte ich es bisher immer so gut geheim halten. Ein paar «kaschierende» Streifen hier, ein Mieder dort, und die Maskerade ist perfekt. Nur letztens, tja, da hat man mich entlarvt! Einfach so.

Diese verdammten Profis! Wenn man nur ein Mal nicht aufpasst, dann haben sie einen. Ich war aber auch unvorsichtig! Das muss ich gestehen.

In einem Anfall blinder Lebenslust habe ich mich in einen Supermarkt getraut.

Du weißt schon, den Ort, an dem es Lebensmittel gibt. Viele Lebensmittel! Viele ungesunde Lebensmittel!

Und dann, in einem unachtsamen Moment zwischen den Getränkeregalen, war es dann so weit. Gerade wollte ich meinen Wagen um das nächste Regal schieben, als es plötzlich durch den halben Laden schepperte: «BOAH ALTA... Was ist DAS denn...?!»

Hastige Blicke nach links und rechts. Meinen die mich? Diese Mischung aus Erstaunen und Herablassung kann ja vielleicht auch jemand anderem gegolten haben. Ein kurzer Blick den Gang entlang verriet die bittere Wahrheit. Diese vier Typen und das Mädchen mit dem obszönen Überbiss meinten nicht irgendwen, sie meinten mich.

Oh Gott! Dabei dachte ich, mein schwarzes Kleid würde mich schlank machen. Ich dachte, meine Tarnung sei perfekt, aber diesen zehn leeren Augen blieb kein Detail verborgen. Ich war ertappt! In flagranti! Ausgerechnet hier, bei meinem Dealer! In den Gesichtern konnte ich Verblüffung ablesen. Jetzt wissen sie es. Diese! Fette! Isst! AHA! Hat man Töne?! Und schaut euch an, WAS sie da isst! Alibi-Obst, und ist das etwa ... Butter? Kein Wunder, dass die aussieht, wie sie aussieht, das stellten dann auch die fünf Experten fest.

Der Mikrokosmos Supermarkt ist merkwürdig. Denn im Grunde ist es egal, was ich einkaufe und wo ich einkaufe. Ich kann mich noch so gesund ernähren, das interessiert keine Sau – aber DASS ich mich ernähre, wird plötzlich umso interessanter. Bisher war es ja immer nur eine Mutmaßung, aber jetzt, hier, in diesem Moment, haben wir es fett auf weiß, wie BigFoot vor einer HD-Kamera. Dicke Menschen kaufen Lebensmittel.

Sobald ich einen Lebensmittelmarkt betrete, ist es in etwa so, als würde ich mich im Frittenfett des örtlichen Hähnchengrills suhlen. Und zwar nackt. Singend. Mit einer pinkfarbenen Zuckerstange im Hintern.

Sehr erfreulich ist daher auch jedes Mal aufs Neue, dass Menschen in Supermärkten eine Meinung haben, die sie nur zu gerne kundtun. Nicht direkt natürlich, das würde zu viel Rückgrat erfordern, aber sie äußern sich. Meist hinter vorgehaltener Hand oder indem sie ihren Partner mit den Ellenbogen anstupsen und dieser sich dann ganz langsam zu mir umdreht, um das wundersame Wesen, dass sich da durch die Regale schlängelt, zu betrachten. Dabei glauben solche Menschen auch stets, dass ihr Handeln vollkommen unauffällig sei, und sie sind jedes Mal fürchterlich überrascht, wenn ich sie direkt anschaue und frage, ob ich mich eventuell noch einmal drehen solle, damit sie auch alles sehen könne. Immer lächelnd natürlich, ich bin ein freundlicher Pudding.

Ein Supermarkt ist der Ort, an dem ich es den geneigten Läster-schwestern nicht recht machen kann. Kaufe ich Obst, wird getu-schelt, dass ich das wohl das erste Mal tue. Kaufe ich Schokolade oder etwas Ähnliches, ernte ich Blicke, die sagen: «Ach Mädchen, kein Wunder, dass du so aussiehst...»

Dann gibt es noch diese ganz speziellen Typen: die Damen und Herren aus dem Getränkegang mit dem Billigdosenbier in der einen und der Tüte Chips in der anderen Hand. Ein ganz besonders unsympathischer Menschenschlag, der sich durch fehlende Eloquenz und einen Mangel an Arsch in der Hose auszeichnet. Diese Spezies zeigt ein gewisses Rudelverhalten, bekommt allein nie die Fresse auf, und wenn man direkt auf sie zugeht und fragt, ob man irgendwie weiterhelfen könne, wird aus dem Pöbeln plötzlich Gestotter und aus «Eh Fette!» ein «Wir haben dich gar nicht gemeint». Nein, natürlich nicht, ich bin mir sicher, sie meinten die vielen anderen dicken Menschen, die gerade nicht in dem Gang stehen.

Ein Phänomen, dass mich jedes Mal aufs Neue amüsiert. Die Zeiten, in denen es mich traf, wenn mal wieder jemand das fest-stellte, was mein Spiegel mir auch jeden Morgen sagt, sind längst vorbei. Zugegeben habe auch ich schlechte Tage, in denen ich es weniger gut vertrage, aber die sind sehr selten. Und mal im Ernst: Ja, Mann! Ich bin eine fette Frau, machen wir uns nichts vor. Und das ruft Reaktionen hervor. Positive wie negative, Menschen finden mich mal hübsch, mal scheiße, mal sexy, mal hässlich, mal wundervoll.

Früher wollte ich mich noch erklären, heute diskutiere ich nicht mehr mit Narren, die nicht wissen wollen, ob ich abnehme oder nicht. Sie wollen nur pöbeln, jedes weitere Wort wäre Zeitver-schwendung.

Ich habe über die Jahre gelernt, es nicht allzu persönlich zu nehmen.

In den seltensten Fällen meinen sie mich als Person, gemeint ist schlicht «Die Fette da!». Ich als Person bin da austauschbar.

Hinzu kommt, dass mir, und damit mache ich mich nun vielleicht unbeliebt, immer zwei Dinge in den Sinn kommen, wenn ich mit solchen Attacken konfrontiert werde:

1. Du, der da gerade so die Fresse aufreißt, bist aber auch nicht die hellste unter Osrams Birnen, was?!

2. Über jemanden herziehen gibt ein gutes Gefühl! Das lenkt doch für einen kleinen Moment von den eigenen Unzulänglichkeiten ab, von der Zahnspange, dem Überbiss aus der Hölle, der eigenen fiesen Figur, den vielen Pickeln, der Tatsache, dass man einfach leider scheiße aussieht oder der stillen Angst, dass der eigene Partner womöglich doch noch auf dickere Frauen stehen könnte. Um nur ein paar Beispiele zu nennen.

Lästereien sind ein Ventil, und jeder von uns lästert, vorzugsweise mit der besten Freundin oder dem besten Freund, über andere. Nur wie man das tut, ist unterschiedlich.

Über Körperlichkeiten herzuziehen hat sich mir zwar nie so recht erschlossen, aber es muss ungemein befriedigend sein.

Für sein Aussehen kann man eventuell nichts, dafür, dass man sich wie ein Arschloch verhält, allerdings schon. Man kann lästern, worüber man will, über miese Haarschnitte, schlechtes Essen oder «Ich habe ja keine Vorurteile, aber die da vorne trägt weiße Stiefel!». Aber über die Figur eines Menschen? Ernsthaft?

Wenn ich in solchen Momenten, anstatt beschämt wegzusehen, stehen bleibe, die- oder denjenigen ansehe, «Schätzelein, ich bin fett, nicht taub!» sage und als Reaktion immer, aber auch wirklich immer, «Ääääh ... wir meinten gar nicht ... also ...» ernte, frage ich mich, was Menschen machen, deren Ego nicht so sturmerprobt ist. Die das alles vielleicht schon einmal zu oft gehört haben, ein dünneres Fell haben oder schlicht sensibler sind.

Ich werde so oft von Menschen angeschrieben, die irgendwo

im Bereich meiner ehemaligen Gewichtsklasse sind und mir sagen, dass sie sich nicht mehr raustrauen. Ich weiß auch ganz genau, warum das so ist. Für den Spacken, der meint, das Maul aufreißen zu müssen, ist es ein Amüsement, auch wenn ich mir sicher bin, dass er Amüsement nicht buchstabieren kann. Für einen kurzen Moment fühlt er sich erhaben; die Unzulänglichkeit anderer hilft doch stets über die eigenen Fehler hinweg, und das Schöne an fetten Menschen ist, dass man ihre Makel deutlich sehen kann. Doch dieser eine kurze Moment bedeutet für einen Menschen, der sich seines Körpers schämt, die Welt. Ein Satz, der eine Wunde schlägt, die ein Leben lang bleibt. Und schon ist man noch ein bisschen kleiner, noch ein bisschen verwundbarer.

Ich werde bei solchen Aktionen wirklich wütend; nicht weil jemand über meinen fetten Hintern lästert, das ist mir längst egal. Ich habe mittlerweile ein Rückgrat aus Stahlbeton. Aber andere Menschen haben das nicht, und es hat schlicht niemand das Recht, dafür zu sorgen, dass sich ein anderer Mensch klein und wertlos fühlen muss. Deshalb spreche ich solche Menschen ganz liebevoll an und frage sie, warum sie sich dazu entschlossen haben, der Wichser des Tages zu sein. Auf einen Mann zugehen, ihn kurz antippen und sagen: «Ihre Frau meint mit ihrem Getuschel übrigens mich. Ich verkürze das mal und stelle mich vor. Mein Name ist Nicole Jäger, ich bin 33 Jahre alt, und ich kaufe hier ein. Ja, ich bin eine dicke Frau, das haben Sie wunderbar analysiert, darf ich sonst noch mit einer Information behilflich sein? Oh, das ist nicht böse gemeint, aber im unauffälligen Lästern ist Ihre Frau eine absolute Niete. Ich wünsche Ihnen noch einen wundervollen Tag!» Die Reaktionen darauf sind amüsant, und ja, ich breche damit in den Tanzbereich anderer Menschen ein, aber wer schießt, muss mit Gegenwehr rechnen, und ich finde, dass man durchaus mal fragen darf, warum sich jemand wie ein Idiot verhält, und das ganz ohne unhöflich zu werden.

Ich verstehe, warum sich so viele übergewichtige Menschen lieber verkriechen oder das Gefühl haben, sie müssten in Angriffsposition sein, aber ich kann nur dazu raten, höflich zu bleiben, die Zähne zu zeigen und sich nicht zu verstecken. Fang nicht an zurückzupöbeln, das macht dich unsympathisch, und du erreichst damit nichts. Sei nett und winke fröhlich, das mache ich auch, oder frage mit deiner sanftesten Stimme, ob du dich noch einmal drehen darfst. Dass du dabei denkst: «Gleich steckt meine Faust so tief in deinem Arsch, dass ich aus dir eine Handpuppe mache!», wird dein Gegenüber auch verstehen, ohne dass du ihn beschimpfst. Begib dich nicht auf das Niveau deines Gegenübers, das macht dich nur schwach. Und ganz ehrlich, manchmal, auch wenn das nicht sehr wohlerzogen ist, hilft die Kombination aus einem Lächeln, geraden Schultern und einem noch geraderen Mittelfinger. Das hast du aber nicht von mir.

Supermarktungeheuer sind gar nicht so groß, wenn man sie nur ernst nimmt und sie freundlich anspricht. Und wenn man sich das alles nicht so zu Herzen nimmt. Fakt ist: Ich kann es niemandem recht machen, und das muss ich auch gar nicht. Ich muss es mir recht machen. Also kaufe ich Ananas und Pflaumen ebenso wie Schokolade und Olivenöl. So what?!
Also raus aus den Mauselöchern und ab auf die Straße!
Wer in solchen Situationen mit Humor und Selbstironie reagiert, nimmt anderen den Wind aus so mancherlei Segel. Wir sollten uns selbst und andere nicht immer so ernst nehmen, dass macht das Leben um so vieles leichter.

In diesem Sinne: Wir sehen uns bei meinem Dealer.

Hellblau verarscht

Apropos Supermarkt!

Wahrscheinlich gibt es keinen Ort auf diesem Planeten, an dem es so viele tolle und schlimme Dinge in direkter Nachbarschaft gibt; der Supermarkt ist das Eldorado der Fettleibigkeit.

Aber weil wir nicht nur dick sind, sondern auch geschickt, tricksen wir uns selbst aus, indem wir beherzt ins Lebensmittelregal greifen, mit Todesverachtung die Vollfettmilch links liegenlassen und zielstrebig irgendeine hellblaue Verpackung hervorangeln, die uns mehr Gesundheit und weniger Fettmacher verspricht.

Toll! Weniger!

Wir lieben das Weniger!

Na ja, eigentlich stimmt das nicht so ganz, denn dieses «Weniger» auf der Packung suggeriert, dass wir davon viel dürfen. Mindestens mal genauso viel wie vom Vollfettprodukt, wenn nicht sogar ein bisschen mehr, denn immerhin steht auf ihm das Zauberwort der kalorienreduzierten Kost: Light. Ein Wort, wie geschaffen für breite Hintern und schwere Beine.

Seit geraumer Zeit bekommen Lightprodukte viel zu viel Aufmerksamkeit. Weniger Zucker, weniger Fett, am besten gleich ganz ohne Fett und ohne Zucker. Hauptsache, es steht «weniger» auf der Verpackung. Die Produkte nennen sich dann «Light», «Fettarm», «Diät» oder neuerdings gerne «Low» und sind vorzugsweise hellblau verpackt. Klar. Grün gehört ja schon Bio, Rot ist entweder giftig oder verrucht oder gehört Coca-Cola und Gelb der Biene Maja, da blieb nicht mehr viel Auswahl.

Ich muss an dieser Stelle leider ein paar Träume zerplatzen lassen, denn auch wenn viele das glauben – mit Gesundheit und guter Ernährung haben Lightprodukte erst einmal gar nichts zu tun.

Unter allen Lightprodukten sind die mit den Aufdrucken «30 % weniger Zucker» oder «30 % weniger Fett» mit Abstand meine liebsten, weil sie es schaffen, mit viel Brimborium keinerlei Inhalt zu transportieren. Und es funktioniert ganz ausgezeichnet.

Wooooow! Weniger Zucker und weniger Fett!

Weniger als ...

Als ...

Ja, weniger als was denn eigentlich?

Und was heißt denn «Light» eigentlich genau?

Lightprodukten ist per Gesetz vorgeschrieben, dass sie im Vergleich zum «normalen» Produkt 30 Prozent irgendeiner (!) Zutat weniger enthalten müssen. Was da reduziert wird, ist dem Hersteller selbst überlassen. So bedeutet 30 Prozent weniger oft weniger Zucker oder weniger Fett, kann aber auch weniger Kohlensäure, weniger Kohlehydrate, weniger Alkohol oder weniger weiß der Geier was heißen. Nur über eines trifft «Light» keine Aussage: über den Kaloriengehalt. Weniger Zucker oder weniger Fett bedeutet noch lange nicht, dass das Produkt auch kalorienreduziert ist. Das allerdings glauben wir alle.

An sich ist das ja auch eine hübsche Idee, nur leider funktioniert sie nicht so ganz. Diese Lightprodukte haben nämlich einen klitzekleinen Haken – oder gleich mehrere. Sie suggerieren zwar, dass man quasi beim Kauen schon schlank wird, sättigen aber nicht so rasch. Also essen wir mehr von ihnen – schadet ja nicht, ist ja light. Wir kaufen uns das gute Gewissen einfach mit, zahlen dafür mehr und erhalten weniger hochwertige Inhaltsstoffe. Das alles unter dem Mantel der Gesundheit und Gewichtsreduktion.

Dieses Märchen vom Produkt mit viel «Oh, lecker» und keinen Kalorien sollte langsam ad acta gelegt werden, es ist nämlich leider wirklich nur ein Märchen. Wer nun aber glaubt, er könne sich zurücklehnen und alles auf die «böse Lebensmittelindustrie» schieben, dem sei gesagt, dass es immer noch meine und deine Aufgabe ist, Produkte auf ihren Inhalt zu kontrollieren.

Denn gerade bei Lebensmitteln gilt: Hinters Licht geführt werden kann nur der, der sich dahinter führen lässt. Wenn du diese Zeilen hier entziffern kannst, bist du allem Anschein nach in der Lage zu lesen. Also dreh eine Packung um und lies dir durch, was drin ist in deinem Essen. Und wenn du zu viele Inhaltsstoffe findest, die du kaum aussprechen kannst, ist dieses Produkt sehr wahrscheinlich nicht das natürlichste und gesündeste. Von der Annahme, dass «Light» automatisch auch gesund bedeutet, musst du dich leider verabschieden.

Weniger. Hach ... das klingt nach einem Freifahrtschein. Dumm nur, dass man einem Produkt nicht einfach Zucker oder Fett wegnehmen kann, ohne dabei dann auch an Masse und vor allem Geschmack zu verlieren. Fett ist bei Nahrung immer (!) Geschmacksträger; fällt dieser weg, verschwindet auch der Geschmack. Rauben wir einem Produkt 30 Prozent irgendeiner Zutat, verlieren wir Volumen. Da nun aber niemand von uns öfter als einmal etwas kauft, das wie Fensterkitt schmeckt, und die Hersteller das genau wissen, muss der Geschmack woanders herkommen. Um das entzogene Fett auszugleichen, wird dem Nahrungsmittel etwas beigemengt, das wir alle kennen und lieben: Zucker in Form von unterschiedlichen Kohlehydraten. Hinzu kommt, dass man dem Geschmack zusätzlich mit Aromen, Stabilisatoren und Süßstoffen nachhelfen muss. Blöderweise steht nun auf den Packungen aber nicht drauf: «Neu! Supertoll! 30 % weniger Fett, dafür aber 41 % mehr Zucker! Und Farbstoff! Uuuuuund lecker Süßstoffe! Alles mit drin. Quasi für umme!» Denn die Lebensmittelindustrie schießt sich nicht in die eigene Kniescheibe.

Ich glaube, der fieseste Denkfehler bei all diesen Lightprodukten ist, dass man mit «weniger Zucker» oder «weniger Fett» auch automatisch weniger Kalorien zu sich nimmt – ein fataler Irrglaube. Man kann hervorragend mit Lightprodukten zunehmen, ganz ohne Anstrengung.

Mach dir doch mal einen Spaß und schaue beispielsweise bei vermeintlichem Light-Müsli oder, das ist auch der Knaller, bei Diät-Keksen und Süßkram auf die Kalorienangaben und die Inhaltsstoffe. Abgesehen davon, dass es sich mir noch nie erschlossen hat, warum man zuckerreduzierte Süßigkeiten, also zuckerreduzierten Zucker, essen sollte, bin ich fast umgefallen, als ich feststellte, dass es viele Produkte gibt, die im Vergleich zum normalen Produkt mehr Kalorien haben, und das nicht zu knapp. Verrückt, dass die «Light»-Strategie so gut funktioniert; Müsli in der «Weniger Zucker»-Variante hat beispielsweise im besten Fall, den ich finden konnte, 5 Kalorien weniger als das «normale» Vergleichsprodukt, im schlimmsten Fall hatte es 100 Kalorien mehr. Und das ist kein Einzelfall.

Kekse sind beispielsweise gerne mal zuckerreduziert, haben dafür aber mehr Kalorien wegen des zusätzlichen Fetts. Das geht umgekehrt übrigens auch. Es muss also auf den Energiegehalt geachtet werden, sonst tappt man schnell in die Kalorienfalle. Wirklich geholfen ist damit niemandem; es sei denn, man achtet nicht auf die Gesundheit und Energiebilanz, sondern sucht Produkte mit möglichst wenig Zucker, möglichst wenig Fett oder möglichst wenig Glitzer, weil man gerade auf dem ominösen LowCarb-Einhorn durch das Diäten-Wunderland reitet, auf der Suche nach dem goldenen Jo-Jo.

Lightprodukte haben im Kühlschrank eines Menschen, der gesund leben und abnehmen möchte, und das bewusst und mit ausreichend Nahrung, nichts zu suchen.

Wenn ich die Wahl habe zwischen einem Vollfettkäse, der dann auch gut schmeckt, oder diesen Fußabtretern, die allenfalls mal neben richtigem Käse gelegen haben, dann gibt es keine Frage. Der Geschmack sollte auch beim Abnehmen niemals vernachlässigt werden, denn auch hier geht es in jedem Fall um Genuss und Leidenschaft. Man muss absolut keine Lightprodukte kaufen, um Fett oder Zucker zu reduzieren. Es gibt Produkte, die von Natur aus weniger davon haben, und es ist generell besser, etwas weniger von einer fettigen oder süßen Sache zu essen, dafür aber ein gutes Gefühl zu haben, als Unmengen eines Produkts in sich hineinzustopfen, das sowohl im Geschmack als auch in seiner Zusammensetzung minderwertig ist.

Entweder du naschst, oder du lässt es bleiben. Iss Käse oder lass es sein. Wenn du Brot isst, sind das nun einmal Kohlehydrate, und das ist vollkommen okay. Benutze Sahne oder benutze sie nicht, aber lass die hellblauen Produkte im Regal. Dir und deinem Körper zuliebe.

Innerhalb der eigenen Energiebilanz kannst du essen, was du möchtest, und wenn es nicht gerade täglich Fett, Zucker, Alkohol und Co. in Hülle und Fülle sein muss, kannst du tolle Sachen genießen, ohne zu verzichten. Koch selber, anstatt dich hellblau verarschen zu lassen. Süße mit Früchten statt mit Zucker und hab keine Angst vor Butter oder Sahne. In Maßen macht dich nichts fett oder krank. Es macht dich aber satt und zufrieden, und wie mein damaliger Lebensgefährte so gerne sagt: Gefütterte Weibchen sind umgänglicher. Da ist was dran.

Als ich damals den Wald vor lauter Diätbäumen nicht sah, irrte ich auch durch die Regale der Supermärkte und hangelte mich von einem Lightprodukt zum nächsten in der Hoffnung, damit auf der sicheren Seite zu sein. Dass das ein Irrglaube ist, habe ich erst später herausgefunden und lebe seither sehr gut mit Lebensmitteln, die unter anderem fettreich sind.

Ich will dir deine Lightprodukte, sofern du welche nutzt, nicht wegnehmen. Ich möchte dir nur Mut machen, dich der Lebensmittelvielfalt hinzugeben und das zu essen, was dir schmeckt. Nimm dir die Zeit und finde heraus, was du da eigentlich isst, lies dir durch, was drin ist in deinem Essen, und entscheide nicht allein aus Sicht des Abnehmenden oder gar anhand von Verpackungsfarben. Essen sollte niemals «so lala» sein, sondern stets lecker und toll. Frage dich bei der Auflistung der ganzen Bestandteile, die du in diesen Lebensmitteln findest, doch einmal: «Würde ich die aufgelisteten Komponenten eigentlich auch einzeln essen?» Falls deine Antwort darauf nein ist oder gar «Keine Ahnung, ich weiß ja nicht einmal, was das heißen soll!» – warum isst du es dann?

Wähle ein Produkt, dass sowohl in seiner Aussage als auch seinem Inhalt klar ist, hab keine Angst vor Fett oder Zucker, sondern wirf ein Auge auf die Mengen, die du davon isst, und lass dich nicht von der Lebensmittelindustrie, der Werbung oder einer Farbe an der Nase herumführen.

Auf den Punkt gebracht: Iss nichts, was scheiße schmeckt!

Das gilt übrigens generell für alle Lebensmittel. Wenn es sich schon im Mund nicht gut anfühlt, dann verschwende keine Kalorien dafür. Das Leben ist schlicht zu kurz für schlechtes und minderwertiges Essen.

Wenn einer eine Reise tut

Es gibt so ein paar Dinge, die das Fettsein echt lästig machen. Drehkreuze beispielsweise, wie es sie vor nicht allzu langer Zeit noch in jedem Supermarkt gab. Vorzugsweise schön klein und eng, sodass ich sie beim Durchgehen gleich mal mitnehme. Ganz so, als hätte ich mir gedacht, statt einer Hose heute mal ein Drehkreuz zu tragen. Früher passierte mir das tatsächlich. Zu meinen noch weitaus dickeren Zeiten nahm ich regelmäßig Drehkreuze mit auf dem Weg in einen Lebensmitteltempel, und es war jedes Mal hochnotpeinlich, weswegen ich noch heute ein hektisches Zucken im rechten Augenlid bekomme, wenn ich sehe, dass ich durch so ein Ding muss. Zwar passe ich heute gut durch, wenn man sich aber schon einmal aus einem solch hübschen Metallgestänge herausfummeln musste, vergisst man das nicht mehr so schnell. Ganz anders, aber nicht minder lästig ist es bei Flugreisen. Ich fliege recht regelmäßig, und wirklich jedes Mal kann ich hinterher ein Lied davon singen, wie merkwürdig es bisweilen ist, als dicker Mensch ein Flugzeug zu betreten.

Flughäfen sind merkwürdige Mikrokosmen; Tausende Menschen wuseln herum, meistens in einem Stimmungsgemisch aus Panik, Vorfreude und Lethargie. Es werden Koffer getragen, gewuchtet, gerollt, geschoben oder umgeschmissen. Hier versucht jemand, Kuschel, den netten 70-Kilo-Rottweiler, in eine Tiertransportbox, so groß wie ein Bierkasten, zu zwängen, dort beschwert sich ein anderer, dass er seine Dose Astra nicht mit in den Flieger nehmen darf. Kinder werden angeschrien, sie sollen gefälligst bei Oma bleiben. Männer werden gesucht, Frauen für Stunden auf dem Klo vermisst, und irgendwer hat unter Garantie wieder irgendwo seinen Pass liegengelassen oder vergessen, dass man das Messerset nicht mit ins Handgepäck nehmen sollte.

Von der Hektik weitestgehend unbeeindruckt, stiefle ich wie immer zum Schalter der netten Fluggesellschaft meines Vertrauens, checke ein und begebe mich auf direktem Weg zur Gepäck-Klamotten- und Körperkontrolle. Während ich nichts mitbekomme, scheint irgendwas zu passieren. Denn urplötzlich ist etwas anders an mir.

Nicht einmal mehr in der Sauna fühlt sich der Durchschnittsbesucher durch meinen dicken Hintern brüskiert, doch in einer Flughafenhalle löse ich anscheinend Panik aus. Denn wenn ich als fette Frau, die ich ja nun einmal bin, zum Gate stöckele, scheinen ausnahmslos alle anderen Fluggäste nur zwei Gedanken im Kopf zu haben.

1. «OH MEIN GOTT, WIR WERDEN ALLE STERBEN!»
Natürlich wird die fette Frau mit den pornoblonden Haaren dafür sorgen, dass sich mindestens eine Tragfläche aufgrund der Überlastung aus heiterem Himmel dazu entschließt, ihren Dienst zu verweigern und einfach abzubrechen. Nach dem Motto: «Ey, nee, Jungs, echt nicht. Alles, was recht ist, ich hebe schon diesen 50 Tonnen Flieger hier, da brauche ich nicht auch noch die Fette aus Reihe 17!»
Knack, und weg ist die Tragfläche.

2. «DIE SITZT DOCH HOFFENTLICH NICHT NEBEN MIR!»
Dieser Gedanke ist ganz besonders interessant, er sorgt nämlich dafür, dass für alle Anwesenden meine Handtasche besonders interessant ist. Man versucht nämlich krampfhaft einen Blick auf mein Flugticket zu werfen, um herauszufinden, wohin die dicke

Frau denn fliegt. Niemand will neben der dicken Frau sitzen, die «BOAH, IM LEBEN NICHT IN DIE SITZE PASST!».

In Wahrheit ist es so, dass die fette Frau, die gerade überlegt, ob es eine gute Idee ist, hier am Flughafen diese vollkommen überteuerte Sonnenbrille zu kaufen, sehr wohl in die Sitze passt, aber das weiß ja keiner. Man hält also meist gebührenden Abstand zu mir.

Das kann an meiner Herrlichkeit liegen, ich tippe aber eher auf dieses «OH MEIN GOTT»-Ding. Ich sehe diese Blicke; ich bin fett, nicht blind.

Das Flugpersonal ist meist weniger aufgeregt, wenn man mal von den Jungs und Mädels an der Körperkontrolle absieht. Die scheinen immer Angst zu haben, dass man gleich im nächsten Augenblick schweres Gerät organisieren muss, um mich aus dem Scanner herauszuschneiden. Dabei ecke ich in dem Ding an keiner Seite an. In einer Flughafenhalle scheinen sich meine Dimensionen also drastisch zu meinen Ungunsten zu verschlechtern.

Vielleicht liegt es auch an der kerosingeschwängerten Luft, die das Licht an mir so unvorteilhaft brechen lässt, ich weiß es nicht.

Nun, jedenfalls stelle ich mein Gepäck in dieses tolle Kästchen auf diesem noch tolleren Rollband und gehe durch das Piepding.

Einfach so. Ohne stecken zu bleiben. Wie durch ein Wunder laufe ich einfach hindurch, und die Erleichterung auf den Gesichtern der Zoll- und Flughafenkontrollbeamten ist fast spürbar. «Es ist doch breiter, als wir dachten...», sagen die erleichterten Blicke.

Vielleicht bin ich auch schmaler, als ihr dachtet? Na ja, Details.

Körperscanner hassen mich übrigens. Es piept immer, wenn ich hindurchgehe. Ohne Ausnahme, und ich weiß dann schon, was kommt.

Meine BHs haben Bügel, meine Stiefel Reißverschlüsse, und jedes Mal ruft das Betty auf den Plan. Betty, die schlechtgebräunte ehemalige Friseurin, jetzt Sicherheitschefin von Team B in der

Mittagsschicht am Hamburger Flughafen. Betty ist nicht so gut auf ihren Job zu sprechen, und wenn sie eines zu hassen scheint, dann Menschen. Mit diesem tollen Jamba-Montagspaket-Sounds verursachenden Quietschding rückt sie auf einen Meter ran und scannt mich von oben bis unten. Der schönste Moment ist immer der, in dem es um meine Schuhe geht. Um nun zu checken, ob ich nicht vielleicht doch einen Panzer in meinen Schuhen mit an Bord nehmen will, muss ich beide Füße nacheinander auf einen kleinen Schemel stellen und jedes, aber auch wirklich jeeeeeeeeeeedes Mal kommt folgende Frage:

«Geht das bei Ihnen?»

Ich schaue Betty, Debbie, Carla oder Ursel oder wie auch immer die Damen je nach Schicht so heißen, dann lächelnd an und antworte:

«Heben Sie mich hoch, falls nicht?» Manchmal entlockt das sogar dem schlechtgelauntesten Flughafenmitarbeiter ein kurzes Lächeln. Wenn auch nur ein sehr kurzes.

Was ist das für eine Frage? Sehe ich ernsthaft so fett aus, dass man mir zutraut, ich würde mein Bein keine sieben Zentimeter heben können? Oder stampfe ich am Ende so fest zu, dass das Höckerchen in seine Einzelteile zerfällt?

Wie dem auch sei, ich schaffe es meistens gerade eben so, nehme mein Handgepäck und lustwandle durch den Duty-Free-Bereich, bis ich mich am Abflugbereich auf diesen schönen, gepolsterten Bänken niederlasse. Wenn es ganz dicke kommt und ich an einem Freitag irgendwohin fliege, dann warten abgesehen von mir auch noch 81 Junggesellenabschiede, 37 Mallorca-Cluburlauber und drei Kegelvereine, was dazu führt, dass ich im 10-Minuten-Takt folgenden Satz höre: «Höhöhö, alter Schwede, sitzt die dann in der Mitte!?»

Wie sehr ich diesen Satz schätze. Als ich vor nicht allzu langer Zeit wie jedes Jahr in den Urlaub flog, war es wieder so weit. Ich stand auf, drehte mich zu der bierbäuchigen Riege um und flötete mit strahlendem Lächeln: «Wenn das jetzt noch einer von Ihnen hinter vorgehaltener Hand ein klein wenig zu laut flüstert, dann setze ich mich tatsächlich in die Mitte, und zwar in Ihrer aller Mitte, zeitgleich, und glauben Sie mir, mein Arsch ist groß genug, ich kann das!» Es gab Szenenapplaus.

Boarding Time!

Plätze finden. Man muss mich nicht von hinten schieben, um mich durch die Reihen zu bekommen, das mag verwundern, aber ich schaffe es auch ganz gut, ohne anzuecken, auch wenn die panischen Blicke der Menschen ahnen lassen, dass sie befürchten, ich könne jeden Moment auf sie kippen. Es ist nicht sonderlich schwer, meinen Sitz zu finden; das freundliche Personal am Schalter gibt mir, wenn ich es nicht selbst vorher anders gebucht habe, immer und ohne Ausnahme einen Platz auf Höhe der Tragflächen. Mir erklärte man einst sogar, warum das so sei, und jetzt halte dich fest: Ein Flugzeug ist an den Tragflächen am stabilsten, und man setzt mich am liebsten dorthin, weil es von der Gewichtsverteilung her am sichersten sei. Sehr löblich.

Ich lasse mich in den Sitz fallen und passe dort tatsächlich rein. Die Tragfläche hält auch noch. Aber …

Aaaaaber…

Dieser verdammte Gurt!

Ist denn das zu fassen? Ich brauche noch immer eine Gurtverlängerung.

Gurtverlängerung ist das Zauberwort bei bisher jeder Fluggesellschaft.

Das geht auch immer sehr einfach. Beim Einsteigen sage ich einmal kurz, wo ich sitze und dass ich eine Gurtverlängerung brauche, der Flugbegleiter lächelt, nickt und sagt, er käme gleich.

An dieser Stelle ein wichtiges Wort: Gangplatz! Wenn man

allein unterwegs ist, sollte man immer einen Gangplatz buchen. Das bedeutet mehr Beinfreiheit, und sollte man dann doch viel zu breit sein, kann man nach rechts oder links «rüberlappen». Was für ein schönes Wort. Zwar eckt dann immer die nette Flugbegleiterin Johannes mit ihrem Servierwagen an, aber wenn sie feste schiebt, dann geht das schon. Normalerweise kommen die Flugbegleiterinnen auch immer recht diskret angehuscht und überreichen mir die Gurtverlängerung, wohl wissend oder ahnend, dass es vielleicht auch für mich selbst eher ungeil ist, nicht in den Gurt zu passen.

Ich habe übrigens Angst vor dem Fliegen, und noch mehr graut es mir vor Langstreckenflügen. Abgesehen davon, dass ich vermutlich nie im Leben durch die winzige Tür der Toilettenkabine passen würde, auch mit 100 Kilo weniger nicht, müsste ich leider verhungern. Es ist vollkommen egal, wie viel Gewicht ich bereits verloren habe, ich kann diesen verdammten Tisch im Flugzeug nicht runterklappen. Vollkommen ausgeschlossen. Ich kann ihn aus seiner Verankerung lösen und dann auf meinen Bauch legen, das geht. Bringt nichts, sieht dämlich aus, und etwas draufstellen kann man erst recht nicht, also lasse ich es gleich bleiben. Ich warte sehnsüchtig auf den Tag, an dem ich mich einfach so anschnalle und den Tisch runterklappen kann. Wenn dieser Tag gekommen ist, das schwöre ich feierlich, höre ich sofort auf abzunehmen. Bis dahin allerdings, so fürchte ich, werden noch locker 70 Kilo ins Land ziehen.

Es ist übrigens noch nie ein Flugzeug meinetwegen abgestürzt, noch nie bin ich in einer Tür stecken geblieben oder aus meinem Sitz nicht mehr hochgekommen, und ich habe mich auch noch nie in einer Gangway verkeilt.

Und ich werde wieder fliegen. Als immer noch fette, aber bis dahin schon schlankere Frau und voller Hoffnung, dass irgendwann einmal der Gurt passt. Irgendwie motiviert mich das. Diese

Demütigung, die so ein blöder Gurt mit sich bringt, motiviert mich total. 10 Zentimeter fehlen da noch, und ich könnte schwören, dass es beim letzten Flug auch schon 10 Zentimeter waren. Nehme ich nur an den Knöcheln und im Gesicht ab? Flugzeuge gehören mit zu meinen Lebensqualität-Barometern. Ich sehe in ihnen stets, wie sich mein Leben und mein Körper verändern. Fliegen ist unkomplizierter geworden über die Jahre. Viel leichter. Ohne Schmerzen. Ohne Abschnürungen an den Beinen, weil man (wie damals) wirklich nicht in die Sitze passt. Ich habe keine blauen Flecken mehr an den Oberschenkeln, und Angst habe ich nur noch davor abzustürzen, nicht aber vor bösen Kommentaren, weil sie so gut wie immer ausbleiben. Ein paar Dinge sind aber gleich geblieben und bilden Meilensteine, die ich unbedingt erreichen möchte. Die Gurte und die Tische! Mann. Eines Tages bekomme ich das noch hin, davon bin ich überzeugt.

Es gibt also noch viel abzuspecken.

Gut zu wissen.

Fies zu wissen.

Na, Hauptsache, ich weiß es.

Fresse halten!

Vor einer gefühlten Ewigkeit saß ich abends mit einem Freund vor dem Fernseher und schaute mal wieder eine Sendung übers Abnehmen. Ins Rennen gingen zwei unverschämt gutaussehende Moderatoren. Sie, groß, toll gebaut, langes blondes Haar. Alles an ihr war modisch, verspielt sexy und aufeinander abgestimmt. Er, größer, muskulös, Typ: geile Sau, extrem smart und dynamisch. Beide kauten sich thematisch durch die Diätlandschaft und landeten zum Schluss in trauter Zweierrunde an einem großen Tisch, Marke Gelsenkirchener Barock, um ein Resümee zu ziehen und ihre Meinung über die verschiedenen Methoden kundzutun.

Methoden, um abzunehmen, gibt es viele, und über das Gros habe ich mich bereits ausgelassen. Meine All-Time-Favorites sind allerdings die jenseits der Diätindustrie. Wer glaubt, die Steinzeitdiät oder irgendwelche Shakes sind nicht schon dämlich genug, kennt noch nicht die radikalen Tricks. Dass Models es angeblich etablierten, mit Bandwürmern kontaminiertes Pfützenwasser zu trinken, um sich einen solchen Genossen einzuverleiben, ist nichts Neues. Tatsächlich gibt es diese Methode aber auch als «Diät» für den Markt der Übergewichtigen, und sie ist in gewisser Weise auch sehr erfolgreich. Der Bandwurm nistet sich gemütlich im schmucken Darm des Genießers ein, hängt ein paar Bilder auf, verrückt das Sofa, wächst und bleibt gerne, solange man ihn lässt. Dabei ist er ein sehr sparsamer Gast, er isst nur das, was du selber schon zerkaut hast, und hilft dir dabei, den Nahrungsbrei nicht verkommen zu lassen, indem er schnell verschlingt, was du eigentlich verwerten wolltest. Das ist sehr nett von Herrn Bandwurm, immerhin mag man Gäste, die bescheiden sind und hinter sich aufräumen. Das Dumme ist nur, dass selbst bei diesem Unfug mit Namen «Die Bandwurm-Diät» allerhand Blödsinn kursiert. So basiert diese «Diät» auf der Annahme, der Energiebedarf des Bandwurms sei so hoch, dass der Wirt, also du, essen kann, was du möchtest, denn der Bandwurm frisst ja alles weg.

Ja. Genau. Das ist nicht nur eklig, sondern auch totaler Schwachsinn. Bandwürmer ernähren sich nicht von Schweinebratenbrei im Darm, sondern entziehen dem Körper Mineralstoffe und Vitamine. Legt dieser Bandwurm lauter kleine Bandwurmbabys in deinen Darm, können diese je nach Parasitenart auch Muskeln und andere Bereiche des Körpers befallen. Im Gehirn angekommen, wird es dann richtig lustig. Wenn sie sich da erst einmal fröhlich vermehren und fressen, was da so an Hirnmasse rumliegt, musst du nach Brandenburg ziehen, trägst fortan einen feschen Kurzhaarschnitt, bekommst deinen rechten Arm nicht mehr runter, und auch sonst geht es dir nicht mehr ganz so gut. Kurz danach gehen alle Lichter aus. Potenziell sind Bandwürmer nämlich tödlich. Als ich mich einst in einer sehr abnehmwilligen Community darüber unterhielt, kam als einziger Einwand, dass man heute die Larven ja auch bereits in Kapseln kaufen könne und diese zum Verzehr extra desinfiziert wurden. Ach so! Na, dann ist ja alles gut, und ich dachte schon, das wirklich widerliche an dieser Aktion wäre das Trinken aus abgestandenen Pfützen. Mein Fehler.

Bandwürmer sind allerdings nur auf Platz drei meiner Liste der gruseligsten Abnehmmethoden. Platz zwei hält seit langer Zeit eine Methode aus den Staaten, die in Deutschland nicht erlaubt ist. Dennoch soll sie nicht unerwähnt bleiben. Die Rede ist von einem Zungenpflaster mit dem melodischen Namen «The Miracle Tongue Patch», und ein Wunder ist das Ding wirklich. Zumindest wundert man sich darüber. Dies ist eine ganz ausgesprochen perfide Methode, um Gewicht zu verlieren, die das Zerschnibbeln von Magen und Darm fast noch toppt. Dem willigen, zu schweren Menschen wird dabei in einer gar nicht mal so angenehmen Prozedur ein kleines Patch, also eine Art Pflaster, direkt auf die Zunge genäht. Mit nur läppischen sechs Stichen wird es befestigt und bleibt, bis man es wieder entfernen lässt, an Ort und Stelle. Nun mag man glauben, dass sei schon der gruselige Teil, aber weit gefehlt. Hat man den Eingriff erst einmal über sich ergehen lassen, wird es erst richtig lustig. Der Träger des Wunderpflasters, das etwas größer als eine Briefmarke ist, kann nämlich nur noch unter stärksten Schmerzen essen, weswegen die Nahrungsaufnahme eingestellt und der Pflasterzungige fortan nur noch trinken kann. Das wiederum auch nur mit einem Strohhalm und vorzugsweise am Pflaster vorbei. Die Zunge ist ein äußerst empfindliches Organ, und jeder, der sich schon einmal auf selbige gebissen hat, kann sich in etwa vorstellen, wie angenehm das alles ist. Nach vier Wochen muss das Pflaster dann wieder entfernt werden, da es sonst mit dem Zungengewebe zu verwachsen droht. In dieser Zeit allerdings nimmt man ab. Laut Aussagen des Erfinders dieser ganzen Methode, Schönheitschirurg Dr. Nikolas Chugay aus Los Angeles, sollen so locker 10 Kilo und mehr in einem Monat verschwinden. Kunststück, wenn man nur trinkt! Die hübschen Nebenwirkungen: starke Schmerzen, Schlaflosigkeit und Probleme beim Sprechen. Letzteres meist wegen der starken Schwellung der Zunge, die den ganzen Zirkus nicht allzu witzig findet. Noch wird diese Methode in Deutschland nicht angewandt; ich empfehle einfach, sich jeden Tag zu jeder Mahlzeit einfach einmal kräftig auf die Zunge zu beißen, anstatt zu essen, und den Rest der Zeit Pfefferminztee aus einer Schnabeltasse zu trinken. Mit etwas Mühe gehen dann vielleicht sogar weit mehr als 10 Kilo in einem Monat flöten, und man hält auch endlich mal die Klappe.

Die unangefochtene Königin unter den eher radikaleren Abnehm-
methoden und Anführer meiner «Ach du Scheiße!»-Liste ist das
«Magenauspumpen to go». Diese spektakuläre Methode kommt,
wen überrascht es, aus den USA. Hierbei handelt es sich tatsächlich darum, das Magenauspumpen endlich für den Hausgebrauch
salonfähig zu machen. Dem Übergewichtigen wird in einer Operation über die Bauchdecke eine Sonde in den Magen geschoben.
Auf der Bauchdecke wird dann an die Sonde ein Ventil angesetzt,
und schon ist sie vollendet, die formschöne Art, sich seines Essens
zu entledigen. Endlich muss man nicht mehr kotzen, um Buli-
miker zu sein. Ich bin so froh! Circa eine halbe Stunde nach jeder
Mahlzeit schließt man an das Ventil einfach eine etwa handgroße
Pumpe an, leitet etwa einen halben Liter Wasser über die Sonde in
den Magen und kann dann ganz fröhlich etwa 30 Prozent des eben
Verzehrten wieder abpumpen. Direkt vom Magen in die Toilette,
ohne, dass jemand einem die Haare aus dem Gesicht halten muss.
Ein Spitzenteil. Das Ding nennt sich übrigens Aspire-System und
ist auch in Deutschland zugelassen. Zwar zahlt man es aus eigener
Tasche, aber wer will sich dieses schöne Accessoire schon entgehen
lassen? Im ersten Jahr, so verspricht eine wenig haltbare Studie
bisher, kann man mit dieser Pumpe bis zu 21 Kilo abnehmen. Ab
dem zweiten Jahr tendiert die Abnahme gen null. Spätestens dann
kann man Pumpe und Sonde allerdings jederzeit selbst entfernen.
Vorausgesetzt, es hat sich bis dahin nichts infiziert, was eine der
Hauptnebenwirkungen dieses Dauerzugangs zum Magen ist.

Im Übrigen gab es eine ähnlich schöne Methode schon im alten Rom; sie gehörte dort zum guten Ton. Einfach nach dem Über-
fressen mit einer Feder am Gaumen kitzeln und warten, bis der
Mageninhalt sich nach außen verabschiedet. Sehr mondän, außerdem kann man dann gleich weiteressen. Schmeckt im schlimmsten Fall dann alles ein wenig nach Erbrochenem, aber mein Gott,
irgendwas ist ja immer.

Wer kommt bitte auf solche Scheißideen? Genau die Frage stellten sich auch die beiden Moderatoren, von denen ich am Anfang erzählte. Mit betroffener Miene unterhielten sie sich angeregt über eine damals sehr populäre Abnehmpille. Das Ding war wortwörtlich in aller Munde und sollte den Appetit zügeln sowie den Stoffwechsel anregen, indem sie unter anderem den Blutdruck erhöhte. Diese Pille feierte durchaus eine Zeitlang Erfolge, bis sich dann irgendwann die ersten unschönen Nebenwirkungen zeigten. Eine der Hauptnebenwirkungen dieser Pille war das sozialverträgliche Frühableben. Mit anderen Worten: Diese Pille führte überdurchschnittlich oft zum Tod, weswegen sie in Europa mittlerweile verboten ist. Im Ausland kann man sie dennoch bestellen.

Die beiden Moderatoren fuchtelten mit der Packung herum und schauten schockiert aus ihrer enorm gut sitzenden Wäsche. Einige Einblendungen der Packungsbeilage, und es wurde ein Schlusswort gesprochen.

Sie: «Würdest du so eine Pille nehmen? Ich meine, wenn es so risikoreich ist? Also ich nicht!»

Er, appellierend: «Niemals! Da wäre ich doch lieber übergewichtig. Warum sollten Menschen so was auch nehmen? Ich verstehe das nicht.»

Sie: «Sehe ich genauso. Lieber die Finger davon lassen.»

Ich glaube, an dieser Stelle fing ich an, Popcorn gegen den Fernseher zu werfen. Ich neige normalerweise nicht dazu, sonderlich aufbrausend zu sein, aber ich pöbelte in diesem Moment das erste Mal meinen Fernseher an. Mir ging dieses gnadenlose, wenn auch sicher nett gemeinte Unverständnis direkt über die angefressenen Schutzmauern ans Herz.

Natürlich könnt ihr es nicht nachvollziehen! Natürlich würdet ihr so was nie machen! Ihr hattet aber noch nie einen solchen Leidensdruck, verdammte Scheiße! Ihr standet noch nie an einer

Bushaltestelle und hattet einen Kloß im Hals, weil der 31. Spruch, den man euch heute gedrückt hat, der war, der das Fass zum Überlaufen brachte. Ihr standet noch nie heulend vor dem Kleiderschrank oder Spiegel und wusst nicht, was ihr anziehen sollt. Oder wann habt ihr euch das letzte Mal am liebsten in ein tiefes Loch verkriechen wollen und fragtet euch, wann das endlich alles endet, allein bezogen auf euren Körper? Euch beurteilt man nicht nach eurem dicken Arsch oder kommentiert alles, was ihr esst! Euch haut man auch nicht ständig verbal auf die Finger! Ihr seid nicht die, über die sich jeder so gerne lustig macht. Ihr seid noch nicht von Brücken, vor Autos oder von Dächern gesprungen, weil man euch nur aufgrund eurer Scheißfigur in der Schule und am Arbeitsplatz mobbt. Ich will es euch nicht ankreiden, seid froh darüber, aber ihr habt verdammt noch einmal keine Ahnung, wie es ist, ein dicker Mensch in einer Gesellschaft voller Körpernazis zu sein. Punkt!

Deswegen greifen Menschen zu Pillen, deswegen riskieren sie Infektionen, Operationen, Krankheiten, Leid und notfalls sogar den Tod, weil der Punkt kommt, bei so vielen, an dem alles besser ist, als fett zu sein. Du darfst auf diesem Planeten alles sein, nur nicht fett. Du verlierst augenblicklich alle möglichen Rechte. Das Recht auf Genuss, das Recht auf Hunger, das Recht auf Selbstbestimmung über deinen eigenen Körper. Du verlierst sogar das Recht, Dummheiten zu begehen. Jeder Arsch darf rauchen und gefährdet damit sogar andere. Jeder darf saufen und sich besoffen gegen einen Brückenpfeiler setzen und vorher Leber und Nieren ruinieren. Du darfst vögeln, ohne zu verhüten, und dir allen möglichen Mist einfangen. Du darfst dich jeder noch so krankmachenden Gefahr aussetzen. Kein Problem. Ist ja stets deine Sache. Bis du dick wirst, versteht sich. Jeder darf abhängig oder einfach ein Wichser sein, aber wenn du dick bist, dann ist Schluss mit lustig. Dann erzählt man dir, dass du das nicht sein darfst. Sogar zu hungern ist angesehener als zu fressen. Als wäre es nicht mir selbst überlassen, wie ich mich zugrunde richten möchte. Plötzlich haben alle eine Meinung und meinen es ja nur gut. Ich sage euch mal was, das Gegenteil von gut gemacht ist gut gemeint, und es hat noch nie geholfen zu sagen: «Also, ich würde das ja nicht machen!» Geht doch mal einen Kilometer in meinen Schuhen, mit meinen dicken Beinen, mit dem Ballast, der auf meinen Schultern ruht, hört euch von Familie und Bekannten alle naselang an, wie jeder Zentimeter eures Körpers in Augenschein genommen und beurteilt wird, und dann lächelt das alles weg, die Sprüche, die Meinungen, das ganze «Du hast es ja selbst verschuldet!». Schluckt es einfach runter. Ist ja nichts dabei, man wird ja wohl noch mal einen Witz über dicke Ärsche machen dürfen. Ja, stimmt, ich habe mir das selbst angefressen. Ich habe gefressen, und deswegen bin ich nun dick. Und weiter? Was sind deine Fehler? Komm schon, wie sehen die aus? Wovon träumst du heimlich? Was sind deine Sehnsüchte? Was kannst du eines Tages vielleicht nicht mehr ertragen? Sage es mir, denn dann verstehst du auch, warum es Menschen gibt, die zu solchen Pillen und anderen, noch krasseren Methoden greifen, von denen ich allesamt überhaupt nichts halte, aber Scheiße, es sagt den Dicken ja auch nie jemand, wie das alles sonst gehen soll. Weniger essen! Ihr Vögel, wenn das so einfach ginge, wäre niemand fett. Wir scheißen uns alle ein, wenn es darum geht, ehrlich zu Übergewichtigen zu sein, und meinen stets, dass «Sie müssen das ändern, das ist ungesund» die einzige Wahrheit über Übergewicht ist. Und wenn man sonst nichts zu sagen hat, dann lacht man halt und zeigt mit dem Finger auf Menschen, die sich erdreisten, anders auszusehen. Warum sagen wir nicht auch mal, wie schwer das alles ist, dass «Apfel statt Schokolade» totaler Unfug ist, und meinen das auch so? Warum dieses ständige Gelaber darüber, dass abnehmen doch einfach ist und sein muss und uns am Ende nur bereichert? Warum sagt niemand, dass es kackschwer ist, aber das man es schaffen kann?

233

Weil keiner von den Pappnasen schon mal 30 oder 50 oder 100 Kilo abnehmen musste. Stattdessen erzählen sie, wie lecker Rosenkohl ist. IST ER NICHT!

Warum nimmt man dicke Menschen nicht ernst und versucht zu verstehen, warum sie sich lieber mit radikalen Methoden zu Tode hungern, als noch einen Tag länger Hohn und Spott zu ertragen? Kein Weg, den man gehen kann, kein Fuß, den man vor die Tür setzen kann, ohne dass irgendein Mitmensch der Meinung ist, dich bewerten zu dürfen. Abschätzig zu gucken, sich «seinen Teil» zu denken, dich erst einmal in eine Schublade zu stecken, die so tief ist, dass du einen Helikopter brauchst, um da wieder rauszukommen. Warum nimmt man Übergewichtige nicht mal beiseite und sagt ihnen, dass man auch abnehmen kann, ohne sich dabei umzubringen, und dass sie etwas ändern können, wenn sie denn wollen. Und wenn sie nicht wollen, dann ist das auch vollkommen okay. Warum redet jeder von Selbstbewusstsein und niemand von Selbstwert und Schönheit? Warum macht man fette Menschen nur runter, anstatt sie aufzubauen? Wer soll mit einem gebrochenen Genick denn Stärke zeigen, und wie stark soll man denn jeden Tag bitte schön sein? Wollen die mich verarschen, oder was? Warum stellt sich nicht mal ein dicker Mensch hin, oder wenigstens ein ehemals dicker Mensch, und sagt mir, wie ich abnehmen kann ohne diesen ganzen Zirkus? Wo sind sie, die Fetten, die MIR Hoffnung geben und mir sagen, dass es geht? Warum darf jeder scheiße, aber niemand dick sein? Was ist los da draußen? Wenn ich noch einmal von einem schlanken Menschen höre, wie das alles so ist mit dem Übergewicht und dem Abnehmen und dass er das ja alles ganz anders machen würde und da ja mal was in einem Buch gelesen oder Klugscheißen studiert hat, dann gehe ich hin und lecke ihm übers Gesicht. Wenn du nicht weißt, wie es sich anfühlt zu glauben, etwas wirklich nicht zu können oder ständig allein zu sein mit einem Thema, wie willst du dann Ratschläge geben können? Wenn du NICHT weißt, wie es sich anfühlt, ein dicker Mensch zu sein, wie kannst du dann glauben zu verstehen, warum ein dicker Mensch tut, was er tut oder fühlt, wie er fühlt? Was für Menschen greifen zu solch kranken Mitteln? Menschen wie ich tun so was. Menschen, die schon alles probiert haben und nicht weiterwissen. Menschen, denen man oft genug eingeredet hat, dass sie minderwertig sind, nur weil sie dick sind. Menschen, die das Risiko zu sterben kleiner einschätzen als das Risiko, irgendwann an dem ganzen Scheiß zu zerbrechen. Menschen, die schon bei tausend Ernährungsberatern waren und nicht einen Schritt weiterkamen. Menschen, die Angst haben vor ihrem Gewicht und sich selbst nichts mehr zutrauen. Verzweifelte Menschen tun das. Mann, im Ernst, wenn man keine Ahnung hat, wenn man den Leidensdruck und die Verzweiflung nicht kennt und wenn man nie in einer solchen Situation war, dann sollte man vielleicht einfach mal die Fresse halten!

Neben mir auf dem Sofa saß ein sehr guter Freund. Er hörte sich meinen Ausbruch geduldig an, wartete ab, bis ich nicht mehr wild fuchtelte und meinte dann ganz trocken: «Vielleicht solltest du das tun.»

Auf meine Nachfrage, was genau ich vielleicht tun sollte, sagte er nur: «Das Popcorn aufsaugen und danach darüber nachdenken, ob du nicht vielleicht die besagte Klappe aufreißt und sagst, wie es ist, dick zu sein, und wie man sich so fühlt und wie man trotzdem abnehmen kann. Du weißt schon, ohne Tod und Teufel.»

«Du verarschst mich, oder? Sieh mich an, ich bin selbst eine fette Frau, warum sollte man mir zuhören? Man zerfetzt mich in der Luft, das ist dir klar, oder? Du siehst doch, wie es läuft.»

«Siehst du, deswegen sprechen nur Schlanke darüber wie Blinde über Farben und keine Dicken. Wann genau bist du feige geworden?»

235

Ich lachte laut auf, winkte ab, nannte ihn einen Spinner und fegte das Popcorn weg.

Dieser Abend war der Beginn einer ganz wunderbaren Schnaps-idee.

Hilfe, mein Abnehmcoach ist fett!

Wenn ich Menschen kennenlerne, beispielsweise auf Partys, kommt über kurz oder lang immer die Frage, was ich denn so beruflich mache. Eine tolle Frage! Was bis hierhin noch Smalltalk war, entwickelt sich in meinem Fall dann immer zu einer erstaunlich unterhaltsamen Diskussion.

Die Antwort auf die Frage, was ich denn so beruflich mache, lautet in meinem Fall wahrheitsgemäß: «Ich bin Abnehmcoach.» Dann mache ich stets eine kleine Pause, damit mein Gegenüber das Gehörte sacken lassen kann. Und ich tue so, als wäre mir die Absurdität der Situation nicht klar und frage: «Und was machst du so?»

Gleich danach muss ich dringend etwas trinken oder mir besser noch irgendetwas Essbares in den Mund stecken, damit man nicht sofort sieht, dass ich ein wenig zu breit grinse.

Wäre ich ein anderer Mensch mit einer anderen Figur, würde man sich nicht weiter wundern. Nun bin ich allerdings so sehr die Regel, wie der Mond aus Käse ist, und so nimmt der Smalltalk Fahrt auf: «DU? Also, versteh mich nicht falsch, aber damit habe ich jetzt nicht gerechnet...»

Keine Sorge, ich verstehe das nicht falsch. Im Gegenteil, ich wäre nicht minder überrascht; betrachten wir die Situation mal nüchtern von außen: Ich wiege vermutlich doppelt so viel wie mein Gegenüber, das meine Antwort verständlicherweise nicht hat kommen sehen.

Ich bin groß, habe einen sehr eigenen Humor, lege ein gewisses Diventum an den Tag und wirke alles in allem nicht wie der durchschnittliche Coach. Schon gar nicht in Bezug auf Gesundheit und Abnehmen. «Tortenvorkosterin» oder «Ehrenamtlicher Show-Wal» wären vermutlich naheliegendere Antworten.

«Nee, im Ernst jetzt?»

So lautet die erste Nachfrage, nachdem noch einmal ein großer Schluck aus dem Glas genommen wurde.

«Yep, im Ernst jetzt!»

Ich bin mit Leib und Seele Abnehmcoach. Das erscheint zunächst paradox, besonders angesichts der Tatsache, dass ich schwerer bin als viele meiner Coachees. Coachee ist übrigens das Äquivalent zu «Coach» und beschreibt den «am Coaching Teilnehmenden». Ich habe mir dieses unmögliche Wort also nicht selbst ausgedacht.

Es folgt dann üblicherweise eine ziemlich ungeschickte Frage nach den Ursprüngen der Berufsidee.

«Darf ich fragen, wie du auf die dumme Id..., äh, ich meine, warum ausgerechnet du ... also ... ja, mein Gott, wie sage ich es denn nett? Du bist ja nun auch nicht gerade schlank! Wieso erzählst du anderen, wie es geht?»

Weil ich es kann! Das ist die sehr ehrlich gemeinte Antwort darauf.

Vielleicht wird es weniger eigenartig, wenn man versteht, welche Philosophie dahintersteckt.

Ich bin fett. Und das schon seit vielen, vielen Jahren.

Ich habe alles probiert, habe zig Meinungen, Ideen, Vorsätze gehört, gelesen und ausprobiert – und bin daran immer wieder gescheitert oder habe etwas gelernt. Gerne auch mal beides zeitgleich. Natürlich war ich auf Kuren, bei Ernährungsberatern und auch bei Ernährungspsychologen. Ich suchte Ärzte auf, sprach mit Chirurgen, und hätte ich einen Schamanen gefunden, wäre ich auch dorthin gegangen. Na ja, und weil ich so viel Erfahrung habe, möchte ich diese nun weitergeben.

Hmmm. Joa, klingt schon gar nicht so schlecht, aber das trifft es noch nicht ganz.

Die Wahrheit ist die: Damals, als ich mir vornahm abzunehmen, gab es niemanden, den ich hätte fragen können. Ernährungsberater mit Idealgewicht und ich, wir brachten füreinander einfach kein Verständnis auf, und ich dachte einmal zu häufig, dass ich irgendwann, wenn ich irgendwie die Kurve bekommen habe, anderen helfen würde. Meine große Klappe muss doch zu irgendetwas gut sein, und wer wüsste besser als ich, wie man abnimmt und welche Hindernisse das mit sich bringt? Ich verstehe fette Menschen und Menschen, die sich zu fett fühlen. So einfach ist das.

Eines Tages saß ich zusammen mit einer Frau, die selbst Ernährungsberaterin in eigener Praxis ist, und wir unterhielten uns im privaten Rahmen darüber, warum so viele übergewichtige Menschen auf Dauer nur schwer ihren Weg finden – wenn überhaupt. Sie sagte etwas, das unter anderem wegweisend für meine Coachingtätigkeit war: «Nicole, unter uns: Es kann doch nicht SO schwer sein, ein paar Kilo abzunehmen! Und doch sitzen über Jahre immer wieder die gleichen Menschen bei mir. Ich verstehe das nicht.»

Nun, ich verstehe das sehr gut.

Ich verstehe, dass es schwer ist, und ich verstehe noch besser, warum es so schwer ist. Ich weiß, wie es sich anfühlt, was Versagen heißt und was Erfolg bedeutet. Ich kenne all die Ängste, Sorgen, Vorbehalte, Ausreden und Ausflüchte. All diese Fallen und Steine, die im Weg liegen. Ich kenne den Schweinehund, Fledermausflügel und die Unlust und den Alltag und verstehe, was im Kopf eines Übergewichtigen in Bezug auf sein Gewicht und seinen Körper vor sich geht. Ich weiß, wie es ist, fett zu sein, und nach all den Jahren auch, wie es ist, schlanker zu werden. Ich weiß, dass es eine Diskrepanz gibt zwischen «Ich weiß, wie es gehen sollte» und «Ich mache es trotzdem anders und verstehe mich manchmal selber nicht».

239

Die Dame warf daraufhin die Hände hoch, lehnte sich im Sessel zurück und meinte: «Vielleicht solltest du dann einfach meinen Job machen.»

Ja. Vielleicht sollte ich das.

Dann kann ich auch aufhören, Fernseher anzumaulen und mich darüber zu beschweren, dass es kaum dicke Ernährungsberater gibt.

Aus diesem Abend vor dem TV und diesem Gespräch mit der Bekannten entstand eine fixe Idee. Vielleicht kann ich aus der ganzen Scheiße, die ich verzapft habe, ja doch noch irgendwas Gutes gewinnen? Heißt es nicht immer, dass man seinen Arsch hochkriegen und es selber machen soll, wenn man unzufrieden ist mit dem, was angeboten wird? Da ist vermutlich viel dran.

Ich bin nicht eines Morgens aufgewacht und habe gedacht: «So. Geil, Sonnenschein, na, dann werde ich doch mal Abnehmcoach. Kann losgehen.» Ich wollte in meinem Leben schon alles Mögliche werden, in der vierten Klasse Kampfjetpilotin oder Detektivin oder «irgendwas mit Graphik», und viele Jahre lang dachte ich, ich würde Anwältin. Als ich das erste Mal ernsthaft darüber nachdachte, Coach zu sein, befand ich mich mitten in meiner Heilpraktikerausbildung und irgendwo im Studium der Sprachwissenschaften mit Schwerpunkt Gebärdensprachdolmetschen, also weit weg von Graphik und Kampfjets. Ich hatte übrigens nie vor, die alternative Heilkunst auszuüben. Eigentlich wollte ich nur den menschlichen Körper besser verstehen und begreifen lernen, weil ich nach und nach feststellte, dass es eine riesige Diskrepanz gibt zwischen dem, was die Diätindustrie mir sagt, und dem, was mein Körper mir sagt. Da nur Wissen mich weiterbrachte, musste ich in den sauren Apfel beißen und lernen. Im Gegensatz zur weitläufigen Meinung, dass Heilpraktiker alle wissen, wie man die

Gesundheit eines Menschen aus Runen und aufgeschnittenen Meerschweinchen liest, drückte ich 3 Jahre lang neben dem Studium abends die Schulbank und paukte Anatomie, die Lehre der Krankheiten, das Infektionsschutzgesetz und schwänzte die Uni, wo es ging, nur um noch einmal ein bisschen Anatomie zu lernen. Es ging nicht um Globuli, nicht um Pflanzen und auch nicht um Schlangenextrakt oder die Stellung der Sterne in der Konstellation der Jungfrau im Hause des Mondes. Ich kann noch heute nicht aus einem Kaffeesatz oder aus Karten lesen und habe übrigens auch keine Ahnung von Homöopathie. Es ging um Knochen, Muskeln, Augen, jeden Zentimeter des Körpers, um Bakterien und Körperfunktionen und die Verdauung und um die Frage, wie eigentlich Erbrechen funktioniert. Es ging um den menschlichen Körper im Allgemeinen und im Speziellen, um all die Vorgänge im und um den Körper herum. Um Biologie, Chemie und um Entwicklung, um Wiederbelebung und die Frage, welche Herzklappe wann was in welcher Reihenfolge macht und was passiert, wenn sie das nicht mehr tut. Es ging aufgrund meines vorangegangenen Studiums des heilpraktischen Psychotherapeuten sogar um die Psyche und deren Erkrankungen, aber im Fach «Scharlatanerie leichtgemacht» muss ich wohl gefehlt haben. Es gibt einfach zu viele Vorurteile gegen Heilpraktiker. Aber mit Vorurteilen kenne ich mich ja hervorragend aus. Im Übrigen habe ich auch kein Problem mit Schulmedizinern oder anderen Ernährungsberatern und Coaches. Ganz im Gegenteil, ich glaube sehr an den Synergieeffekt und an ergänzende Zusammenarbeit.

Um zu verstehen, warum der Körper etwas macht, muss man wissen, wie er es macht und was er sonst eigentlich den lieben langen Tag so tut, und ich näherte mich dem Wissen darüber auf diesem Weg. Ich dachte damals aber nicht im Traum daran, irgendwann einmal mit übergewichtigen Menschen zu arbeiten. Ich hatte mir überlegt, mit Schmerzpatienten zu arbeiten, weil ich das selbst so gut kannte (ganz im Gegensatz zu Übergewicht – haha), und belegte alles an Kursen, Seminaren und Praktika, was ich im Bereich der Neural- und Schmerztherapie finden konnte. Ich ließ mir in nahezu jeden Quadratzentimeter Haut Nadeln stecken und steckte selbst und war fest entschlossen, dass dies nun mein Weg werden sollte. Bis zu dem Tag, an dem mich über mein Blog eine konkrete Anfrage erreichte, die das Blatt dann noch einmal wendete.

Ich war, schon lange bevor ich auf die Idee kam, anderen unter die Arme zu greifen, Bloggerin zum Thema Übergewicht, Abnehmen und all dem Kram, der einem als fettem Menschen so zwischen die Füße fallen kann. Mein Plan: möglichst ehrlich und gerne auch schonungslos aus dem Leben einer fetten Frau zu berichten. Das Aufschreiben meiner Erlebnisse half mir zu reflektieren und erzeugte durch die wachsamen Augen und Zuschriften vieler mir vollkommen unbekannter Menschen, die aber allesamt im gleichen Boot saßen, den nötigen Druck. Dass ich mir durch meine Art nicht nur Freunde machen würde, war mir klar und hat sich bis heute nicht geändert.

Mich erreichten schon damals viele Mails, und irgendwann wurden aus dem Austausch konkrete Hilfegesuche. Man fragte mich, ob man mich irgendwie als Coach engagieren könnte. Und ich dachte spontan «Na klar!».

Na klar. So ein Unfug. Gar nichts daran war klar. Ich stand damals kurz davor, endgültig den Weg Richtung Schmerztherapie einzuschlagen und mich in diesem Bereich selbständig zu machen, als ich heimging und meinen damaligen Lebensgefährten auf der Terrasse bei einem Glas Wein fragte, ob er sich scheiden lassen würde, wenn ich alles, was wir bisher durchgestanden, ausgehalten, geplant und vorfinanziert hatten, hinwerfen würde, um anderen übergewichtigen Menschen beim Abnehmen zu helfen. Ob das nicht eine fürchterliche Schnapsidee sei und niemand die

Hilfe einer Fetten bräuchte? Er fragte, ob es das sei, was ich würde machen wollen, und ich antwortete ihm, dass der Gedanke daran mir das erste Mal das Gefühl gab, mein Leben nicht nur zu vergeuden und vielleicht doch noch etwas aus dem ganzen Scheiß zu machen. Er erhob nur sein Glas und sagte: «Dann, mein Mädchen, solltest du das wohl unbedingt machen!»

Das Mädchen machte, und heute zeige ich anderen Menschen, dass Abnehmen kein Hexenwerk ist. Es ist nicht immer nur Ponyhof, klar, aber es gibt einen Weg – es gibt immer einen Weg! Man muss ihn nur finden, herausarbeiten, die Ecken abrunden und dann Schritt für Schritt gehen, und genau das tue ich für und später mit meinen Coachees.

Ich habe mich dazu entschieden, ein Coaching anzubieten, das eine ganz klare, beinahe einfache Regel befolgt: «Abnehmen muss umsetzbar und so einfach wie nur irgendwie möglich sein.» Wohlgemerkt: so einfach, wie es irgendwie geht, denn wirklich einfach ist es nun einmal nie. Der Grund, warum Kuren und Ähnliches so oft nicht dauerhaft funktionieren respektive nachwirken, liegt in meinen Augen darin, dass sie nicht alltagstauglich sind. Dabei muss das Abnehmen sich dem eigenen Lifestyle anpassen. Erst dann, wenn gesunde Ernährung, Abnehmen und Bewegung so auf mich zugeschnitten sind, dass ich es gut mit durch meinen Tag fließen lassen kann, besteht auch Aussicht auf langfristigen Erfolg.

Dabei bin ich wirklich nicht der Abnehmcoach, den man sonst so kennt, aber mein Coaching ist auch nicht so, wie man es sonst so kennt, daher passt das vielleicht ganz gut. Ich bin genauso bissig, wie ich herzlich bin, und ich heule genauso mit meinem Gegenüber, wie ich ihm notfalls in den Hintern trete und es an den Nasenlöchern zum Sport zerre, wenn es sein muss. Dabei geht es mir nicht um Samthandschuhe, sondern um Ehrlichkeit. Abnehmen tut manchmal weh, ganz besonders im Inneren. Einmal überstanden, kann es aber besser werden, und genau zu diesem Punkt arbeite ich hin.

In meinen Augen ist Abnehmen etwas, dass so individuell ist wie ein Fingerabdruck.

Mit anderen Worten: Was ist explizit für dich, der du dich an mich wendest, der beste Weg, um abzunehmen? Ganzheitlich, alle Facetten des eigenen Lifestyles berücksichtigend, realistisch, schaffbar und nachhaltig? Das gilt es herauszufinden.

Dazu gehört natürlich Ernährung, Sport und Bewegung, und es gibt Aufgaben, Änderungen und Neuerungen. Aber hauptsächlich geht es um Motivation und Wissen, Änderung des erlernten Fehlverhaltens, Arbeit am Selbstbewusstsein und ganz besonders an der Selbstverliebtheit und darum, sich wieder wohl zu fühlen und im besten Fall ein gesünderes Leben zu führen. Und zwar in vielerlei Hinsicht. Ich versuche dabei zu helfen, sich selbst wieder annehmen, lieben und verstehen zu können. Vollkommen egal, ob man abnehmen, zunehmen oder genau so bleiben möchte.

Und wenn es ein Tritt in den Hintern sein muss, dann muss der sein, und wenn es eine Umarmung sein soll, dann habe ich auch davon ausreichend. Ich habe kein Mitleid, das stimmt, aber ich habe Verständnis und das nötige Rückgrat und dickes Fell, das oftmals fehlt, wenn man zu mir kommt. Ich fühle mit und höre zu und verurteile nicht.

Ich gehe die Wege übrigens für niemanden, ich nehme nicht für andere ab. Nicht einmal dann, wenn ich das könnte, hätte ich da Bock drauf. Gehen muss schon jeder selbst, aber ich halte dabei gerne Händchen.

Abnehmen hat für mich viel mit Humor und Energie und Leidenschaft zu tun, ist zu jederzeit individuell und macht vor allem eines: satt!

Auf meine Art, für dein Leben. Du sollst es nicht tun, wie ich es getan habe, du sollst es auf deine Weise tun, und diese «Weise», die müssen wir finden.

Darum geht es.

Dafür habe ich über die Jahre ein Konzept geschmiedet, dass dich zwar nicht über Nacht schlank oder gar sexy macht, aber ich glaube auch nicht, dass es meine Aufgabe ist, dich sexy zu machen, sondern vielmehr dafür zu sorgen, dass du dich selbst wieder sexy findest. Es geht nicht um eine Zahl auf der Waage, es geht um ein Gefühl und um Motivation, und beides finde ich gemeinsam mit meinem Gegenüber.

Das ist die Antwort auf die Frage, warum um alles in der Welt ausgerechnet ich ein Abnehmcoach geworden bin. Übrigens bestehe ich darauf, Abnehmcoach und nicht ausschließlich Ernährungsberaterin zu sein. Klar geht es auch um Ernährung, aber allein fürs Runterbeten von Kalorientabellen oder das Ausführen von Ernährungsplänen braucht mich niemand, dafür gibt es andere und Amazon.

«Krass! Und das machst du dann alles mit, oder was? Also Sport und so?»

Na, nützt ja nichts, oder? Also klar! Ich verlange nichts von meinem Gegenüber, was ich nicht selbst in der Lage bin zu tun. Getreu dem Motto: Wenn ich das kann, dann kann es jeder! Ich habe mir einst vorgenommen, rund ums Thema Gewicht ehrlich zu sein, und das bin ich auch bei der Arbeit. Ich bin nicht der über allem stehende Vorzeigecoach, der alles einmal fehlerfrei vortanzt. Was nicht darüber hinwegtäuscht, dass auch ich mit meinen ganzen Fehlern und Macken und Faulheiten abnehme. Warum du also nicht auch? Ich bin nicht perfekt, also musst du es erst recht nicht sein. Ich gehe daher übrigens mit dicken Menschen so hart ins Gericht, weil ich es mit mir auch tue, und es hat sich über die Jahre als sehr brauchbar und heilend herausgestellt.

«Und warum bist du dann noch immer ... na ja ...»

Fett? Weil ich schon so lange abnehme, du Vogel ... Okay, nein, ich sage es netter. Ich nehme nicht erst seit gestern ab. Mit der Zeit schwinden die Pfunde langsamer, aber dafür tun sie es stetig.

«Und wenn ich nun nur 15 Kilo abnehmen will, dann lachst du mich vermutlich aus, hm?!»

Dann hätte ich mein eigenes Handwerk nicht verstanden.

Also nein, niemals! Ich lache ohnehin niemanden aus, der zu mir kommt. Im schlimmsten Fall schmeiße ich dich raus, wenn du mir zu sehr auf den Nerv gehst, aber das war es auch schon. Probleme mit dem Gewicht wiegen immer schwer. Egal, ob du der Meinung bist, 5 oder 150 Kilo zu viel zu haben; ein Problem ist ein Problem ist ein Problem, und wenn du unglücklich damit bist, soll es mir doch egal sein, welche Ausmaße du mitbringst. Wichtig ist nicht, was du wiegst, sondern wie wir dich gesund und glücklich bekommen.

Bei einem solchen Partygespräch gibt es im Regelfall zwei unterschiedliche Reaktionen.

1. Mein Gegenüber ist und bleibt verwundert, räumt jedoch ein, dass es irgendwie naheliegt, dass ausgerechnet die fette Blonde Coach wurde.

2. Meine Lieblingsreaktion: «Also ... normalerweise esse ich ja gar keinen Kuchen, nur auf dieser Party hier, du verstehst schon. Also zu Hause, da ... pah ... nur Salat! Aber sage mal, ich versuche ja auch schon seit längerer Zeit, ein paar Kilo zu verlieren, hättest du vielleicht einen Tipp für mich ...?»

Ja, habe ich: Iss weniger Kuchen auf Partys.

Die letzte Frage, die mir in einem solchen Gespräch immer wieder gestellt wird, ist die nach dem Warum. Warum mache ich das? Mal abgesehen von den offensichtlichen Gründen. Warum kaue ich jeden Tag aufs Neue die unterschiedlichsten Themen durch und fange mit jedem neuen Coachee von vorne an, ohne dabei zum Axtmörder zu werden?

Ich glaube, die Antwort darauf ist: Es macht mich glücklich.

Das ist es auch schon. Ich bin ein schrecklicher Egoist und tue das alles, weil ich davon partizipiere und mit anderen Menschen wachse, und weil es mir so viel gibt, wenn mein Gegenüber einmal mehr ein gutes Gefühl hat und vielleicht seinen Zielen näher kommt. Meine Coachees schicken mir beispielsweise an ihrem Wiegetag eine Nachricht oder rufen mich an und sagen Bescheid, was sie wiegen oder dass sie sich das erste Mal wieder auf eine Waage trauten oder das Ding endlich aus dem Fenster geworfen haben. Sie schicken Bilder von neuen Klamotten oder dem ersten Kleid seit 20 Jahren. Sie trauen sich zurück in den Badeanzug oder zurück ins Ehebett, lassen das Licht beim Sex wieder an oder sitzen mir gegenüber und sagen, dass sie seit langem nicht mehr so lachen konnten und heute das erste Mal nicht mehr alles in sich reingestopft oder gehungert haben. Bei mir sitzen Menschen, die knapp an die 300-Kilo-Grenze stoßen, Menschen, die 20 Kilo zu viel haben, und Menschen, die schon einmal zwangsernährt wurden, und jetzt versuchen, langsam an Gewicht zuzulegen. Bei mir sitzen Härtefälle und «Ich habe schon alles versucht»-Menschen, Menschen mit Macken und Träumen und Hoffnung und manchmal auch mit aufgegebener Hoffnung. Bei mir sitzen Menschen. Punkt.

Jedes Mal – und damit meine ich wirklich jedes Mal – wenn sie Erfolg haben, freue ich mich mit ihnen, als wären es meine eigenen. Klingt pathetisch, weiß ich, ändert aber nichts daran, dass es genau so ist.

Für jedes «Alles klar, jetzt habe ich es verstanden», «Heute war es gar nicht so schlimm!», «Ich habe es geschafft!», für jedes «Ich habe das Gefühl, es dieses Mal zu packen!» und am Ende auch und vor allem für jedes «Ich glaube, ich brauche dich jetzt nicht mehr».

Das ist es, wofür ich coache.

Herzblut eben.

Im Stil dieses Buches, im Stil meines Blogs, im Stil meiner komischen Art eben. Und im Übrigen schadet es nicht, wenn der eigene Coach im Badeanzug bescheidener aussieht als man selbst, das überwindet so manche Hürde.

Das Coaching ist mein Baby.

Ich glaube nämlich wirklich fest daran, dass es jeder schaffen kann, auch dann, wenn jeder andere den Glauben daran schon aufgegeben hat. Ich bin der, der an dich glaubt, auch wenn du es gerade mal nicht so gut kannst. Es gibt den einen Weg, vollkommen egal, was man wiegt, und wenn man es bisher nicht gepackt hat, dann nicht weil man der einzige Mensch auf der Welt ist, der unter Garantie nicht abnehmen kann, sondern nur weil der eigene Weg noch nicht dabei war und die Ziele nicht realistisch waren. Also muss man den Weg finden. Ich habe als Wrack mit über 340 Kilo angefangen.

Wenn ich das kann und schaffe, was sollte dich dann davon abhalten?

Und hey, keine Angst vor der eigenen Ausgangslage, immerhin ist ein Wrack ein Ort, an dem sich Schätze verbergen!

Eisdielenstühle – eine Odyssee im Zeitraffer

Sommer, Sonne, Eis und ... winzige Stühle.

Liebe Eisdielenbesitzer dieser Welt, heute wende ich mich an euch alle da draußen mit einer Bitte: Meint ihr, es wäre möglich, diese tolle Superkraft, mit der ihr eure Stühle schrumpfen lasst, mal auf meinen Hintern zu richten? Das wäre echt toll! Danke schön!

Herrje. Ich habe mich jetzt einmal halbiert, mache mehrmals die Woche Sport und wechsle im steten Rhythmus den Inhalt meines Kleiderschranks, weil ich aus allem herausschrumpfe. Dennoch gibt es etwas, was ich wahrscheinlich nie schaffen werde: entspannt auf einem Eisdielenstuhl zu sitzen.

Findet die irgendjemand auf diesem Planeten bequem?

Du weißt schon, diese Metall-Plastik-Geflechte, die zuhauf vor Cafés und Eisdielen stehen, gern um einen metallenen Tisch herum, und den Charme von «Draußen gibt's nur Kännchen» versprühen. Jederzeit abwisch- und wegräumbar. Wasserfest mit einem Bequemlichkeitsfaktor von minus 11 auf einer Skala von 1 bis 10. Wobei 10 das heimische Sofa und 1 ein spitzer Stein im Schuh ist.

Zugegeben, ich bin eine wirklich dicke Frau, aber hey, wir sprechen hier von einem Eiscafé! Müsste man nicht meinen, für eine dicke Frau wirke ein Eiscafé wie Erdbeertorte auf Wespen? Sehr, sehr anziehend? Gut, anziehend in der Tat, jedoch bitte stehend, denn die Winzstühle sind in meinen Augen maximal Deko, aber sicher keine Sitzmöbel.

Nun ist es so, dass ich nicht gern blöd in der Gegend herumstehe, also simuliere ich sitzen, und das sieht in etwa so aus: Blicktest, ob der Stuhl breit genug ist.

Ist er nicht. Ist er nie.

Sehr schlanke Begleitung setzt sich und moniert: «Oh. Großzügig bemessen sieht anders aus», und grinst mich an. Beruhigend. Versuch Nr. 1. Positiv denken: Das wird schon klappen.

Frohen Mutes auf den Stuhl gesetzt. Auf. Nicht in. Die Kraft meiner Gedanken versetzt Berge, aber keine Stuhllehnen.

Oberschenkel auf den Lehnen, Po freischwebend.

Anmerkung: Das sieht nicht nur beknackt aus, es ist auch nicht sonderlich bequem.

Versuch Nr. 2. Positiv handeln: Aufstehen. Stuhl heranziehen. Auf der vordersten Spitze der Stuhlkante Platz nehmen. Beim Versuch, sich von der Stuhlkante in den Stuhl zu schieben, den Stuhl mit dem Hintern wegschieben und beinahe auf der Straße Platz nehmen.

Versuch Nr. 3. Positiv gucken – immerhin: aufstehen. Nett in die Runde lächeln und nicken. Eine Geste mit der Hand machen, die ausdrückt: «Keine Ahnung, eben war ich noch gar nicht dick», und als Übersprunghandlung etwas in der Tasche suchen.

Einen Stuhl, in den man reinpasst, zum Beispiel.

Versuch Nr. 4. Positiv durchatmen – mit und ohne leise Flüche: Aufst... nein, ich stehe ja noch. Nach hinten greifen, Stuhl umklammern, heranziehen. Auf die Stuhlkante setzen. Etwas nach hinten ruckeln. So weit es eben geht. Fachmännisch so tun, als würde man ausschließlich vornehm auf Stuhlkanten sitzen. Frau von Welt. Vornehmes Haus und so. Tasche wegstellen. Sich schwören, nie wieder Eis zu essen. Nur einen Cappuccino bestellen und auf die Frage der Begleitung «Naaaaaaaaa, sitzt du bequem?!» mit einem durch die Zähne gezischten «Fang schon mal an zu beten» antworten.

... 20 Minuten später: Ich habe keine Lust mehr auf Eis und bin der Meinung, dass ich ohnehin noch nie gern Eis gegessen habe. Eigentlich ist Eis eh das Letzte und essen sowieso vollkommen unnötig. Ich nehme mir vor, fortan nur noch Dinge zu essen, die keinen Schatten werfen.

... 30 Minuten später: Meine Füße schlafen ein bis zum Po. Ich möchte ein Bein ausstrecken, habe aber Angst, dass dann der Stuhl, der selbst nur 200 Gramm wiegt – und warum darf sich dieses Möbelverbrechen eigentlich Stuhl nennen? – wegrutscht und ich doch noch auf der Straße lande.

... 40 Minuten später: Nette Eisfachverkäuferin schlendert vorbei und fragt, ob ich noch einen Wunsch hätte. JA! Dass wieder Blut in meine Beine fließt! Die Eisenstange des «Stuhls» ist bereits Teil meines Körpers geworden. Sieht nett aus, minimiert aber den Blutfluss.

... 42 Minuten später: Ich hasse Eis!

... 43 Minuten später: Ich hasse mich UND Eis!

... 45 Minuten später: Ich beschließe, dass ich Eis ohnehin schon immer eklig fand, und schwöre mir, gleich einen dieser Stühle umzudrehen, zu schauen, wer die herstellt, und noch heute Nachmittag hinzufahren und ihn mit rohen, alten Eiern und Kuhdung zu bewerfen!

... 46 Minuten später: Ich werde einfach Stuhlhersteller! Das ist es!

... 48 Minuten später: Ich erinnere mich daran, dass ich handwerklich unbegabt bin, und begnüge mich vorerst damit, wieder Eis zu hassen. Und Stühle! Möbel im Allgemeinen und Metall und Plastik und ... Also, wie heißt jetzt dieser Hersteller?

... 51 Minuten später: Ich schaue, ob ich noch genug Akkuleistung auf meinem Smartphone habe, um das städtische Krankenhaus anzurufen mit der Bitte, mich hier aus diesem Stuhl herauszuoperieren.

...52 Minuten später: Ich bin mir sicher, Eisdielenbesitzer hassen alle fetten Menschen. Gleich morgen stelle ich sie zur Rede.

Alle.

Auch die Stühle.

Ich möchte gehen. Wütender Paradeabgang. Mit imaginärem, im Wind wehenden Umhang und donnernder Imperator-Musik. Spüre aber meine Beine nicht mehr, bleibe also sitzen und nehme mir vor, mit dem Lottospielen zu beginnen, zu gewinnen und vom Gewinn allen Eisdielen dieser Welt vernünftige Stühle zu schenken.

... 53 Minuten später: Plan B. Ich werde Königin von Deutschland und verbiete enge Stühle mit winzigen Sitzflächen.

... 55 Minuten später: Begleitung fragt: «Und, was machst du heute noch?» Ich sage: «Och, mal schauen, was der Tag noch Schönes bringt.» Ich meine: «Ich kaufe mir eine Strumpfmaske, steige heute Nacht in diesen Laden hier ein und setze mich aufs Eis!»

... 57 Minuten später: Ich möchte weinen vor Glück. Das Kribbeln in den Beinen sagt mir, dass sie noch nicht gänzlich abgestorben sind. Ich will noch immer kein Eis. Ich will neue Beine.

... 61 Minuten später: Noch schnell ein Selfie mit der Begleitung. Von schräg oben links.

Sieht schlanker aus.

Filter drüber.

Sieht jünger aus.

Licht ein bisschen lila angehaucht.

Sieht stylisher aus.

Beine melden: Wir werden auch gleich lila.

Sieht übel aus.

... 67 Minuten später: Ich tapse gen Heimat. Hochkonzentriert, um mir nicht die ganze Zeit die Metallleisten-Stelle am Hintern zu reiben und keinen merkwürdigen Eindruck zu hinterlassen.

... 1 Stunde 25 Minuten später:
Ich ärgere mich.
Ich wundere mich.
Ich nehme mir vor, übermorgen schlank zu sein.
Ich öffne meinen Blog und schreibe obszöne Dinge über Eisdielen.

... 1 Stunde 37 Minuten später: Das Telefon klingelt. Eine Freundin: «Hey Zucker, Zeit heute Nachmittag? Ich bin in der Stadt! Lust auf ein Eis?»

... 1 Stunde 37 Minuten 52 Sekunden später: Ich schließe die Augen, seufze und schlage mit dem Kopf auf die Tastaturhuijwefjnwfoemkoe ...

Wie haben Dicke eigentlich Sex?

Aha! Endlich wird es hier mal interessant!

Lass uns dreckig werden und mal über etwas sprechen, das wir alle schon immer wissen wollten. Haben Dicke eigentlich Sex, und wenn ja, wie soll das denn gehen?

Als dicke Frau werde ich zu den unterschiedlichsten Gelegenheiten auf die ein oder andere Art auf mein Sexleben angesprochen. Im Regelfall versteckt sich die Neugierde nach meinen nächtlichen Aktivitäten hinter der Frage, ob ich denn einen Partner hätte und ob dieser denn auch «auf etwas Dickere stehen würde». Zunächst einmal: Stünde mein Partner auf «etwas Dickere», wäre er nicht mein Partner, da ich leider noch weit entfernt von «etwas dicker» bin. Außerdem muss man wissen, dass es ein paar Dinge gibt, die ich im höchsten Maße unerotisch finde. Mundgeruch beispielsweise oder Typen, die nicht küssen können oder komisch riechen oder dumm sind wie zwei Meter Feldweg. Auf Platz 1 der Dinge, die allerdings sofort dafür sorgen, dass man mich unter Garantie nicht kennenlernt, ist dieser Satz: «Ich stehe ja total auf dicke Frauen wie dich!»

Ach du Scheiße, echt jetzt? Na, wenn mich das mal nicht tierisch anmacht, los, zieh mir den BH aus. Du stehst also auf dicke Frauen wie mich. Was für ein Kompliment. Ich stehe nämlich sehr darauf, auf meinen Umfang reduziert zu werden. Übrigens sind auch Formulierungen wie «fülliger» oder «Frauen, an denen mehr dran ist» absolut unerotisch. Im Ernst, liebe Männerwelt, Frauen finden es nicht geil, wenn man ihnen sagt, dass man sie heiß findet, weil oder obwohl sie dick sind.

Ich finde es ja sehr nett, dass man mich gnädigerweise trotz meines Gewichtes mag. Das zeugt von Größe und Sanftmut und geht mir am Arsch vorbei. Mich wegen meines Gewichtes zu mögen ist keinen Deut besser. Nicht weil ich finde, dass man nicht auf dicke Frauen, große Popos oder viele Kurven stehen sollte, ganz im Gegenteil, das kann durchaus sehr sexy sein. Aber wer findet es denn bitte geil, auf seine Figur oder nur ein Attribut reduziert zu werden?

Liebe schlanke Frau, die du das hier vielleicht gerade liest, schick mir doch bitte mal eine Mail und sage mir, ob du mit mir ins Bett gehen würdest, wenn ich schreibe: «Hallo, ich habe dich gesehen und finde dich voll schön dünn. Deswegen möchte ich gern das ein oder andere Körperteil in dich stecken.»

Na? Schon ein bisschen sexy, oder?

Generell stehen Frauen tierisch darauf, gleich im ersten Satz auf ihr Gewicht angesprochen zu werden. Wenn du schon dabei bist, frag sie doch auch gleich, wie alt sie ist und ob das Kleid, das sie anhat, nicht in ihrer Größe verfügbar war.

Ich kann versprechen, dass die meisten dicken Frauen nicht auf Dickenlover stehen. Allein das Wort ist schon scheiße. Frauen stehen auf «Ich finde dich echt schön» oder «total interessant» oder «Was für Kurven!», auf «Du bist total mein Typ» oder meinetwegen auch «Ich finde dich total geil» bis hin zu «Wenn du meine Frau wärest, hättest du schon nichts mehr an». Jeder noch so flache Spruch ist besser als «Hallo, darf ich deine Speckfalte anfassen? Ich stehe da voll drauf!». Alter, nein, darfst du nicht, denn ICH stehe überhaupt nicht auf Typen, die ausschließlich auf das Fett stehen.

Womit dann wohl auch beantwortet wäre, ob meine Partner mit mir zusammen waren, weil sie auf dicke Frauen standen. Ich hörte erst kürzlich, ganz sachlich: «Nein, ich stehe nicht auf dicke Frauen, aber ich stehe auf geile Frauen.»

Keine weiteren Fragen, Euer Ehren.

Also ja, dicke Menschen haben Sex, und nein, auch wenn das ein bestimmter Schlag Mann gerne mal grölend vermutet, man muss eine dicke Frau nicht «in Mehl wälzen, um die feuchte Stelle zu finden». Ich verrate dir mal was: Wenn du eine Frau erst in Mehl wälzen musst, um herauszufinden, wo sie feucht ist, dann – und das sage ich jetzt mit aller Herzensgüte – machen du und dein wirklich kleiner Freund irgendwas gründlich falsch.

Haben Dicke nun Sex? Worauf du dich verlassen kannst, und zwar genauso gern oder ungern, langweilig oder dreckig, experimentierfreudig oder einschläfernd wie alle anderen Erwachsenen auch. Im Übrigen ist einer der absatzstärksten Pornozweige der mit übergewichtigen Frauen. Da ich mir ziemlich sicher bin, dass es diesen Bereich nicht gäbe, wenn sich das keiner angucken würde, und es langsam wirklich eng werden würde für die Männerwelt, wenn man bedenkt, dass knapp jede zweite Frau übergewichtig ist, nehme ich mal an, dass Sex und Übergewicht sich nicht ausschließen. All den Damen, die sich ihres Körpers also schämen, kann ich daher nur sagen: Hört auf damit, es gibt dafür keinen Grund. Ja, bei weitem nicht alle Menschen stehen auf dicke Frauen, ich stehe übrigens auch auf die meisten Männer nicht. Vorlieben und Abneigungen sind normal. Dass Männer aber kategorisch nicht auf dicke Frauen stehen, und wenn, dann gleich Fetischisten sind, ist Unfug. Männer stehen auf schöne Frauen, auf geile Frauen, auf kurvige Frauen, auf schlanke Frauen, auf kluge Frauen oder auf Frauen, die nicht so viel reden. Männer, die auf Frauen stehen, stehen halt auf Frauen. Alles andere sind Nuancen. Also Schluss mit Sex im Dunkeln und Bauch einziehen oder dem Verstecken unter viel zu weiten Klamotten. Ein Mann sieht, schon bevor du dich ausziehst, ob du zu viele Pfunde hast oder nicht, es wird ihn nicht überraschen, nur weil du plötzlich kein Höschen mehr trägst.

Oft kommt beim Thema Sex die Frage auf, wie es denn so ist, mit einem dicken Menschen intim zu werden und ob das irgendwie anders, schwieriger, komplizierter oder merkwürdiger ist als mit einer schlanken Frau. Ich möchte die wichtigste Frage in diesem Buch an die Männer weitergeben, die sich in dieser Angelegenheit weitaus besser auskennen als ich, da ich selbst eher selten Sex mit dicken Frauen habe. Meine Lieblingsantwort darauf kam mit einer hochgezogenen Augenbraue, den Blick erst auf seinen Schritt, dann auf mich gerichtet:

«Er versteht die Frage nicht!»

Scheiß auf Motivation, nimm das Einhorn!

Die Geschichte der Motivation ist eine Geschichte voller Missverständnisse. Ich werde ständig gefragt, wie ich es bloß schaffe, über all die Jahre so ungeheuer motiviert zu bleiben, und ob ich nicht ein wenig was von meinem Durchhaltevermögen abgeben könne. Ich frage mich dann jedes Mal, ob derjenige wohl einen Clown gefrühstückt hat. Es scheint naheliegend, dass man für 170 Kilo Gewichtsverlust der motivierteste Mensch der Welt sein muss, aber ich kann dir nur sagen: Ich bin es nicht. Meine Motivation ist eine Schlampe, die kommt und geht, wie sie will, und gerne mal für Wochen bei jemand anderem übernachtet, ohne mir zu sagen, wann sie gedenkt, mal wieder zu Hause aufzuschlagen. Ich habe über die Jahre gelernt, dass es vieler Dinge bedarf, um erfolgreich abzunehmen. Motivation gehört nicht zwingend dazu. Dabei wird die Wichtigkeit der Motivation in meinen Augen auch vollkommen überschätzt und ihr Grundprinzip zudem falsch verstanden.

Wir setzen stets voraus, dass vor einer Abnahme zunächst einmal ein mächtiger Schwung Motivation angekarrt werden muss und dass sie uns im Laufe der Zeit auf keinen Fall verloren gehen darf. Denn dann sind wir leider aufgeschmissen und erreichen in unserem Leben gar nichts mehr. Muuuuuumpitz!

Wir verwechseln Motivation viel zu schnell mit einem Gefühl, anstatt sie als das zu nehmen, was sie ist. Das Wort Motivation bedeutet nämlich nicht «Der Moment, in dem plötzlich alles Spaß macht», sondern so viel wie «Triebkraft» und «Grund».

Motivation ist das Wissen darüber, warum ich eigentlich tue, was ich tue. Motivation wartet auch nicht auf dich, bis du dich endlich mal bequemst, dein Leben auf die Reihe zu bekommen. Motivation ist ein Begleiter, und zwar einer, der nur dann dauerhaft an deiner Seite bleiben mag, wenn du dich um ihn kümmerst. Und selbst dann wird sie dich zwischendurch im Stich lassen. Ganz gleich, was du veranstaltest.

Der ultimative Killer einer jeden erfolgreichen Abnahme ist und bleibt vermutlich der Moment, in dem sich Madame Motivation dazu entschließt, mit jemand anderem mitzugehen, und dich einfach sitzenlässt. Fragt man Menschen, warum sie nichts ändern, wenn sie doch so unzufrieden sind, so wird unter Garantie die fehlende Motivation bemüht. Der Grund, weswegen wir die Wichtigkeit und den Nutzen von Motivation so gnadenlos überschätzen, liegt vermutlich darin, dass uns «Mir fehlt die Motivation» einfacher über die Lippen geht als «Ich bin einfach ein fauler Sack ohne Ziele». Außerdem machen wir uns zu selten Gedanken über das Abnehmen. Wir fragen nicht, wie es zum Übergewicht kam, wir fragen nicht, wie der Weg der Abnahme beschritten werden soll, wir fragen nicht mal, was wir tun, wenn das Gewicht irgendwann nicht mehr weiter runtergeht. Wir denken von 12 bis Mittag. Abnehmen: Jetzt. Fertig: Bis gestern. Thema durch. Und dann starten wir mit irgendeiner Methode und sagen unserem Körper, er muss jetzt rausrücken, was er an Energie gelagert hat, aber wir geben unserem Kopf so gut wie nie einen wirklich guten Grund, das auch zu tun. Wir begründen nicht, wir fordern. In der Pädagogik wäre das ein verdammt schlechtes Konzept. Und während wir fordern, sitzen wir zu Hause und warten auf den einen Moment, in dem sich der Schalter umlegt. Dabei solltest nicht du auf die Motivation warten; die Motivation wartet auf dich. Mit der Motivation verhält es sich ein wenig wie mit einem Lottogewinn. Ich warte schon seit Jahren darauf, im Lotto zu gewinnen. Bisher wurde es leider nichts.

Gut, zugegeben, das könnte auch daran liegen, dass ich noch nie in meinem Leben einen Lottoschein ausgefüllt habe, aber gewinnen möchte ich trotzdem sehr gern und finde es im höchsten Maße unfair, dass andere Menschen ständig den Jackpot leeren.

Wenn du mich das sagen hörst, ist deine Reaktion hoffentlich: «Dann geh los und füll so einen Schein aus, sonst wird das nie was!» Du hättest übrigens vollkommen recht. Ich werde niemals im Lotto gewinnen, weil ich vermutlich in diesem Leben keinen Lottoschein mehr ausfüllen werde. Du machst aber genau das Gleiche, nur eben nicht mit einem Lottogewinn, sondern mit dem Wunsch, Gewicht zu verlieren. Du wartest darauf, dass dein Leben, das Schicksal oder der Weihnachtsmann kommt und dich mit einem guten Gefühl und viel Antrieb belohnt. Wofür eigentlich? Fürs Rumsitzen? Vergiss das. Motivation ist eine Diva. Sie will nicht umsonst kommen, sie will nicht verschenkt werden, sie ist viel wert und will wie alle wertvollen Dinge erarbeitet werden. Motivation will Einsatz, Schweiß und Respekt, und erst wenn du so weit bist, ihr entgegenzugehen, wird sie an deiner Seite verweilen. Solange es ihr eben passt.

Wenn du etwas in deinem Leben erreichen willst, vollkommen egal, was es ist, dann brauchst du nicht vom ersten Moment an den mega Motivationsboost, du brauchst etwas ganz anderes: einen Grund, etwas zu tun. Ein Motiv eben. Warum um alles in der Welt solltest du dir für einige Kilogramm weniger den Arsch aufreißen? Warum solltest du mehr auf dein Essen achten oder dich besser bewegen? Was soll das alles? Nehmen wir ab oder denken wir zumindest darüber nach, es zu tun, geht es immer darum, dass wir schlanker sein wollen und vielleicht schöner, ab und an noch gesünder und insgesamt ein leichteres Leben haben wollen. Das klingt alles naheliegend, ist aber meistens totaler Unfug. Du willst genauso wenig wie ich abnehmen, du willst damit fertig sein, so wie ich im Lotto gewinnen mag, ohne dafür etwas zu tun. Rede dir also nicht ein, dass du unbedingt abnehmen möchtest, denn das stimmt nicht. Wenn du es wirklich willst, was hält dich dann auf? Ich rate mal: Dir fehlt die Motivation?! Nein, Schätzelein, dir fehlt ein guter Grund, um endlich Gas zu geben, und die falsche Annahme, dass du abnehmen müsstest anstatt abnehmen zu wollen, blockiert dich obendrein. Du musst nicht abnehmen. Niemand muss abnehmen. Du darfst bleiben, wie du bist. Streiche das «müssen» und sprich darüber, es zu wollen. Dann merkst du auch sehr bald, dass es nicht darum geht, dich mit Sport und Gemüse für deine Kilos zu bestrafen, sondern dass du dir etwas vorgenommen hast, für das du nun ein paar Unannehmlichkeiten in Kauf nimmst, ganz freiwillig, um am Ende der verdammte Sieger zu sein. Du willst das, und weil du das willst, darf es dich auch ankotzen. Etwas zu müssen macht dich zum Opfer, etwas zu wollen macht dich zum Kämpfer. Das ist ein großer Unterschied.

Der Grund, warum ich abnehmen will, ist, dass ich keinen Bock mehr auf Schmerzen habe. Ich möchte schmerzfreier, beweglicher und gesünder sein. Ich will nicht vorzeitig ins Gras beißen, und ich bin süchtig nach diesem Gefühl, dass sich Lebensqualität nennt. Dass ich dadurch vielleicht besser aussehe und tollere Kleider tragen kann, ist ein schöner Nebeneffekt, aber nicht mein Grund. Bin ich deswegen motivierter, zum Sport zu gehen, als alle anderen? Selbstverständlich nicht! Mein Hintern parkt auch lieber auf dem Sofa, und ich mag ungesundes Essen sehr gern. Ich stehe auch nicht jeden Morgen auf, jubele, dass ich mich wieder einen Tag lang darum kümmern kann, dass mein dicker Hintern kleiner wird, und jogge dann durch den Tag. Ich bin nicht ständig motiviert, ich weiß nur sehr genau, was ich will, und vor allem, was ich nicht mehr will. Ich mache den ganzen Kram nun schon einige Jahre sehr ausdauernd und kann dir versichern, dass es viele Phasen gab, in denen ich keine Motivation mehr übrig hatte. Nicht einmal ein bisschen. Es war am Ende des Tages kein gutes Gefühl mehr da, und auch der Antrieb ging mir zwischendrin verloren. Spätestens wenn man sich durch das erste, ewig andauernde Plateau beißen muss oder der Gewichtsverlust so weit vorangeschritten ist, dass es einem deutlich bessergeht, verschwindet die Motivation so schnell, wie sie gekommen ist. Darauf kann und muss man reagieren, und du hast nur zwei Möglichkeiten. Entweder du ziehst es weiter durch, oder du wirfst es hin. Letzteres ist immer die Option, mit der du verlieren wirst. Versprochen.

Was machst du, wenn die Motivation dich verlässt? Ganz ehrlich: Du stellst das Jammern ein und beißt dich durch. Abnehmen rockt nicht, und schon gar nicht ständig. Es gibt Phasen, in denen läuft es wie ein Länderspiel, wir sind motiviert bis in die Haarspitzen. Die meiste Zeit jedoch ist es zäh, anstrengend und nervig. An deinem Ziel allerdings ändert dein Tagesgefühl nichts. Dein Ziel bleibt dein Ziel, es steht irgendwo und wartet auf dich wie ein angeleintes Hundebaby mit traurigen Kulleraugen. Du willst doch nicht das Hundebaby warten lassen, oder?

Warte nicht auf Motivation und heule ihr nicht hinterher, wenn sie dich verlässt. Werde dir klar darüber, was du möchtest und was nicht, und gehe einfach weiter. Du musst nicht motiviert sein, sondern stur sein, und wenn ein Sturm aufzieht, dann zieh den Reißverschluss hoch. Du brauchst nicht immer ein gutes Gefühl, manchmal brauchst du beide Mittelfinger, obszönes Gefluche und das Wissen darüber, dass dein Weg auch unangenehm und steinig sein darf. Scheiß doch drauf, nimm die Steine, die auf dem Weg liegen, und baue dir damit eine Brücke. Oder bewirf einfach alles, was dich nervt. Du darfst das. Du darfst alles. Du darfst sogar aufgeben, aber auch aufgeben ist eine Entscheidung, die du triffst und für die du geradestehen musst. Gib nicht der Motivation die Schuld, gib dir die Schuld, und wenn du damit fertig bist, dann regle deinen Mist und mach weiter. Immer weiter.

Nimm dir nicht vor, etwas zu ändern, und halte dann alles

möglichst schön vage und schwammig. «Ich möchte nicht mehr dick sein» reicht als Motivation nie lange genug aus, weil es einfach viel zu unklar formuliert und halbherzig ist. Frage dich stattdessen, ob du noch immer abnehmen wollen würdest, wenn du ab morgen in einer Welt lebtest, in der deine Figur das absolute Ideal wäre. Wenn die Antwort darauf ja lautet, dann verrate dir und mir, warum das so ist.

Wenn die Antwort nein ist, dann brauchst du keine Gewichtsreduktion, sondern ein stärkeres Rückgrat und mehr Selbstwert, um für dich und deine Entscheidung einzustehen. Du darfst dich entscheiden zu bleiben, wie du bist. Du darfst dich entscheiden, etwas zu ändern, aber verdammt noch mal, entscheide dich, sonst tut es irgendwann die Zeit für dich.

Ich nenne diese Frage die Prinzessinnenfrage: Was wäre, wenn ich für einen Tag Prinzessin sein könnte und niemand mehr auf mich herabschauen, sondern alle aufschauen würden? Würde ich dann noch immer etwas an meinem Gewicht, meiner Figur oder meinem Gesundheitszustand ändern wollen? In meinem Fall ein klares Ja, weil ich mich nicht fit genug, schmerzfrei genug, schnell genug und unbeschwert genug fühle.

Ich stehe morgens auf und gehe vor der Arbeit schwimmen oder abends nach der Arbeit zum Sport, weil ich keine Lust mehr auf Rückenschmerzen habe – und nicht weil ich der Vorzeigeabnehmkasper bin. Ich verzichte an einigen Stellen und plane an anderen, weil ich weiß, was ich will und was ich nicht mehr will. Ich kenne meinen Grund zu kämpfen, und dieser Grund führt mich auch durch motivationslose Zeiten. Kennst du deinen?

Ich habe seit sechs Jahren keine Fressanfälle mehr, und das nicht weil sie sich plötzlich in Luft auflösten, sondern weil ich irgendwann die Entscheidung dagegen traf. Auch ein Fressanfall ist ein bewusster Vorgang, oder bist du schon einmal von deinem Kühlschrank oder dem Supermarkt genötigt worden, möglichst viel Mist in dich zu stopfen? Wohl kaum. Ich übrigens auch nicht. Auch ich sprach oft davon, mich oder die Anfälle nicht kontrollieren zu können. Das stimmt aber nicht, und selbst wenn ich den Drang nicht kontrollieren kann, dann kann ich wenigstens die Ausgangssituation verändern. Warum kaufe ich dann so ein, dass ich immer etwas im Haus habe? Trotzdem landet Mist im Einkaufswagen und später im Schrank, und ich werfe mich ein ums andere Mal wieder in die Rolle des armen Opfers, wohl wissend, dass ich mich damit fürchterlich fühle. Warum sitze ich diese Anfälle nicht aus? Weil sich essen so viel besser anfühlt als das Gefühl, über diesen Moment gesiegt zu haben? Wohl kaum. Wenn ich also schon nur die Wahl zwischen Pest und Cholera habe, dann nehme ich doch die Pest, die kann man wenigstens mit Antibiotika behandeln.

Fressanfälle sind ein Märchen. Es überkommt dich nicht – du stehst auf, gehst in die Küche, öffnest Schränke, holst etwas heraus und isst. Das ist kein Anfall, das ist eine Entscheidung, und zwar eine, die du jedes Mal aufs Neue bereust. Reue bringt dich aber nicht weiter, und das Gefühl von Schuld auch nicht. Du musst anfangen, ehrlich zu sein und dich zu entscheiden.

Ich habe dieses Gefühl, das zu Anfällen führt, noch heute, ich gebe ihnen nur nicht mehr nach. Keine Sorge, ich bin in solchen Momenten nicht Superwoman. Ich fluche, werfe Dinge an Küchenwände und stehe heulend vor dem Küchenschrank, weil es fast übermenschlich viel Kraft kostet, die Tür wieder zu schließen. Ich bin kein Vorbild, nicht glorreich und nicht ansehnlich in solchen Momenten. Es fällt mir schwer, sehr schwer sogar. Ich entscheide mich, nicht zu fressen, und manchmal nutze ich die «Anfallszeit» zum Schreiben, Fluchen oder irgendetwas anderem, das mich über diese Zeit trägt. Suche dir etwas, was dich auffängt. Du musst nicht ununterbrochen stark und vorbildlich sein; manchmal musst du getragen werden, und das ist okay. Warte also nicht auf Motivation, sondern zieh los, erschlag das Miststück und schleife es an den Haaren hinter dir her, bis es dir freiwillig folgt. Tu nicht so, als wärest du das arme Opfer, sondern sei mutig und triff eine Entscheidung zu deinen Gunsten. Wer soll es denn sonst für dich tun? Abnehmen ist kein Geschenk, sondern ein Gewinn, und wie jeder Gewinn braucht auch dieser einen Einsatz. Also setz dich ein. Am Ende wartet das beste, wertvollste und schönste Geschenk, das man dir machen kann: dich und das Wissen darüber, dass du es packst.

Warte nicht auf deinen Schweinehund oder mich oder irgendetwas, das dir vorschreibt, wie dein Weg auszusehen hat. Frage dich, was du willst, und trage die Antwort auf diese Frage auf deiner Zungenspitze, damit sie das Erste ist, was dir in den Sinn kommt, wenn du dir etwas in den Mund stecken möchtest.

Egal, wofür du dich entscheidest, egal, wie hoch dein Einsatz ist, sei stolz auf dich und hol dir zurück, was dir gehört. Angeblich schmeckt nichts so gut, wie sich Schlanksein anfühlt. Ich halte das für ein Gerücht, denn wäre dem so, würde man vermutlich niemals mit Übergewicht zu kämpfen haben.

Eines hingegen stimmt in meinem Universum tatsächlich: Nichts schmeckt so gut, wie zurückeroberte Lebensqualität und Zufriedenheit sich anfühlen. Welche Figur oder welches Gewicht am Ende dabei herauskommt, ist vollkommen egal.

Also scheiß auf die Motivation, nimm das Einhorn, das ist zuverlässiger.

Nachwort

Es wird langsam Herbst, während ich hier im schönen Schottland sitze und die letzten Zeilen für mein Buch zu finden versuche. Was für ein Ritt bis hierhin, und Scheiße, Mann, ich schreibe gerade ein Buch! Ist denn das zu fassen? Vor wenigen Jahren passte ich kaum in mein eigenes Bett, und nun sitze ich hier und grüble, wie ich dir wohl am schonendsten beibringe, dass du hier wirklich keine Ernährungspläne mehr finden wirst, nicht einmal einen kleinen. Es tut mir nicht einmal leid. Das ist die Höhe! Da wartest du seit über 200 Seiten auf den einen Tipp, von dem du noch nie gehört hast, und ich bleibe ihn dir schuldig. Das ist frech, aber solltest du tatsächlich hier angekommen sein und noch immer glauben, dass du Diättipps brauchst, um abzunehmen, dann klappe das Buch bitte zu und beginne noch einmal auf Seite 1, denn dann hast du mir nicht zugehört.

Ein Abschluss soll es also sein, und es fällt mir sehr schwer, einen zu formulieren, weil ich heute nicht mehr daran glaube, dass eine solche Geschichte jemals endet. Wir verlieren so oft den Glauben an uns selbst, verlieren Kraft und Mut und können uns nicht mehr vorstellen, das Ruder herumzureißen. Also haben wir ständig Angst vor unserem Ende und vergessen dabei, dass wir, solange wir atmen, noch fast alles angehen können. Die Hoffnung stirbt angeblich zuletzt. Glaube ich nicht; ich glaube, der Humor stirbt zuletzt. Solange du noch über dich und mich lachen kannst, sind Hopfen und Malz noch nicht verloren. Die Lage ist ernst, aber nicht so ausweglos, als dass man ihr nicht noch etwas Komisches abgewinnen könnte.

Draußen vor dem Fenster krakeelt seit Stunden irgendein Vogel, der klingt wie ein Gummihuhn. Und gerade beginnt tatsächlich der siebte Herbst, seit ich diesen Weg, von dem du gelesen hast, eingeschlagen habe. Klingt elendig lang, oder? Finde ich auch, ich kann dir aber sagen, dass sieben Jahre ein Witz sind im Vergleich zu der Zeit, die ich damit zubrachte, ein unglückliches dickes Mädchen zu sein. Geändert hat sich viel seit damals, und auch wenn ich wohl noch lange den Stempel «dick» tragen werde, so hat mein heutiges Leben nichts mehr mit dem von früher gemein. Ich sehe nicht nur ungleich geiler aus, ich bin auch so schön bescheiden geworden. Nein, im Ernst, ich weiß, was für ein verdammtes Glück es ist, dass ich damals nicht tot in meinem Bett lag, sondern irgendwie doch noch die Kurve bekam. Ich habe mir, meinem Körper und vermutlich dem Wind vor einigen Jahren versprochen, es fortan besser zu machen, und ich glaube, ich habe mein Versprechen bis hierhin gehalten. Und weil ich nicht die geringste Lust oder Muße habe, den ganzen Quatsch noch einmal zu machen, werde ich einen Teufel tun und mein Versprechen brechen.

Entsinne ich mich, wie alles angefangen hat, so glaube ich selbst manchmal kaum, dass ausgerechnet ich, die Fette, über die sie in der Schule so gerne lachten und die vor gar nicht allzu langer Zeit nur knapp am Guinnessbuch-Eintrag vorbeischrammte, heute jeden Morgen die Tür zur eigenen Praxis aufschließt, um dort Menschen zu helfen, den eigenen Weg in Sachen Gewichtsreduktion, Selbstvertrauen und Kampfgeist zu finden und zu gehen.

Abnehmen ist und bleibt ein Arschloch, aber verdammt, es hat sich bis hierher so sehr gelohnt. All das Durchhalten und Motzen, Zähnezusammenbeißen und Kämpfen. All die miesen Erfahrungen, Enttäuschungen und das Lachen anderer, wenn ich Pudding zum Sport gehe. Ich wiege heute 170 Kilo weniger als noch vor knapp sieben Jahren, und wenn du mich fragst, bin ich eine verdammte Elfe. Na gut, zwei Elfen, zugegeben.

Das ganze Thema Gewicht ist und bleibt meine kleine, pickelige Hassliebe, aber egal, wie dämlich ich im Badeanzug auch aussehe, wie klein Stühle auch sein mögen und wie abwertend man mich im Flugzeug angucken mag, es ist so viel besser als damals. Ich musste erst durch allerhand Kuren und eine absurd hohe Anzahl der merkwürdigsten Diäten wandern, um etwas zu verstehen, was ich für einen der wichtigsten Punkte bei jeder Abnahme halte: Wenn du willst, dann kannst du auch, ganz gleich, wie mies es aussehen mag. Der Tag, an dem es sich nicht mehr lohnt, neu anzufangen, kommt nicht. Du bist nie zu alt, zu dick oder zu unbeweglich, um es nicht irgendwie in Angriff zu nehmen. Das sage ich nicht als Klugscheiß-Pathetische-Sprüche-Klopf-Autorin, sondern als Mutterschiff der überschüssigen Pfunde.

Mir wird heute oft gesagt, dass es bei mir ja etwas anderes sei als bei allen anderen Übergewichtigen. Jaaaa, genau, wegen meines unglaublichen Durchhaltevermögens. Ich bin nämlich die eine, die Auserwählte. Ich leuchte übrigens auch im Dunkeln und glitzere in der Sonne. Was für ein Unfug ist das denn? Die gute alte Highlander-Regel: Es kann nur einen geben? Das ist totaler Blödsinn, und komischerweise sagen das immer nur Menschen, die selbst irgendetwas ganz unglaublich Neues und Noch-nie-da-Gewesenes zum Einnehmen und Abnehmen verkaufen. Kommt das nur mir verdächtig vor?

Nein, ich bin nicht die Einzige, die es schaffen kann. Wenn du deinen hübschen Hintern vom Sofa schwingst, sind wir schon zu zweit. Erfolg ist nämlich ansteckend.

Als ich anfing, stand mir das Wasser bis zum Hals. Ich war ein fettes, langsames, krankes und sich selbst bescheißendes Wrack, das den Tag mit Fressen, Hungern, Jammern oder Blödsinnreden verbrachte. Da war nichts Glorreiches oder Heroisches. Ich war ein Klumpen mit Augen, der irgendwann genug Angst hatte und später dann die Faxen dicke, immer wieder von vorn anfangen zu müssen, nur um dann am Ende fetter zu sein als am Anfang.

Tief in meinem Herzen bin ich eine schrecklich faule Diva, die, wenn sie zaubern könnte, darauf verzichten würde, Bücher übers erfolgreiche Abnehmen zu schreiben, und einfach alles weghexen würde. Dann wäre ich halt Fachfrau in anderen Dingen. Dummerweise warte ich noch immer auf die Eule aus Hogwarts, also muss ich wohl doch die Zähne zusammenbeißen und durch den Schlamassel durch. Aber ganz im Ernst, wenn ich das hinbekomme, warum solltest du es nicht auch schaffen können? Die meisten Menschen wiegen weniger, als ich abgenommen habe, und wenn ich meinen faulen Hintern hochbekomme, was ist dann deine Ausrede? Dass du die Kraft nicht hast oder schon so oft gescheitert bist? Vergiss das mal. Woher willst du wissen, dass du es nicht schaffst, wenn du es nicht drauf ankommen lässt? Und was hast du zu verlieren? Deine Modelfigur doch wohl kaum.

Stehe dir nicht selbst im Weg, sondern trete für dich ein und geh einfach los. Miste deinen Kühlschrank aus und dann miste deinen Kopf aus. Lass dir nicht ständig irgendwelchen Scheiß andrehen, und vor allem glaube niemandem, der dir sagt, dass du es nicht schaffen kannst. Kann abnehmen dich mehr anstrengen als unglücklich zu sein?

Du brauchst keine Diäten, du brauchst Mut. Du brauchst keine Ernährungspläne, du brauchst Liebe für dich selbst. Du brauchst keine Kalorientabellen von mir, du brauchst jemanden, der dir in den Hintern tritt, wenn du selbst einmal nicht genug Schwung hast.

Steh auf, geh raus, such dir Hilfe, wenn du es alleine nicht packst.

Du musst nicht alles können, du musst nicht immer stark sein, du musst nicht alles wissen oder deinen Weg ohne Anleitung und Wind unter den Flügeln gehen. Du bist nämlich nicht allein, wenn du dich aufraffst und Stärke, Tränen, Schweiß und Rückgrat zeigst. Wenn du einen Anfang machst, bin ich auch nicht mehr alleine. Also sieh zu, alleine abnehmen ist langweilig, und ich bestehe auf deiner Gesellschaft.

Zugegeben, vermutlich bin ich nicht der sanfteste Abnehmcoach. Ich fluche zu viel, ich bin eine Motzpuppe, eine Diva und habe auch sonst noch etwa 400 schlechte Eigenschaften, die du alle hier zwischen den Zeilen findest. Ich bin auch ganz sicher nicht immer der netteste Wegbegleiter, wohl wahr. Aber manchmal hilft ein klares «Lass den Quatsch» nun mehr als ein «Die Mama fände es toll, wenn du aufhören würdest, anderen Kindern mit einem Stock ins Auge zu piksen».

Ich rede mit beim Thema Abnehmen, und ich finde, dass ausgerechnet übergewichtige Menschen viel zu selten den Mund aufmachen. Warum auch, was weiß ein dicker Mensch schon vom Dicksein, nicht wahr? Also mache ich den Mund auf und bin dabei laut, obszön, frech und manchmal ein klein wenig zu ehrlich und ungeschönt. Stimmt. Ich habe es aber auch satt, dicken Menschen dabei zuzusehen, wie sie entweder rumsitzen und jammern oder lachend in die Kreissäge rennen bei immer weiteren Versuchen, mit einer Diät ihr Leben zu ruinieren. Ich habe die Art, mit der die Gesellschaft dicken Menschen begegnet, satt, und wenn man schon die Fresse aufreißt, um über Dicke herzuziehen, dann muss man auch eine Idee haben, wie man den Schlamassel lösen kann. Einfach nur seine eigene Unzulänglichkeit auf die Körpermaße eines anderen zu projizieren zeugt nämlich allenfalls von Dummheit, hilft aber niemandem.

Die Versprechungen, die in so vielen verschiedenen Diätbereichen gemacht werden, empfinde ich als seelische Vergewaltigung übergewichtiger Menschen, und ja, der Wortlaut ist mein voller Ernst. Eine Diät, eine Hungerkur, ein «Du bist minderwertig, weil du dick bist», ein «Du gehörst nicht dazu, zu den Schönen und Wunderbaren» fickt jedes Mal das Selbstwertgefühl eines Menschen und macht ihn kleiner, als er ist. Das kotzt mich an, und deswegen sage ich «Fresse halten» statt «Es wäre nett, wenn» und «Hör auf zu jammern», anstatt zum tausendsten Mal deinen Kopf zu tätscheln, wohl wissend, dass dir das am Arsch vorbeigeht. Die Wahrheit ist dreckig, und manchmal muss man sich eben schmutzig machen, bevor es besser werden kann. Und es ist mir nicht egal, ob dich meine Zeilen erreichen oder nicht, denn du bist mir nicht egal.

Du kannst von mir halten, was du willst, du kannst das Buch gegen die Wand werfen und laut über mich schimpfen. Du kannst den Aufstand proben oder mich belächeln und alles besser wissen, aber am Ende des Tages sage ich dir nicht nur, dass du so wie ich abnehmen kannst, ich bin sogar davon überzeugt. Und du kannst mich gern persönlich anschreien, beschimpfen oder auslachen, mach einfach einen Termin bei mir. Unter einer Voraussetzung: Du kommst zu Fuß, damit sich der Aufwand auch lohnt.

Ich kenne die Meinungen, die andere von mir haben, und ich weiß, dass man mir vom Fatshaming bis hin zum Heldentum alles vorwirft und unterstellt. Aber ich betreibe kein Fatshaming, nur weil du dich in deinem Hamsterrad aus dem Tritt gebracht fühlst. Ich sage nicht, ich sei fett, damit es niemand anderes tut und ich mich hinter falsch verstandener Selbstoffenbarung verstecken kann; ich sage es, weil es die Wahrheit ist und weil die Wahrheit übers Fettsein und übers Abnehmen viel weniger undurchsichtig und viel weniger erschreckend und geheimnisvoll ist, wenn wir sie beim Namen nennen. Ich bin nicht gegen fette Menschen, nur weil ich sage, dass es Lösungen gibt für Probleme, die man eventuell nicht mehr haben will. Mein Motto ist nicht «Wer nicht für mich ist, ist gegen mich». Das ist ein Buch über mein Leben, über meinen Weg, über Dreck und Tränen und Action und Veränderung und Hoffnung. Ich bin keine Fettenhasserin, nur weil ... also, jetzt mal im Ernst, guck bitte aufs Cover, die dicke Hummel, das bin ich! Ich wiege 170 Kilo. Muss ich das tatsächlich erklären?

Als ich damals vor dem Scherbenhaufen meines Gewichtschaos stand, war ich ganz klein mit Hut und hätte jemanden gebrauchen können, der mich an der Hand nimmt, mir mächtig den Kopf wäscht und hinter dem ich mich, wenn es mal ganz dicke kommt, hätte verstecken können. Ich hätte jemanden gebraucht, der mich versteht, mich ernst nimmt und nicht nur nickt und mir dann seine Meinung aufdrückt, die mit mir absolut nichts zu tun hat. Manchmal ist es so wichtig, jemand anderen zu haben, der für einen einsteht und einem sagt, dass man es schon hinbekommt, und einen auch mal in die richtige Richtung schubst, wenn man gerade dumm rumsteht und Löcher in die Luft starrt.

Heute bin ich dieser Jemand, und ja, ich stelle mich nach vorn und brülle laut und deutlich, damit du, wenn du gerade noch die Löcher in deinem dicken Fell stopfst, einen kurzen Moment Luft holen kannst und weißt, dass du nicht allein bist. Ich bin nicht der Gewichtsklugscheißer vom Dienst, weil ich nichts Besseres zu tun habe, sondern weil ich aufgrund meines eigenen Weges und meiner Arbeit ganz einfach weiß, wovon ich spreche. Und solange ich weiter abnehme und erfolgreich arbeite, werde ich auch weiter der Abnehmwelt auf den Sack gehen. Es macht mir auch einfach enorm viel Spaß.

Du musst also nichts unternehmen, nur weil du dieses Buch in den Händen hältst, aber wenn du etwas ändern möchtest, wenn dir bisher der Mut oder die Hoffnung gefehlt hat, dann sei versichert, dass du es sehr wohl schaffen kannst. Auch wenn du nicht an dich glaubst, was soll's, dann glaube ich halt an dich.

Ich habe alles falsch gemacht, was man falsch machen konnte; ich kann mit Büchern über Diäten und Ernährung die verdammten Alpen tapezieren. Ich habe Tausende Euro verschwendet, und irgendwo dazwischen bin ich kaputtgegangen. Dennoch stehe ich heute hier und wiege 170 Kilo weniger. Mit heilem Magen und ohne zu hungern.

Also ja, ich klugscheiße, ich bin beharrlich, ich bin manchmal unausstehlich, ich verteidige das alles hier, mich und dich gleich mit. Mit Humor, Ironie, Gefühl und Schärfe, weil ich es kann und weil ich zu viele Menschen kenne, die es nicht mehr können oder glauben, sie seien sich selbst nicht genug wert. Es ist ein bisschen wie damals zu Hause. Ich bin die große Schwester meiner kleinen Schwester und habe für allerhand Dummheiten, Piercings, Tattoos, Alkoholeskapaden und so manchen anderen Kram einiges von meinen Eltern kassiert, damit meine kleine Schwester es nicht abbekommt und später vielleicht weniger Gegenwind hat. Und damit meine Eltern merken, dass sie sicher nicht sterben werden, nur weil wir andere Entscheidungen treffen, als sie es tun würden. Meine Schwester hat heute übrigens schon mehrmals ein Tattoostudio von innen gesehen, und meine Eltern sind danach nicht mehr in Schockstarre gefallen.

Wenn dir das alles hier nichts bringt, dann hast du vermutlich wenigstens gelacht, und wenn es dich auch nur für eine Minute bewegt hat, doch noch einmal anzufangen, doch wieder in Startposition zu gehen oder am Ende die Hoffnung nicht aufzugeben, dann bin ich dankbar, aus der Scheiße meines fetten Lebens doch noch den ein oder anderen Bonbon machen zu dürfen.

Du bist kein Mensch zweiter Klasse, du bist nicht hässlich, nur weil du dick bist, du bist kein Versager, nur weil du nicht aussiehst wie die anderen. Du bist du und als solches bereits die beste Version deiner selbst. Wenn du ein Problem mit deiner Figur, deinem

Selbstwertgefühl, deinem Leben, deinem Gewicht oder deiner desolaten Gesundheit hast, musst du das ändern. Und vielleicht ist das hier auch die wichtigste Botschaft dieses Buches: Gib dich nicht auf!

Gib dich niemals auf. Solange du atmest, hast du die Chance und die Pflicht, dich um dich zu kümmern. Du musst aufwachen und die Zeit nutzen, die du hast. Sie ist eh immer viel zu kurz.

Oh, und hör auf, so ein Schisser zu sein. Du siehst im Badeanzug nun einmal nicht gerade besonders aus. Wen juckt das? Rück die Krone zurecht und schreite am Beckenrand entlang. Und gib dir eine Chance. Und wenn es die hundertste Chance ist, wen kümmert das? Wie oft musste ich scheitern, bevor ich irgendwas in meinem Leben bewegen konnte.

Thomas Alva Edison wurde einmal gefragt, wie er dazu stünde, dass er über 10 000-Mal versagt hatte, bevor er am Ende endlich die Glühbirne erfunden hatte. Er antwortete sehr treffend: «Ich habe nicht versagt. Ich habe mit Erfolg Zehntausende Wege entdeckt, die zu keinem Ergebnis führen.»

Ich kenne Tausende Wege, die nicht zu einer Abnahme führen, und einen, der es tut.

Vor nicht ganz sieben Jahren hieß es noch, ich würde meinen dreißigsten Geburtstag sehr wahrscheinlich nicht erleben.

Vor wenigen Wochen, im Juli dieses Jahres, wurde ich 33 Jahre alt, und wenn es sich für irgendetwas gelohnt hat und jeden Tag aufs Neue lohnt zu kämpfen, dann wohl dafür, morgen wieder die Sonne zu sehen, anstatt als Regenwurmfutter herumzuliegen. Egal, wie lang der Weg ist und wie oft es einen aus den Socken haut.

Meine Geschichte ist hier noch lange nicht zu Ende. Ich werde dennoch morgen früh wieder aufstehen, mich anziehen und diesen Weg gehen, den ich seit Jahren gehe. Ich bin noch nicht fertig, aber Erfolg misst sich nach 170 Kilo wohl nicht am Idealgewicht.

Das wäre lächerlich. Es geht ohnehin nicht ums Idealgewicht, es geht um nichts Geringeres als das Leben.

Möchtest du wissen, warum es scheißegal ist, wie oft du es schon versucht hast? Und was der große Unterschied zwischen Scheitern und Aufgeben ist?

Verlierer hören auf, wenn sie scheitern.

Gewinner scheitern, bis sie Erfolg haben.

Mein Name ist Nicole Jäger.

Ich bin die Fettlöserin.

Und jetzt kommst du!

Danksagung

Dieses Buch ist mein in Worte gefasstes Herzblut, und ich bin unendlich froh und dankbar, dass ich die Chance bekommen habe, es zu verfassen. Auf dem Cover steht nur mein Name, aber dieses Buch und seine Autorin wären nichts ohne die vielen Menschen um mich herum, die mein Leben und dieses Buch zu dem machen, was es ist. Ich möchte und muss mich daher bedanken bei einem ganzen Team von wundervollen Seelen, kritischen Denkern, kreativen Köpfen und mutigen An-mich-Glaubern. Dieses Buch wäre ohne euch, die ihr dem ganzen Projekt Leben einhaucht, einfach nur Papier.

Ich möchte damit beginnen, dem Rowohlt Verlag für seinen Mut zu danken, mich unter Vertrag zu nehmen. Ich bin die schlimmste Lokalpatriotin und behaupte stets, alles an mir sei Hamburg; und für mich ist Rowohlt genau das, Hamburg. Ein Piratenschiff voller Ideen und wunderbarer Menschen. In Rowohlt schlagen so viele Herzen, und ein ganz besonders wichtiges für mich ist das von meiner Lektorin Susanne Frank. Susanne, ohne dich hätte dieses Buch keinen Schliff, und niemand könnte es länger als zehn Seiten lang lesen, weil ich so sehr dazu neige auszuschweifen. Du bist meine Seelenstreichlerin, mein Anker und Licht im Wirrwarr der Autorentätigkeit. Ohne dich wäre ich schlicht schon durchgedreht. Du hast mich dazu angehalten, niemand anderes als ich selbst zu sein, und mir nie einen Maulkorb verpasst. Durch dich hatte ich Space zum Denken und Kreativsein, und du weißt nicht, wie viel mir das bedeutet. Ich danke dir für Einfühlungsvermögen, Humor,

Klarheit und Durchblick und dafür, dass du so ein verdammter Profi im Rock bist. Danke, dass du mich aufgegabelt hast. Wäre ich Batman, wärest du mein Wingbro, und du bist der erste Mensch, der mich Autorin genannt hat. Ich bin dein größter Fan! Es sind so viele Menschen daran beteiligt, bis ein Buch am Ende alleine laufen kann, und viele kenne ich nicht einmal. Stellvertretend für all jene, die mit Liebe und Gefühl dafür sorgen, dass mein Buch die beste Version seiner selbst wird, möchte ich Tessa Martin und Nora Gottschalk danken. Zwei Prachtfrauen aus dem Rowohlt Verlag, die mir mit Einsatz und viel Erfahrung ein gutes Gefühl und stets hilfreiche Tipps geben.

Einer der wichtigsten Menschen in meinem Leben ist mein langjähriger Freund, Gefährte und Manager Marc Mauricius Quambusch. Marc, du bist der beste und der schlimmste Mensch, den ich kenne, und du machst mich wahnsinnig. Niemand bringt mich binnen Sekunden so sehr auf die Palme wie du, aber du bist einer der wenigen Menschen, vielleicht der einzige, der mich immer und ohne Ausnahme versteht. Dir ist keine Idee zu abgefahren und kein Ziel zu groß, und das inspiriert mich stets aufs Neue. Du bist mein größter Kritiker, mein Mentor und der Mensch, der schon an mich geglaubt hat, als ich es selber nicht konnte. Dank deiner Visionen und Art, alle Menschen so lange zu überzeugen, bis sie deiner Meinung sind, stehe ich heute an einem Punkt in meinem Leben, an dem ich ohne dich nicht wäre. Auf den Sack gehst du mir trotzdem. Du bist mein Freund, und du bist meine Familie. Bleib bitte noch sehr lange mein größenwahnsinniger Verbündeter, ich brauche dich an meiner Seite, um klarzusehen, Potenziale zu erkennen und einfach für mein Seelenheil.

Florian «Flow» Wachter, auch wenn ich weiter hinten noch einmal deinen Namen erwähne, gehörst du einfach genau an diesen Platz.

Du bist in den letzten Monaten und Jahren zur wichtigsten Konstante in meinem Leben geworden, und ich bin nur so sicher an Tagen der Unsicherheit, weil du mein Rückgrat hältst, wenn ich mal keine Kraft dafür habe. Du bringst Vernunft und das gute Gefühl mit in Abende voller Lampenfieber, und ich kann mich stets blind auf dich verlassen. Du bist mein «Ja, es wird scheiße, aber wir schaffen das» und mein «Püppi, du rockst das». Du rastest mit mir aus oder holst mich von der Palme und weichst mir nie von der Seite, egal wie stürmisch der Gegenwind ist. Du bist mein perfekter Ausgleich. Mit vielen Ecken, aber ohne Haken. Ich bin dankbar für dich und unsere Freundschaft.

Jungs, ich würde mir für euch eine Kugel einfangen.

Was ich nie müsste, weil ich weiß, dass ihr schneller vor mir stehen würdet.

Ihr seid das Beste an mir, und ich werde euch nie genug danken können.

Ich habe einfach das geilste Team der Welt.

Rock 'n' Roll und Champagner im Madison Square Garden.

Marc hat mich damals an den Haaren zu Arno Heinisch gezogen, dem Big Boss von Riesenbuhei Entertainment, und ich möchte dir danken, Arno. Damals kannte mich noch niemand, mein Blog war wenige Monate alt, und ich saß in deinem Büro mit 39 Grad Fieber und völlig verrotzt, als du dich dazu entschlossen hast, deinen Kopf und beide Hände hinzuhalten, um mir eine Chance zu geben. Aus dieser Chance wuchsen viele wunderbare Ereignisse, und wärest du damals nicht so mutig gewesen, wäre ich heute nicht so weit. Auf dass noch viele Flaschen Cremant in deinem Büro den Korken verlieren mögen.

In diesem Zusammenhang möchte ich einer ganzen Reihe von Menschen danken, die den Weg hierher begleiteten oder erst möglich gemacht haben: Sylvia Förster, Nathalie Zinkand und Robert

Bachem von ZDFinfo. Den Sendern ZDFinfo und ZDF für Sendezeit. Dem besten Team der Welt – meinem, bestehend aus meinem Captain und kritischen, aber immer scheißgut aussehenden Regisseur, Director und Producer Patrick Wilkerling. Dem Kameramann Ingo Blöcker dafür, dass er mich immer so gut aussehen lässt und mich bei über 170 Kilo Mäuschen nennt. Seinem Assistenten und Tongott Christopher «CK» Klietz fürs Anlächeln auch nach 16 Drehstunden und dafür, dass du Stecknadeln fallen hören kannst. Eva Born für Recherche und dafür, dass du so ein schönes Prachtweib bist. Ich sehe dich viel zu selten! Wiebke Werner, die ich stets als gute Seele mit unendlich viel Power erlebe. Darüber hinaus geht mein Dank an Christian «Borgi» Borgmann und Thomas «Sir Tommes» Wings, für juristischen Rat und Beistand. Karsten Linke für mehr Sicherheit, sobald das rote Lämpchen leuchtet. Judith Franze, Enrico Datu und Carina Häusler, fürs immer wieder Hübschmachen vor und hinter einer Kamera. Ihr seid umwerfend! Josef Mandel für Kutschieren und stets die Nerven Bewahren, und Tanya Munsche für Pionierarbeit.

Das schöne Buchcover entstand in einem Fotoshooting mit der unglaublich talentierten Julia Löwe von Fine Art Photography. Hab Dank, liebe Julia, dass ich vor deiner Linse ungleich besser aussehe als vor jeder anderen. Du bist das größte Fototalent, dass ich kenne, und ich hoffe, wir haben noch oft das gemeinsame Vergnügen. Weiter vorn, Bauchnabel nach hinten-oben und stets lächeln.

Mein Dank geht an meine Buchagentur Landwehr & Cie. Ich danke dem schönen Haus für seine Weitsicht und den Willen, mich unter Vertrag zu nehmen. Die für mich sichtbare Seele im Hause Landwehr & Cie ist mein offenherziger und mit Verhandlungsgeschick auftrumpfender Buchagent, Thomas Schmidt. Herr Schmidt, unter all den Chaoten um mich herum sind Sie der einzig Normale, und wissen Sie was? Das ist wirklich gut so. Sie verkörpern alles, was ich an Büchern so liebe, und während mein Manager ein Hipsterbart tragender Querdenker im Fußballhoodie ist, sind Sie die Ruhe und Eleganz in all dem Trubel. Ich danke Ihnen für Ihren Einsatz und das stets offene Ohr sowie Ihre Engelsgeduld, mir stets alles auch noch ein zweites Mal zu erklären, wenn ich beim ersten Mal wieder nicht zugehört habe.

Meinen Dank an Wolfgang «Kolli» Koll von der Harmonie Bonn, der mir die Chance einräumte, in seinem Haus mein Bühnenprogramm uraufzuführen. Haben Sie meinen Dank für Ihren Mut und so viele Vorschusslorbeeren, ich werde das nicht vergessen.

Die vielen klugen, kreativen und hemmungslos einfallsreichen Köpfe der «Goldene Generation»-Agentur sorgen dafür, dass mein Webauftritt und meine Online- sowie Außenwirkung stets gut in Szene gesetzt ist.

Allen voran geht mein Dank hierfür an Markus Christmann, der mir, fast ohne mich zu kennen, mit Freundschaft und offenen Händen entgegenkam und schneller versteht, was ich will, bevor ich es formuliert habe. Markus, du bist der Hammer, und ich bin froh, dass unsere Wege sich kreuzen.

Des Weiteren gilt mein Dank dem wunderbaren Kasper Ryvig Johannson, ebenfalls von der Goldenen Generation, der mich auf Plakate bringt und fast schon Gedanken lesen kann beim Erfüllen meiner Wünsche, Ideen und Bedürfnisse in Sachen Logoentwicklung und Design rund um die Fettlöserin. Stellvertretend für alle Kreativen der Goldenen Generation: Ihr Jungs und Mädels seid der Wahnsinn!

Ohne die Menschen um mich herum, die mich auch in Schlafanzug, auf Partys oder mit schlimmsten Augenringen ertragen, wäre ich vermutlich längst nicht mehr hier. Ich möchte daher einen ganz besonderen Dank an meine Familie und Freunde richten.

Mama und Papa, ich danke euch dafür, dass ich heute davon überzeugt sein kann, dass ihr stets das Beste gewollt habt für mich und dass ihr mich vom ganzen Herzen liebt. Ich habe bei euch immer ein Zuhause, und ich verspreche euch, ich werde dennoch auf keinen Fall wieder einziehen, werde trotz aller Erziehung stets das Licht zu lange brennen lassen, bei offenem Fenster die Heizung anhaben, immer 15 Minuten zu spät kommen und nie den Geschirrspüler richtig einräumen. Aber ich werde euch immer lieben.

Stefanie «Stan» Westphal, du bist meine kleine Schwester und mein größter Fan. Ich habe dir in quälenden Stunden dieses Buch vorgelesen, und du hast sicher tausendmal den Satz «Äh, nee, warte, hier fehlt was» gehört, noch lange bevor die Sätze wirklich lesbar waren, und mir dabei mit quengelndem Kind auf den Armen tapfer zugehört, gelacht, gestaunt und Ideen gehabt. Niemand weiß so schnell alles über mich wie du. Nicht einmal Google! Und ich glaube, niemand ist so begeistert von mir, wie du es so oft bist. Ich bin mit dir beschenkt, und ich bin so gerne deine große, alles besserwissende, dich gegen Jungs auf dem Spielplatz verteidigende Schwester. Du bist mein Stan. Liebe!

Jaan «Wingbro» Westphal. Mann, Bro, Gott sei Dank hast du meine Schwester geheiratet. Du bist mein Grund, nie wirklich erwachsen zu werden, und mein ewiger Flügelmann im Kampf gegen die Zombieapokalypse. Mit dir ziehe ich in jede Schlacht, auch wenn ich mir sehr sicher bin, dass wir ziemlich schnell sehr unangenehm am Arsch wären. Du weckst in mir die 17-Jährige, lachst dich tot unter knisternden Wärmedecken und kochst literweise Kunstblut in meiner viel zu kleinen Küche, und das muss unbedingt für immer so bleiben.

Ihr zwei zusammen habt mich zur Mary Poppins gemacht, und

ich darf endlich die verschrobene dicke Tante sein, die ich schon immer sein wollte. Bis Marlene 18 ist, kann ich hoffentlich besser vorlesen. Danke, dass ihr die beste Familie von allen seid.

Ein ganz besonderes Familienmitglied darf nicht unerwähnt bleiben. Meine treue Begleiterin, Gefährtin und treueste Freundin in allen Lebenslagen: meine damals selbst sehr pummelige Katze mit dem passenden Namen Dickmaus. Sie kam damals zu mir, als alles ganz schlimm war, und ihr war mein Gewicht stets mehr als nur scheißegal. Ich liebe sie sehr und hoffe, sie bleibt noch sehr lange mein kratzbürstiger Besucherschreck.

Ich weiß, dass das jeder behauptet, aber bei mir stimmt es: Ich habe den besten Freundeskreis der Welt. Die meisten von ihnen waren schon an meiner Seite, als ich noch so viel wog wie sie alle zusammen, und sie sind es noch heute. Vollkommen egal, was es durchzustehen gibt, ich weiß, dass ihr mich jederzeit und ohne dumme Fragen zu stellen, vom anderen Ende der Welt abholen würdet. Kinners, euch war es stets scheißegal, wie viel ich wiege oder wie ich aussehe. Ich verdanke euch unendlich viel, und ihr sorgt dafür, dass die Grenzen zwischen Familie und Freundschaft verschwimmen. Das Dreigestirn meines Narrenschiffs:
Johann «Brian» Gutjahr, wir werden alt, und wir werden es zusammen. Du bist seit bald 17 Jahren mein bester Freund, und ich bin mir sicher, dass die Hölle friert, bevor uns das Leben trennt. Du bist der Vernünftigere von uns beiden, was allerdings nur heißt, dass du niemals das trinken würdest, was du dir selbst mischst. Du bist und bleibst für immer die männliche Hauptrolle in unserem Theaterstück, und irgendwann essen wir Sushi in Japan.
Florian «Flow» Wachter. Du bist der beste Freund, den sich jeder Mensch wünschen sollte, und du bist meiner, was mich zu einer reich beschenkten dicken Frau macht. Du bist meine Eska-

lation und mein Kopfwascher. Du bist mein «Ich sage dir das, weil ich dich liebhabe, aber ich sage es mit Nachdruck». Ohne dich würde mir nachts um 3 Uhr niemand am Telefon ins Ohr lallen, und ich wüsste nicht, wen ich anrufen soll, wenn ich ganz dringend was erzählen muss. Morgens um 5 Uhr, mitten auf dem Kiez. Du bist die beste Seele, die ich kenne, und meine «Du kommst aus dem Gefängnis frei»-Karte. Ich weiß, dass mir nichts passieren kann, solange ich dich als meinen Freund und mein Familienmitglied habe, und weil ich weiß, wie sehr du dieses «Rumgeschwule» hier hasst, wie du es nennen würdest, winke ich an dieser Stelle wie immer ab und kombiniere ein «Du mich auch» mit einem von Herzen kommenden: «Ich habe dich so lieb».

Jungs, habt Dank fürs Stolz-auf-mich-Sein. Ich bin eine Frau mit gleich zwei Männern an meiner Seite, die unterschiedlicher nicht sein könnten. Mein Leben ist reicher, bunter, anstrengender und verkaterter durch euch, und ihr macht mich mutig und stark, und ich bin das Mädchen in unserer Runde, was die geilste Position der Welt ist. Ihr begleitet mich schon so lange und seid die unaufgeregtesten Unterstützer bei all dem, was ich so mache. Egal, wohin ich noch gehe, ich gehe nur, wenn ihr mitkommt.

Nina «Prinzessin Arschloch» Behlert, meine beste Freundin und der nervigste Mensch der Welt. Während ich in Schottland saß und dieses Buch schrieb, saß Nina in Hamburg und schrieb zeitgleich an ihrer Masterarbeit. Wie sie es dennoch schaffte, ein Ohr für meinen Schreibwahnsinn zu haben, ist mir schleierhaft. Nina, ich habe keine Ahnung, wie wir zwei es seit nun gefühlten 500 Jahren miteinander aushalten, aber irgendwie gehören wir zusammen wie die beiden Alten in der Muppet Show. Du bist im wahrsten Sinne des Wortes durch dick und dünn meine beste Freundin, und das nicht im Sinne von Barbie und Ken, sondern eher im Sinne von «Halte kurz mein Bier und gib mir die Axt, ich zerhacke den Wichser für dich». Wir reiben uns, wir nerven uns, wir lieben uns, und wir haben uns noch nie gegenseitig die Haare gekämmt. Unsere Freundschaft ist bedingungslos, und ohne dich hätte ich immer so viel Luft im Glas. Gut, dass es dich gibt, meine Kröte. Ich wäre einsam ohne dich.

Und dann sind da noch so viele andere wunderbare Menschen:

Inke «Inken» Reimer, du bist die Freundin, die es schon so lange wie keine andere an meiner Seite aushält, und niemand kann so gut die Klappe halten wie du. Du bist meine Horrorfilmkumpanin, und wir sehen uns viel zu selten.

Nico «Mr. Wayne» Jager. Du bist einer der wenigen Menschen, der über jeden divenhaften Anfall meinerseits nie aufgegeben hat, Schritt zu halten. Dir ist vollkommen egal, was ich mache, und du bist der Mensch, der mich nicht mag, obwohl ich so eine Diva bin, sondern gerade weil ich es bin. Was dich vermutlich als vollkommen irre kennzeichnet. In den Wochen des Schreibens warst du konstant damit beschäftigt, mich mit den bescheuertsten und am wenigsten hilfreichen Ausrufen anzufeuern. Du machst mich wahnsinnig, und das ist so gut. Hab Dank für dein Durchhaltevermögen, für Unkompliziertheit, fürs Gemeinsam-Durchstehen, fürs Michbereichern und dass du in so vielerlei Hinsicht Teil meines Lebens bist. Oh, und Kerl, Feuer frei!

Des Weiteren geht mein Dank an:

Mein Mädchen Ariane Ossowski, du Wunderbare. Der bezaubernden Birte Hellwage fürs Michvermissen. Runa Musiol, deine liebevollen Mails malen Bilder in meinem Kopf. Caroline Snijders, weil du mein Rumgepöbel so magst, was ist los mit dir? Nachbarin und Hausinventar Hilde «Hilli» Ehlers, Katrin Holtei, Claus Lampe, Lotte Liebich und Tobi Liebich, wir brauchen mehr Sekt. Lina Behrendt, du bist der sanfteste, treueste und liebevollste Mensch, den ich kenne. Hab Dank, dass ich dich meine Freundin nennen darf. Maren «Gartenfee» Finck, meine sich fast nie über Lärm beschwerende Nachbarin, ich knutsche dich. Chris Schröder. Jennifer Schindler. Elisabeth Jäger, ich bin mir sicher, es ist der fünfte Lendenwirbel. Margrit «Mother in Law» Behlert. Ralf «Mr. Bateman» Mirow, du bereicherst meinen Geist, und ich freue mich auf Gin mit dir. Stefan Rauch, der du mein autistisches Ich mehr magst als alle anderen. Jan Erik Peters, wir brauchen mehr Technik-Schnickschnack. Sabine Hanneger, meine Style-Expertin, du bist mir so ans Herz gewachsen. Aref Eggert und Kirsten Albrecht für Mut vor der Kamera und noch mehr Mut im Kampf gegen das Gewicht. Meine bezaubernde Oma, an deren Geburtstag dieses Buch erscheint. Oma, du rockst! Meinen Lieblingsonkel Peter Köppen, weil du mich hochheben kannst!! Ingo «Lieblingscousin» Köppen. Kay «Exy» Kalanterenko, irgendwann schaffen wir es noch. Ganz besonders danken möchte ich Lothar und Manuela Stobbe dafür, dass ich in ihrem entzückenden Cottage im schönen Norham an der englisch-schottischen Grenze unterschlüpfen durfte, um in aller Ruhe dieses Buch zu verfassen. Habt meinen großen Dank für Gastfreundschaft und euer Vertrauen, mir euren Türschlüssel zu überlassen. Lothar, ich habe dir die dämlichsten Fragen gestellt, und du wurdest nie müde, freundlich zu antworten. Hab Dank, dass du ungleich geduldiger bist als ich.

Meinen Dank an Daniel Christoph Jäger.

Für die Zeit, die gut war, und für ganz viel Beistand in einem Abschnitt, der so schön war.

Danke für dein Gefühl an jedem Moment, Sanftmut, wo es ging, und für ein Loslassen, als ein Halten nicht mehr möglich war.

Ich danke all meinen Klienten, aktuellen sowie ehemaligen und noch kommenden, für ihr Vertrauen und den Mut, anders zu denken und aktiv zu arbeiten. Ich bin so gerne euer Coach und süchtig nach euren Erfolgen. Ihr macht mich manchmal sehr glücklich. Habt Dank, dass ich in euch so viele tolle Menschen finde.

Es gibt so viele, die schon seit Jahren mein Blog lesen und die ich nicht namentlich kenne. Ihr seid mir unendlich wichtig. Ohne euren Zuspruch, eure Aufmunterung, euer Geleit und euren Beistand wäre mein Weg dunkler und einsam gewesen.

Ich möchte dir danken, der du dieses Buch gekauft, verschenkt, gelesen und an der ein oder anderen Stelle vielleicht sogar laut losgelacht hast. Wärest du nicht so verrückt, dir diese Zeilen in dein Regal zu stellen, wäre all die Arbeit umsonst gewesen.

Ich habe bestimmt Menschen vergessen und möchte mich jetzt schon dolle dafür entschuldigen, es war gewiss keine Absicht. Viele kenne ich nicht mit Namen, andere sind beteiligt, ohne dass ich es weiß – und Tausende kenne ich nur als Bild auf einem Facebookprofil oder als Nicknamen auf meinem Blog. Ihr seid Teil des Ganzen, und ich bin froh, dass ihr mich nicht alleine herumstehen lasst. Danke auch an all die Stühle, Betten und Sofas, die nie unter mir zusammengebrochen sind. Danke an meinen Körper und mein Herz, dass beide mich noch nicht verlassen haben. Ich weiß, wie sehr ihr wegen mir leidet, es wird besser. Versprochen.

Last, but not least: Hey Muse, ich habe dich nicht vergessen.

Du lässt dich so gerne bitten, aber wenn du dich erst einmal bequemst, rockst du meinen Verstand. Ich brauche dich noch sehr, sehr lange und hoffe, dir geht die Puste nicht aus, du Miststück. Ohne dich stünde hier kein einziges Wort.

Mit dir und euch allen an meiner Seite – auf ins nächste Abenteuer.

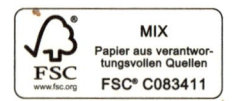